北医三院骨科
晨读荟萃

主　　编　田　华　李危石
副 主 编　刘晓光　田　耘　周非非
编　　委（按姓名汉语拼音排序）
陈　欣　党　礌　冯　辉
郭　琰　郭新虎　郝有亮
侯国进　胡攀攀　姬洪全
姜　帅　姜　宇　李　彦
李　杨　李危石　刘　啸
刘晓光　吕　扬　欧阳汉强
司　高　孙卓然　唐彦超
田　华　田　耘　王　奔
王　程　王永强　吴奉梁
夏　天　许南方　杨钟玮
张稚琪　赵　然　赵昱暐
赵衍斌　钟沃权　周　华
周非非　邹　达
编写秘书　刘　啸

北京大学医学出版社

BEIYISANYUAN GUKE CHENDU HUICUI

图书在版编目（CIP）数据

北医三院骨科 晨读荟萃 / 田华，李危石主编．– 北京：北京大学医学出版社，2021.1

ISBN 978-7-5659-2317-3

Ⅰ．①北… Ⅱ．①田… ②李… Ⅲ．①骨科学 Ⅳ．① R68

中国版本图书馆 CIP 数据核字 (2020) 第 223787 号

北医三院骨科 晨读荟萃

主　　编：田　华　李危石
出版发行：北京大学医学出版社
地　　址：（100083）北京市海淀区学院路 38 号　北京大学医学部院内
电　　话：发行部 010-82802230；图书邮购 010-82802495
网　　址：http：//www.pumpress.com.cn
E – mail：booksale@bjmu.edu.cn
印　　刷：中煤（北京）印务有限公司
经　　销：新华书店
责任编辑：冯智勇　**责任校对**：靳新强　**责任印制**：李　啸
开　　本：889 mm × 1194 mm　1/32　**印张**：13.25　**字数**：417 千字
版　　次：2021 年 1 月第 1 版　2021 年 1 月第 1 次印刷
书　　号：ISBN 978-7-5659-2317-3
定　　价：80.00 元
版权所有，违者必究
（凡属质量问题请与本社发行部联系退换）

本书由

北京大学医学出版基金资助出版

前 言

骨科疾病的相关理论、诊疗方法以及手术技术在过去的50年中取得有了巨大的进步和拓展，逐渐形成了相对独立、范畴明确的亚专业分支学科。每个分支学科都已形成并拥有了自己的理论体系、理念和技术，并总结成为不同类型的经典著作。这些权威性著作是各个时期住院医师培训、成长和高年资医师继续教育的基石，在当今高度重视规范化培训的背景下显得尤其重要。

我们将我科近5年来“回顾经典”周一晨读会的内容按创伤、关节、脊柱等亚专业进行分类整理和反复提炼后，荟萃为北医三院骨科对经典著作客观独特的解读。这些经典著作包括 *Campbell's Operative Orthopaedics, Master Techniques in Orthopaedic, Manual of Orthopaedics, Orthopaedic Knowledge Update, Skeletal Trauma, AO principles of Fracture Management, Manual of Spine Surgery, Rothman-Simeone The Spine* 等以及近10年来发表于骨科顶级学术期刊的经典文献。本书内容不仅涵盖人体四肢关节及脊柱疾病的介绍和处理原则，还包括了骨科人文及骨科领域热门争议话题的最新进展；在系统与完整地介绍骨科经典的框架内，同时将各位作者在长期临床实践中形成的经验与认识融入其中，体现北医三院骨科几十年来临床工作与研究中所积累的经验以及对骨科疾病的认识与理解。

本书的出版是对我们自己学习和工作的阶段总结，同时也希望能帮助年轻同行们在我们对经典著作解读的基础上，更快、更深入地了解骨科疾病的经典诊疗理念以及前沿知识和技术。随着我们晨读工作持之以恒地开展，相信会有更多、更新的内容加入其中并再版，将北医三院骨科“厚德仁术，求是拓新”的精神不断发扬光大。

田　华　李危石
北京大学第三医院骨科

目　录

第一部分　骨科学人文及研究方法

第二部分　骨科解剖与影像

第三部分　骨科生理及病理

第四部分　骨折概述

第五部分 四肢及骨盆骨折

第六部分 脊柱创伤

第七部分 脊柱退行性病变与畸形

第八部分 脊柱感染与肿瘤

第九部分 关节损伤

第十部分 运动系统疾病

第一部分

骨科学人文及研究方法

第1章 医患沟通技巧

引　言

被称为西方“医学之父”的古希腊医师希波克拉底曾说：“无论至于何处，遇男或女、贵人及奴婢，我之唯一目的，为病家谋幸福。”这句话令所有医生对职业道德有了深刻理解，无论是什么身份的患者，都将得到医生的全心救治。我国被尊称为“药王”的唐代医药学家孙思邈也有言：“凡大医治病，必当安神定志，无欲无求，先发大慈恻隐之心，誓愿普救含灵之苦。”这句话告诫我们，作为一名医生，对待患者需怀有同理之心，无欲无求且始终肩负治病救人的重任。

作为一名外科医生乃至骨科医生，我们常常容易关注疾病本身，把兴趣与精力集中在疾病的解剖、发病机制及科学的治疗方法上，这是作为医生的首要任务。但是，如果仅仅局限在疾病治疗方面，可能还不足以让患者获得满意的治疗结果。与患者的人际交往和对其情感方面的关注也极大地影响着医疗服务的每一个环节，骨科医生必须具备有效的沟通技能，才可以积极地参与到患者治疗过程中的每个环节，形成良好的医患关系。

美国人口普查局统计数据显示人口的多样性将逐年持续增加，少数民族人口预计将从2008年的34%增加至2050年的55%。少数族裔人群比重的增加，必然导致整个社会文化、医疗、教育等各个方面的冲突，美国骨科医师协会(American Academy of Orthopaedic of Surgeons，AAOS)因此将医生面对患者所需要进行的不同层面的考虑作为重要的培训内容。美国的人口组成和文化背景已经影响到生活的各个方面。作为一名骨科医生，需要能够与患者互动和交流，而且需要超越不同的文化背景。

我国是一个民族众多、信仰多元、区域文化特征明显的国家，医生同样经常面对不同文化背景的患者，因而医学领域的跨文化交流问题日益突出。但是我国和美国的国情不同，在探索我国跨文化教育方法时，需要把握中西方价值观的不同。中华医学文化历史悠久，具有统一性和多样性，突出人文主义精神。只有加强医学生民族传统医学文化的教育，才能树立起他们的民族自尊心和自信心，形成符合我国国情的价值观、人生观和世界观。另一方面，我们也要注重与西方文化的比较，吸收借鉴其精华。

一、以患者为中心的治疗

以患者为中心的医疗服务是指在医疗服务过程中能够让患者和他的家庭广泛参与并制订患者的个体化治疗方案。更具体来说，以患者为中心代表了在医疗服务模式变换中，患者应处于核心地位，也就是我们常说的以人为本。在医患关系中，我们不应当只注重疾病发展变化的过程，更应当考虑患者的诊疗体验和主观意愿。

研究医患关系的医学机构提出了以患者为中心治疗的四个要点：以人为本，充分的沟通和协作，患者的支持和授权，准备充分的治疗方法。以上四点与医生和患者之间的互动直接相关，强调了以患者为中心的医疗服务的重要性。

以患者为中心的医疗服务，还要考虑患者对于健康的理解能力，对当前的医疗政策是否了解，对术后治疗计划是否认同，这与患者的预后和满意度息息相关。骨科医生要注意在沟通病情时术语的使用，同时也要考虑好介绍病情的方式是否会影响患者对于医疗服务的反馈情绪。当然，我们也可以使用出版物和视听材料帮助我们清晰地解释概念，提高患者对于疾病的理解水平。例如对于已经接受手术治疗的脊髓型颈椎病患者，如果术者在手术前不能向患者清晰地说明疾病诊断是否明确、围术期可能出现的并发症与可能预后，患者容易在术后康复过程中对临床症状残留或改善不满意等问题心生疑虑，这有可能会降低患者对于术后康复锻炼的依从性和信心，从而影响整个治疗的效果。

有效的沟通可以影响患者的健康、功能和情绪状态。改善与患者的沟通可以帮助医生搜集来自患者的重要信息，这样可以帮助提高诊断的准确性，患者对医生的信任增加了，治疗过程的依从性也随之增加。医生应该允许患者表达他们的顾虑，这种谈话可以通过询问开放式的问题，并且要尽可能少地去干预患者的谈话进行。医生通过倾听可以深入了解患者的问题，从而获得所有必要的信息，以此缩小鉴别诊断的范围。患者有机会提出自己的问题并获得了医生的答复，更容易产生对医生的信任。此外，许多患者现在使用补充和替代药物，如果没有充分的交流，医生可能无法得知。部分药物甚至可能会影响手术的过程，如增加麻醉或者术中出血的风险，充分交流恰恰提高了治疗过程的安全性。

从符合医疗法规的角度来看，以患者为中心的医疗服务可以提高知情同意的效力，使医疗过程中医疗差错和诉讼法律的风险得以减少。许多医疗诉讼都可以追溯到医患双方沟通不畅这一原因，有些情况比如医生和患者对于治疗抱有不同的期望值，彼此朝着两个方向努力，那么到达同一个终点的可能性就降低了。如果医生从开始就以患者为中心进行沟通，将患者引入参与整个治疗过程，医患双方在信息和期望值方面实现双向流动，即便并发症出现也以开放并且坦诚的对话进行交流，很多医疗诉讼也就有可能避免。

二、骨科医生的沟通技巧

一位医生在他的职业生涯中可能接诊超过 100 000 名患者，许多文献报道了有效的沟通将影响治疗过程的各个方面。科技的进步不能完全代替医患之间的沟通，虽然医生的时间很有限，但是将时间用在医患沟通上，有时会呈现出最佳效果。

（一）提高沟通能力

如何才能提高沟通技巧呢？患者一次满意的就诊经历包括就诊时提出问题及医生对问题的解答。患者所关心的问题受到他们的价值观、文化、性别和其他方面影响。为了便于开始沟通，医生应该避免带有先入为主或先决判断的态度，在患者的不断反馈中保证患者对就诊过程的参与和理解。从 1998 年到 2008 年 AAOS 致力于提高那些精通骨科治疗但缺乏热情的骨科大夫的沟通技巧，并从 2003

年开始与美国医疗保健沟通研究所合作推出一整套包括导师制和工作站学习的方式来帮助全美骨科医生提高沟通技巧。

（二）沟通模式

多个医疗教育机构提出了不同的帮助医生提高沟通能力的模式。5As 行为改变模式是以循证医学的方法应用在比较广泛的行为和健康模式中。5As 行为包括：①询问患者的行为 (ask)。②对患者的健康风险进行评估和建议 (advise)。③评估患者的行为水平、信仰和动机 (assess)。④帮助患者度过困难并形成特殊的行动方案 (assist)。⑤安排随访支持 (arrange)。在问题解决方面帮助患者和后续的治疗随访，是持续帮助患者改变的最重要因素。同样，4Es(engage, emphasize, enlist, educate) 教育模式也用来提高以患者为中心的沟通并改善医疗服务。这种模式把临床工作划分为沟通任务和医疗任务，两者的权重等同。沟通任务包括参与、共情、教育和招募。医疗任务包括发现问题与解决问题。4Es 模式要比 5As 模式应用更加广泛，尤其在骨科医师的医学教育过程中，前者更贴合临床过程中手术的实施。

参与部分使用有声或者无声的沟通技巧培训来建立医患之间的联系。有声的沟通技巧包括冷静的交流、询问开放的问题、避免打断患者的陈述。无声的交流技巧包括保持眼神接触、微笑和坐下来安静地与患者交流。共情中有声的交流包括保证患者的想法和情感可以得到理解，相反无声的交流包括使用共情的、易于产生信任的方式获得信息。教育是使患者可以在互动的方式下提供帮助诊断和治疗的信息。招募是使患者参与到制订决定和治疗方案的角色中。

三、沟通媒介的升级

现代社会科技进步快速地改变着医患之间的沟通，应用电子邮件、互联网和社交媒体可以增加个体和群体沟通的效率。如果可以恰到好处地应用新技术而不是干扰医患关系，医患都将获益。例如目前国内推出线上诊疗服务，对于某些疾病的咨询，确有其便利的地方，拉近了医患之间的距离。

患者通过互联网收集有关疾病和医生的信息。目前，海量的信息呈指数增长，使得查询有用的信息变得困难，甚至医生也努力将全部有用的信息进行分类。许多医生建立自己的网站和社交媒体账号进行宣教帮助患者。这些医生有责任确保所传达信息的准确性。医生本身也要注意非语言的沟通在获取患者信息方面的重要性，如果患者的个人信息不全面，有时也可能导致错误的诊断和结论。通过新的沟通方式获得的医疗信息所带来的医疗法律问题也不断呈现出来。虽然在医疗服务中患者越来越多地使用电子设备，但是它还不能取代传统的语言和非语言的交流，后者还是医患关系中互相信任的关键所在。

重要信息的沟通，就目前来看还不能被新技术完全替代。如术前谈话，不仅是谈话的艺术，也是人文观念沟通使然，是对人的尊重、同情与关爱的体现，是术者和手术团队人格魅力的传递。通过表情、肢体与面对面谈话的语气，往往可以使患者对术者及手术过程有更多的了解，增加信心。

四、负面事件的沟通

并发症和负面事件在临床工作中确实存在。与患者共同作出决定，告知易于理解的可能的病情，有助于患者为面对不良结果提前作出准备。如果患者不能获得有效的知情权，往往会引发诉讼。即便已为各种负面信息做出完全准备，并发症的发生与发展仍会对患者、家庭、医生带来巨大的压力。患者遭遇了没有期望到的结果，医生也会产生复杂的与操作技术无关的情绪（悲伤、自责、甚至强化了戒备心）。同样，患者和家属也会认为并发症是术者操作失误所致，急于归咎并责备医生团队，他们也经历了复杂的情感，包括恐惧、疑惑与气愤。此时，医生应该和团队一起收集信息，与患者和家属积极接触，避免敌对的态度。对于医生来说，非常重要的事情是需要和患者及家属讨论并发症的所有信息，包括可能的原因、可行的治疗方案等。可以坦诚表达歉意但不接受责备。这种情形下医生难免担心诉讼，但是患者接受了所提供的全部信息更可能保持信任，不太可能付诸于法律来解决。直接的语言交流，面对面的沟通，显示出热情，并充分解释各种方案，保持对患者的持续关注，在这种情况下可以帮助与患者进行沟通。

总 结

一位骨科医生（或者说所有的从医者）的基本人文修养将落实到如何看待患者、如何看待自己以及如何看待和处理医生与患者的关系。随着患者越来越多地参与到医疗决策和医疗保健体系中，以患者为中心的医疗护理必须得以正式传授。沟通技巧对于改善医患关系至关重要，不论医疗技术如何进步，医生与患者的关系仍然是医学各个方面的中心。有效的沟通是骨科医师需要掌握技能的重中之重，因为它影响临床医疗护理的各个方面。

（姜 宇）

参考文献

1. Saha S, Beach M C, Cooper L A. Patient centeredness, cultural competence and healthcare quality. Journal of the National Medical Association, 2008, 100(11): 1275-1285.
2. 姜宇，郭昭庆，齐强，等．美国跨文化医学教育标准和方法及其启示．中华医学教育杂志，2018, 38(2).
3. American Medical Association (AMA). Reducing Disparities in Health Care. Accessed August 10, 2017.
4. American Medical Association (AMA). Educating Medical Students in the Social Determinants of Health and Cultural Competence H-295. 8749. Accessed August 10, 2017.
5. American Medical Association (AMA). Enhancing the Cultural Competence of Physicians H-295.897. Accessed August 10, 2017.
6. Rider EA, Nawotniak RH,. A Practical Guide to Teaching and Assessing the ACGME Core Competencies: Second edition. Marblehead, MA: HCPro, Inc., 2010.
7. Institute of Medicine. Committee on Quality of Health Care in America.Crossing the Quality Chasm: A New Health System for the 21st Century. Washington, DC: National Academy Press, 2001.
8. Smedley BD, Stith AY, Nelson AR, eds. Unequal Treatment: Confronting Racial and Ethnic Disparities in Health Care. Washington, DC: The National Academies Press, 2002.

第2章 骨科研究的科研方法及证据等级

引　言

骨科医师应该熟悉科研，并应用于临床。在没有确定的治疗指南的时候，临床研究就显得很重要。临床研究应在偏倚和可行性之间寻求平衡。下面讲述骨科的研究方法，包括研究伦理、试验设计和数据分析。

循证医学需要整合临床医生的判断和智慧、基于最佳研究证据得出的推荐及患者的偏好和价值观等因素。研究证据存在一个由高到低的等级。临床研究的目的是揭示疾病的病因或病程，研究中必须解决两个主要问题：偏倚和随机。偏倚不同于随机，它是一个系统偏差，具有可控性。较高质量的临床研究方法能够减少偏倚，从而避免与真实结果之间的偏差。

本章将会讨论一些提高临床研究质量和提高证据等级的研究方法。研究中可以通过尽可能降低可能存在的偏倚而变得更加真实。历史上有很多不同的证据等级系统，建立该系统是为了规范证据等级，统一标准，方便交流，每个等级系统都由低到高分级；然而，不同的等级系统之间也存在差异；另外，试验结果应用于实践时可能存在一定的假象，等级高的研究并不意味着在临床应用时具有较高的推荐强度。骨科研究最常用的是 2003 年 JBJS(Am) 中的分级系统。本章还会介绍建立临床推荐的 GRADE 系统的方法。

一、骨科研究：研究方法、结果及生物统计分析

（一）伦理与循证医学

目前没有文献支持的临床诊断或治疗方法是较常见的。缺乏证据可能会造成医疗的差异和低效，但确实是目前的一种现状，此时医生

在不同的方法之间选择上有很多的矛盾。通过复习文献可以找到很多种治疗疾病的方式，应基于伦理考虑选择对患者更有效的治疗。

医学伦理是临床研究的设计和实施的重要步骤。临床试验必须尊重自主、获益和不伤害或最小伤害原则。这些伦理原则不限制研究问题的范围，但可能影响研究方法的设计。伦理委员会始终坚持一致的道德标准，虽然其负责监督机构的研究活动，但最终的责任仍在于研究人员在研究中需坚持道德标准。

数据安全和监测委员会是一个独立委员会，负责审查中期研究结果和意外并发症，在临床试验中为患者提供额外的保护。数据安全和监测委员会不应包括研究人员或与研究结果有利益冲突的人员，并具有按照预先规定终止研究的权力。

（二）提炼科学问题

临床研究的科学问题，目前的文献中不可能提供现成的答案。提出科学问题是临床研究的基础，科学问题的要点包括：确定研究人群、干预措施、对照组和结果分析方法。

科学问题一旦提炼出，需要进行研究设计。骨科研究中的核心问题是：手术或非手术哪个最佳。设计者还得考虑人群的属性，如糖尿病患者，业余运动员或专业运动员，这些患者人群具有独特的属性，需要特定的治疗方法以确保最佳疗效和最少的并发症。

循证医学实践的一个关键点是能够利用已有的相关临床研究回答当前的临床问题。研究者必须有效和充分地搜索相关文献，以避免重复研究。因此，必须预先定义纳入标准。

纳入和排除标准主要取决于研究问题。系统回顾中应确保研究中所选取的患者与研究者所期望的目标人群相似。排除标准排除了对已过时治疗的研究和低质量研究设计的论文。

目标人群的选择取决于特定的临床研究问题。目标人群设定不当可能会导致在解释系统性综述结果时出现混乱。建立搜索策略是系统综述的一个重要组成部分。搜索的目标是包括所有相关的研究；这通常需要与医学图书馆员合作。这样，任何无关的研究都会被排除在分析之外。在国际数据库上登记审查也非常重要。搜集相关文献后，研究者应根据预先制定的纳入标准和排除标准对文献进行分析，并通过手动检索查找其他可能遗漏的文献。一般来说，研究者应该在评价前对标准进行解释，然后对每项研究进行独立评估。所有分歧应以协商一致方式解决。

在文献检索之后，需要通过专门设计的表格对数据进行分析整合以减少偏倚。最终目标是收集的研究是否足够相似，以允许对数据进行 meta 分析。通常，研究和结果分析方法的差异使数据分析变得困难，并且不利于进行 meta 分析。

系统评价的临床实用性最终取决于纳入研究的质量和研究者选择的目标人群。如果所包含的研究是回顾性的或质量差，则对结论的解释必须谨慎。类似的，如果搜集研究中的患者与目标人群不匹配，研究结果可能无法准确预测治疗的临床效果。精心设计的检索策略可能找不到能充分回答临床问题的论文。此时就需要开展相关的临床研究。

为了有效和精确地回答临床问题，研究的设计应尽可能地限制偏倚。偏倚被定义为与真实研究结果的系统性偏差。未被认识的偏倚将导致对研究结果的错误解释。最常见的是选择偏倚 (偏差)、信息偏倚 (偏差) 和混杂偏倚 (偏差)。

1．选择偏倚

选择偏倚是一种系统误差，由研究对象决定的，指在研究过程中因样本选择的随机性而导致得到的结论存在偏差。例如，在研究跟腱再断裂和篮球运动之间的关系时，运动员和普通人群的对照组的研究，会产生选择偏差。

随访过程也有类似的现象。参与竞技体育的患者复诊率高，而普通患者再次就诊的可能性较小，这种结局是增加了篮球运动和跟腱再断裂之间的联系。

选择偏差可以通过控制选择来限制，研究组和对照组来自相同的患者群体，从而增加了潜在混杂变量在两组中相似的可能性。并应在随访过程中尽可能减少失访。

2．信息偏倚

信息偏差是由于结果分类不准确或数据收集有缺陷而导致的结果不准确。通过特别的设计和采用可重复的信息系统的数据采集，可以避免信息偏差导致错误的结论。研究人员的培训将增加对采集数据的重现性，试验人员和受试对象的双盲设计将提高测量的客观性。例如，一个研究协调员可能认为，跟腱断裂手术提供更好的踝关节跖屈强度恢复。评审结果的研究者应尽可能采用盲法来消除信息偏倚。

3．混杂偏倚

混杂偏倚指由于一个或多个潜在的混杂因素的影响，掩盖或夸大了研究因素与疾病之间的联系，从而使两者之间的真正联系被错误地估计，造成混杂。混杂变量与风险因素和研究结果均相关联。

临床流行病学的一个重要目标是发现暴露（如损伤、药物治疗或外科手术）与感兴趣的结果之间并无偏倚关联。在某些严格的条件下，这种关系可以被认为是因果关系。为了满足这些条件，研究者试图通过严格的研究设计来最小化选择和信息偏倚。随机化、限制入组和匹配是临床试验中允许控制混杂变量的三种方法。

（三）研究类型

一般来说，临床研究分为：

1．观察性研究

在观察性研究中，参与者不是随机分配到治疗组。参与者是根据他们暴露于一个预先确定的因素而确定的，然后跟踪以确定该因素与结果之间的关系（队列研究）。还可以根据结果确定参与者，然后根据他们的接触史，以评估相关关联（病例对照研究）。有几种类型的观察性研究设计，每种设计都平衡了对数据的需求和偏倚的风险。相比之下，在随机对照试验中，确定具有特定特征的受试者后，将治疗随机分配给每个受试者。

2．随机对照研究

随机对照试验是目前临床中确定治疗效果因果关系的标准方法。在本研究设计中，研究者通过随机化过程将每个参与者分配到各个治疗组。盲法随机是对照试验的一个核心属性，这一过程减少了研究者和治疗团队将参与者分配到治疗组方面的偏倚。如果结果评估者没有双盲，这个过程并不能消除信息偏倚。随机化的目的是使所有已知和未知的混杂因素在治疗组平均分配。

随机对照试验尽管在方法学上有优势，但也有一些缺点。进行严格的对照研究需要花费较大的成本和时间。在比较手术和非手术治疗的研究中，或在患者有预先设定的治疗偏好的研究中，通常很难招募受试者。随机对照试验通常包括一组同质性的患者，这使得研究结果很难应用于其他的患者群体。

3. 经济分析与比较结果研究

机会成本用于对医疗服务和治疗进行经济分析。本质上，经济分析试图确保正在研究的项目是分配有限医疗费用的最佳方式。这可以通过分析成本、成本效益和成本效用来衡量。所采取的观点是经济分析的基本因素之一。根据研究对象和目的，研究者通常会确定是否从患者、医院、卫生系统或社会的角度进行研究。

成本分析包括比较治疗的总成本，并假设这些治疗的效果是相等的。比较单位通常是货币。本分析只考虑一种或另一种治疗方法所特有的费用，因为共同费用相互抵消。这类分析有助于比较同一疾病的两种治疗方法；但是，当涉及两个独特临床问题之间的预算分配政策时，它的作用有限。

成本效益研究将临床结果纳入分析。计量单位往往表示为每个自然结果单位的成本。结果的衡量越通用，就越容易在不同疾病和专科之间进行比较。

成本效用分析更进一步，并将结果表达为质量调整寿命年，这是一种可以应用与不同项目和疾病的评价方法。如果健康地生活了一年则记为 1，任何功能或健康状况的损害都会使该年的价值降低一定的分值。

4. 前瞻性队列研究

前瞻性队列研究中根据暴露情况进行分组，暴露的因素可以是特定的损伤、手术技术或特定的人群。暴露和对照组是前瞻性队列研究的重要组成部分，也是其与病例系列报道的不同所在。

前瞻性队列研究是类似于随机对照试验，不同之处在于分组不是随机分配。应防止选择和信息偏倚。前瞻性队列研究的缺点是需要等待结果的出现，通常需要花费较长的时间和费用，研究人群的完整参与也有一定困难。

5. 病例对照研究

病例对照研究是回顾性研究，其根据患者是否出现某个结果进行分组。该研究在确定影响因素之前先明确了结果，这是与前瞻性研究的不同之处。该方法可用于罕见性病例研究或者周期很长的研究，这些情况无法开展其他研究。研究时需要首先确定结果和感兴趣的匹配因素。病例对照研究的缺陷是只能研究一种感兴趣的结果，这样就可能存在信息偏倚或其他混杂偏倚，这样想通过病例对照研究暴露因素与结果之间的因果关系就变得很困难。

6. 病例系列研究

病例系列研究用于一组相同特征的患者接受相同治疗后的疗效观察。由于该回顾性研究缺乏对照，研究结果仅能提供一些关联信息。病例系列研究可能存在选择偏倚，因为纳入标准并没有明确；该方法结果判定时无法做到双盲，测量偏倚可能会导致出现错误的结果判定。病例系列研究可以在新器械或者技术广泛开展之前进行以帮助判断其是否安全。研究结果也有助于为未来的随机对照试验提供样本量的估算。

（四）结果测量

评价治疗效果之前应确定准确的判定结果测量方法。治疗效果一般都应进行统计学量化；临床医生应该注意差异具有临床意义的概念，即从患者的角度来看，这种差异将导致目标人群的结果发生显著变化。最小临床差异是临床医生根据自己的经验对结果进行测量而确定的值。

最简单的结果可能是两分变量，即某种结果存在或不存在。例如愈合、再手术、感染和存活。这些看似客观的结果中，有很多都涉及对诊断的一些判断；这就在研究中引入了偏倚的风险。因此，最好组建一个对治疗分配双盲的裁决委员会，以民主的方式确定是否存在结果或并发症。

以患者为中心的结果测量需要包括功能和与健康相关的生活质量评估。目前有很多测量工具是自我或访谈形式的问卷。传统的健康相关的生活质量评估方法是由外科医生实施的，如肩关节功能的Constant 评分或髋关节 Harris 评分。外科医生评估结果会增加偏倚的风险。目前的结果通过双盲标准化管理来减少偏倚。

测量的时间范围是结果测量中的一个考虑因素。临床上，外科医生可以根据一个手术的预期恢复时间和预期结果的持久性，直观地决定结果测量的相关时间范围。较长的时间范围会增加患者随访的难度，这是平衡结果完整性和试验可行性的另一个例子。

（五）研究结果分析

数据可以采取多种形式，包括分类和计量资料。每种类型的数据和研究方法都需要适当的统计方法，以得出尽可能准确的结论。

1．分类资料

包含 2 个或更多类别的测量被称为分类数据。如死或生；男性或女性；轻度、中度、重度疾病。最简单的分类变量包含 2 个数据 (如生或死)。

具有 2 个以上类别的分类数据可以是序数或名词性的。顺序数据有一个明显的顺序，并以疾病严重性描述，如轻度、中度和重度。名词性数据没有明显的顺序。名词性数据的一个例子是骨折的位置 (近端、中段或远端)。

2．计量资料

数值数据可以分为离散数据和连续数据，这两种形式的主要区别在于离散数据中的值的限制。骨科离散数据的例子，如再入院或关节内注射类固醇的次数。这类数据的重要特征是，值之间的间隔是相等的 (例如，4 次注射是 2 次注射的 2 倍，而Ⅳ期软骨损伤不一定是Ⅱ期损伤的 2 倍)。

连续数据是通过测量获得的，具有一致间隔的数据被认为是正态分布的，如用测角仪测定关节运动范围。非正态分布的数值数据，如时间测量，需要应用非正态分布数据假设的统计过程 (Wilcoxon 符号秩检验，Mann-Whitney U 检验)。

3．估算与假设检验

通过对研究数据的统计分析，可以将受试者样本的推断应用于类似患者群体。为了做出这样的推论，研究者依赖于估算和假设检验。所有的统计方法，研究对象成为目标人群的代理。为了提供效果评估，这些方法试图揭示感兴趣变量之间的差异或关联。

估算过程的重点是揭示干预的强度和估算的精度 (分别为样本平均值和置信区间 [CI])。结果以平均差、相对风险或比值比的 CI

表示。CI 是一系列值，其中包含确定性目标的总体平均值 (例如 95%CI 包含 95% 的估算范围)。CI 的宽度将由标准误确定，标准误是从样本均值估计值的变异性得出的总体标准差的估计值。

假设检验 (显著性检验) 是基于检验无效假设和替代假设。随后的分析评估了获得的数据可能是偶然发生的概率 (*P* 值)。*P* 值越小，表明观测结果出现的可能性越小。尽管 *P* 值提供了对零假设和替代假设合理性的检验，但它并不表示影响的大小。检验统计量只提供了一个概率，即观察值。

估算的精度和假设检验切入点旨在限制将研究结果外推到感兴趣人群的误差机会。在数据分析中遇到两种主要类型的错误：Ⅰ(α) 型和Ⅱ(β) 型错误。Ⅰ型错误是发现了一些不存在的效果 (假阳性结果)。为了限制Ⅰ型错误的概率，通常选择 95% 置信区间或 0.05 的 *P* 值，这些值允许 5% 的Ⅰ型错误概率。Ⅱ型错误，在骨科试验中是常见的，其将可能存在的差异认为没有差异 (假阴性结果)。在研究设计中，Ⅱ型错误的概率一般为 10% ~ 20%。

P 值的定义为拒绝零假设的概率。*P* 值与研究的样本量有关。

4. 减少混淆偏差的统计方法

当外部因素导致暴露因素对结果产生影响时，会导致混淆偏差。尽管合理的研究设计可以限制混杂效应，但应对混杂变量进行控制。对较大样本的研究可以进行亚分组后对各组进行单独的数据分析。随着混杂变量数量的增加，各组数据变得稀疏后就不再适合采用亚分组的方法。

多元回归分析为研究中控制混杂因素提供了另一种方法。回归分析产生一个线性数据模型，量化每个包含的自变量对因变量或相关结果的影响。回归模型中既可以包含连续自变量，也可以包含分类自变量，虽然每个变量都会损失一些效果估计的精度，但这种方法比分层分析更有效。

检索和评估目前的文献是循证骨科治疗的重要组成部分。临床研究的设计和实施是一个复杂的过程，需要一定的理论知识、临床流行病学和生物统计学基础。研究方法的目的是减少偏倚，特别是系统偏倚。一个好的研究问题包括明确的研究人群、干预措施、对照组和结果评价方法。临床上，应谨慎对待研究结果，以确保治疗的效果。为了做得最好，争取多学科的合作。

二、证据等级和推荐强度

（一）研究设计

文献中有很多对研究分类的方法，分为用于治疗、预后、诊断、经济学和决策分析的研究，还有分为实验性和观察性的研究；前瞻性或回顾性的研究。本节重点讨论骨科常用的治疗性研究。

研究按证据等级可以分为：随机对照试验 (randomized controlled trial, RCT)、队列研究 (cohort design)、病例对照研究 (case-control study)、病例系列研究 (case series) 和专家共识 (expert opinion)。

1. 随机对照试验 (RCT)

治疗性的研究也可以分为实验性的或观察性的研究。RCT 是最高等级 (Level Ⅰ) 的实验性研究。RCT 中确保减少偏倚的重要方法为随机和盲法。

随机能够减少试验中不同组间影响预后的已知或未知的因素，尤其是未知因素。随机的方法包括：奇、偶数；随机数表 (假随机)；抛硬币；计算机随机。

除了随机，分配隐蔽性也很重要，它可造成预后不平衡及影响随机过程，研究者不能决定试验对象的分组。

当进行随机分配后，盲法对于保持预后平衡很重要，盲法要求所有研究的参与者对具体分组和治疗情况都是双盲的；然而，有时医生和患者无法做到双盲，需保证其他人员 (数据处理等) 双盲。

2. 病例系列研究

病例系列研究是最低等级 (Level Ⅳ) 的研究，该研究在骨科文献中最常见。该类型的研究为观察性研究，缺乏对照；同时多为回顾性分析，需要与以往经验或文献进行对比。病例系列研究中减少偏倚的方法包括：前瞻性收集数据、提出适当的问题、对结果进行验证、采用客观的结果评定系统。然而，病例系列研究的结果可为进一步的研究提供假想。

3. 病例对照研究

病例对照研究是比病例报道等级稍高的研究，多为观察性、回顾性研究。其主要优点包括：有助于确定疾病的危险因素或影响预后的因素；花费低、便于实施；对发病率很低或结局需要很长时间显现的疾病研究尤为重要。其缺点：结果仅为相关性，而并不是因素与结果间的因果关系。

4. 队列研究

队列研究比病例对照研究等级稍高 (Level Ⅱ)，也为观察性研究，与 RCT 有较高的相似性，但无法随机 。队列研究两组间暴露与非暴露的结果差异；其两组间已知的影响因素应保持一致性，仅在选择的暴露因素上存在差异。该研究中存在一些不可控的未知因素影响结果。例如：研究吸烟对骨折愈合的影响时，不同组间的年龄、骨折类型、治疗方法等因素应保持一致。

（二）研究质量

研究设计也有质量等级，一项随机试验在方法学上要高于其他的研究，但是非严格意义上的随机试验其质量等级也会降低。例如，A 试验采用电脑随机，并且对于治疗分配进行隐藏，同时对患者、数据采集者、护士、物理治疗师结果评定和文章书写的人员都实行盲法，那么该试验的结果被认为是客观的。而 B 试验，采用抛硬币随机，且对上述人员不采用盲法。那么 A 试验在方法学上的质量级别要高于 B 试验，B 试验的结果可能存在偏倚。

随机和分配隐藏是决定组间预后均衡的重要因素。盲法对于预后均衡也起着重要的作用，它确保不同组间得到了不同治疗和调查人员的同样对待。提高研究质量的方法还包括：意向性治疗分析和提高随访率。

1. 意向性治疗分析与按方案分析

(1) 意向性治疗分析 (intention-to-treat analysis, ITT)：不论试验过程中患者是否依从所分配的治疗方案或是否退出，均根据最初随机分组时患者所在的组别进行结果分析，而不是根据后来实际所在的组别或将退出的患者排除；这样可以避免在随机分组后剔除患者所致的偏倚。

(2) 按方案分析 (per protocol analysis, PP)：只分析那些实际完

成整个治疗的人，换言之，那些失访或脱组的人就不管了，按照那些实际完成治疗或对照组方案的人进行分析。

ITT 对于保持预后均衡具有重要作用，对治疗效果的评估比较保守，而 PP 可能高估或低估治疗的效果。

例：RCT 试验对一种新的抗病毒药物小剂量和大剂量应用与金刚烷胺对照的疗效比较

试验纳入 50 例患者，但由于药物的不良反应有 15 例在试验期间撤除，余 35 例完成试验并纳入评估

	小剂量组	大剂量组	金刚烷胺
随机分组的病例总数	15	20	15
显效	2	8	6
有效	4	2	8
无效	3	2	0
用于评估的病例数	9	12	14
撤除试验的病例数	6	8	1

- PP 解释：大剂量组的显效率最高 8/12，而金刚烷胺组只有 6/14。
- ITT 解释：大剂量组与金刚烷胺组显效率相等 (8/20，6/15)，如果显效和有效相加的总有效率，金刚烷胺组 14/15 则高于大剂量组 10/20 或小剂量组 6/15。

两组分析方法的结论完全相反。

2. 提高随访率

随访率是评价一项试验的重要指标。如果大量样本未得到随访，一些可能的结局就无法记录，可能对结果造成影响。80% 是临床试验最低的随访率，但应尽可能追求 100%。对小样本的试验 (骨科试验通常 80~100 例)，失访可能对结果造成重大影响。

例：

	总例数	随访例数	事件发生例数	失访例数	失访中事件发生	记录发生率	实际发生率
A组	100	85	5	15	0	5/85(5.9)	5/85(5.9)
B组	100	90	8	10	2	8/90(8.9)	10/92(10.9)

该表中两组的发生率实际是存在差异的，但如果随访率不足时，则记录的发生率差异并无统计学意义。

在实际试验中，应尽可能保证所有受试患者完成随访。

(三)证据等级

1. 推荐评估、发展和评价的分级

Grading of Recommendations Assessment, Development and Evaluation (GRADE) Working Group 创建于 2000 年，由 World Health Organization, Cochrane Collaboration 和 US Preventative Task Force 构成。GRADE 系统框架包括：提出焦点问题；选定结果；文献检索与评价分析；形成结果并解析；根据患者的价值观和偏好对临床相关推荐进行修正。

2. 提出焦点问题

证据常通过系统综述获得，而书写系统综述首先需提出焦点问题，即 PICO，包括 (population，intervention，comparator，and outcomes)，P：确定目标人群 (因素：如年龄、骨折类型和经济状况等)；I：干预措施；C：对照组 (很多骨科文献缺乏合适的对照组)；O：对感兴趣的结果进行客观的评价 (包括副作用)。例如问题：每日口服低剂量的茶碱，能否增加中年大学讲师的 FEV_1？其中包含了 PICO 中的四大要素。

3. 评估文献质量

焦点问题提出后，需要对文献的质量进行评估。GRADE 系统指出证据等级分为：高级、中级、低级和极低级。随机对照试验的证据等级属于高级或中级别的。观察性的研究属于低级或极低级别的证据。影响研究等级的因素：偏倚 (bias)，同质性 (consistency)，真实性 (directness)，精确性 (precision)，发表偏倚 (publication bias)。并且评价时需综合评价。

4. 真实性

直接证据：适用于目标人群，特定的干预措施，评估目标人群的疗效；当试验中缺乏对照时可能导致结果不真实，在骨科文献中很常见。非直接引证多由结论外推所致；当两组人群的差异过大时，可能导致结果不真实。例：将研究骨质疏松骨折患者内固定失败的结论运用于青少年患者，会导致结果的可靠性受影响。

5. 同质性

系统综述可发现不同随机对照试验可出现不同的结果。同质性旨在研究系统综述中不同文献的均一性。同质性受很多因素的影响，如与人群特征、研究等级、干预措施、结果评价系统均相关。异质性可能造成研究等级的降低。例：系统综述中 4 篇 RCT 研究，2 项结果支持目标治疗，2 项结果反对目标治疗。该证据会因同质性不足而降低等级。

6. 精确性

文献中常用的置信区间为 95%CI。置信区间范围过大，结果就显得不够精确。置信区间跨越无效区，则该研究中的治疗可能是有益、无益，甚至可能是有害的；如果研究的精确性不够，则其证据等级可能下降 1 ~ 2 个等级。

7. 发表偏倚

造成发表偏倚的因素：阴性结果的文章可能不被发表；作者选择在外文杂志中发表文章；小样本的 RCT 可能不被重视，得不到发表；检索文献范围不严格可能遗漏部分相关研究。

如果检索文献集中于阳性结果的文章，可能导致发表偏倚，并高估治疗的效果。

评价发表偏倚的方法包括：漏斗图和统计检验。

（四）推荐强度

制定推荐强度的目的在于：针对于特定的患者或人群提出合适的治疗方案。

影响推荐强度的因素包括：治疗的利弊；研究的证据等级；研究结论到临床的运用；目标人群。

推荐强度分为：强（做或不做）和弱（可以不或不可以做）。

总　结

1. 循证医学不同于传统医学。传统医学是以经验医学为主，即根据非试验性的临床经验、临床资料和对疾病基础知识的理解来诊治病人。循证医学并非要取代临床技能、临床经验、临床资料和医学专业知识，它只是强调任何医疗决策应建立在最佳科学研究证据基础上。循证医学的核心思想是在医疗决策中将临床证据、个人经验与患者的实际状况和意愿三者相结合。临床证据主要来自大样本的随机对照临床试验 (RCT) 和系统综述 (systematic review) 或 meta 分析 (meta-analysis)。

2. 研究质量按等级高低依次分为：随机对照试验、队列研究、病例对照研究、病例系列研究和专家共识。各有其各自的特点，在临床研究中应选择性使用。

3. 研究首先应提出焦点问题，通过确定目标人群、干预措施、对照和结果分析方法，有助于确定焦点问题，从而进行进一步研究。

4. 随着循证医学的兴起，如何系统地总结以往的研究成果，为临床循证决策提供高质量证据日益受到重视，系统综述和 meta 分析已被公认为客观评价和合成针对某一特定问题的研究证据的最佳手段，通常被视为最高级别的证据。系统综述和 meta 分析两个名词容易被混用。系统综述不一定都包括有 meta 分析过程，meta 分析也不一定是系统综述。若没有明确科学的方法去收集、选择、评价临床研究资料，而仅单纯采用统计方法将多个临床研究进行合成并不能保证结论的真实性和可靠性。

5. 将文献的研究结果推广时应注意评价文献的质量，避免偏倚而造成结论的运用不当。

（周 华 侯国进）

参考文献

1. WMA Declaration of Helsinki. Ethical Principles for Medical Research Involving Human Subjects. 2008. World Medical Association website. Accessed September 3, 2012.
2. Goldhahn S, Sawaguchi T, Audigé L, et al. Complication reporting in orthopaedic trials: A systematic review of randomized controlled trials. J Bone Joint Surg Am 2009, 91(8):1847-1853.
3. National Institute for Health Research. PROSPERO: International Prospective Register of Systematic Reviews. York, England, PROSPERO, 2012.

4. Katz JN, Wright JG, Losina E. Clinical trials in orthopaedics research: Part II. Prioritization for randomized controlled clinical trials. J Bone Joint Surg Am 2011, 93(7):e30.
5. Kooistra B, Dijkman B, Einhorn TA, Bhandari M. How to design a good case series. J Bone Joint Surg Am 2009, 91(suppl 3):21-26.
6. Dowrick AS, Tornetta P III, Obremskey WT, et al. Practical research methods for orthopaedic surgeons. Instr Course Lect, 2012, 61:581-586.
7. Chu R, Walter SD, Guyatt G, et al. Assessment and implication of prognostic imbalance in randomized controlled trials with a binary outcome—a simulation study. PLoS One, 2012, 7(5):e36677.
8. Savovic J, Jones H, Altman D, et al. Influence of reported study design characteristics on intervention effect estimates from randomised controlled trials: Combined analysis of meta-epidemiological studies. Health Technol Assess, 2012, 16(35):1-82.
9. Akl EA, Briel M, You JJ, et al. Potential impact on estimated treatment effects of information lost to follow-up in randomised controlled trials (LOST-IT): Systematic review. BMJ, 2012, 344:e2809.
10. Thorlund K, Imberger G, Walsh M, et al. The number of patients and events required to limit the risk of overestimation of intervention effects in meta-analysis—a simulation study. PLoS One, 2011, 6(10):e25491.
11. Guyatt GH, Oxman AD, Sultan S, et al. GRADE guidelines: Rating up the quality of evidence. J Clin Epidemiol, 2011, 64(12):1311-1316.
12. Brozek JL, Akl EA, Compalati E, et al. Grading quality of evidence and strength of recommendations in clinical practice guidelines—part 3 of 3: The GRADE approach of developing recommendations. Allergy, 2011, 66(5):588-595.
13. Guyatt G, Oxman AD, Akl EA, et al. GRADE guidelines:1. Introduction—GRADE evidence profiles and summary of findings tables. J Clin Epidemiol, 2011, 64(4):383-394.

第二部分

骨科解剖与影像

第3章 肌肉、肌腱和韧带

引 言

骨骼肌、肌腱及韧带是完成人类各种运动的基本组成要素，了解其功能解剖、生物力学特性以及损伤修复特点，是每一位骨科医师应该掌握的基础内容。

一、骨骼肌

(一)功能解剖学

骨骼肌纤维中相邻两条Z线之间的一段肌原纤维称肌节(sarcomere)。由1/2明带+暗带+1/2明带组成(如图3-1)，长2～2.5 μm。

肌肉的基本特性是它的长度决定了它的力量强度。因为它由肌节组成，肌节是长度敏感的，由肌丝组成。粗肌丝由肌球蛋白组成，细肌丝由肌动蛋白组成，它们相互交错组成肌肉的收缩装置。

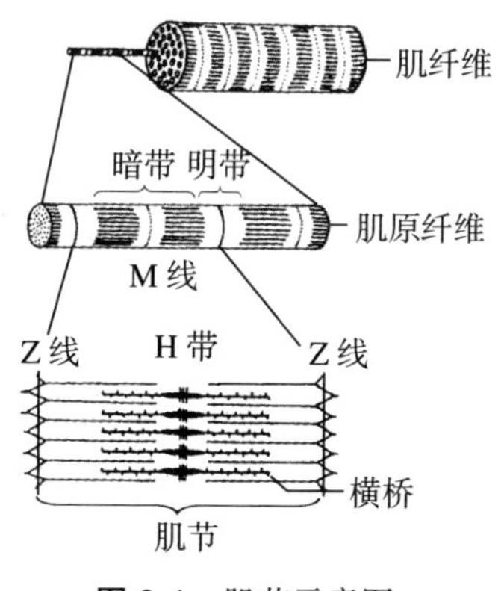

图3-1 肌节示意图

(二)肌节特性

骨骼肌的力量产生取决于肌丝的重叠，也即肌节的长度。当肌动蛋白与肌球蛋白重叠最多的时候，肌肉可以产生最大的力量；当肌动蛋白与肌球蛋白重叠减小的时候，力量下降。

肌纤维内肌节的数量取决于肌纤维的长度和直径，肌节串联，所以肌原纤维的短缩距离等于各个肌节短缩距离的总和。

(三)结构

肌纤维的结构 / 排列决定肌肉的力量和冲程，而不是由体积决定的。

就功能而言，越多的肌节数量 (更长的肌纤维) 可产生更大的肌肉冲程 (舒缩位移)，因为位移是由串联的多个肌节的位移叠加而成的。

就肌肉产生的力量而言，取决于总的肌纤维数，但难以精确计算，有研究测量了豚鼠后肢肌肉力量，提出 PCSA(physiologic cross-sectional area，生理横断面面积) 的概念，并提出转换因子为 22.5 N/cm^2，此方法可用于预测肌肉能产生的力量。

(四)纤维类型

1. 哺乳动物纤维分类基于肌球蛋白重链亚型

在大鼠骨骼肌中分为四种主要的纤维类型：一种是慢纤维 (1 型)；三种快纤维亚型 (2A、2X、2B 型)，速度及能量方面存在轻微的区别，顺序为 2A＜2X＜2B。

类似的，人类有 4 种肌球蛋白重链 (MyHC) 基因 : 1 型、2A 型、2X 型、2B 型。小的动物一般有相对快的步幅频率，它们含有更高比例的 2B 型肌肉纤维。

2. 不同纤维类型之间的功能差异

肌肉的最大收缩速度为 V_{max}，文献指出 V_{max} 的顺序为 2B 型 ＞2X 型 ＞2A 型 ＞1 型。更有意思的是，即使在一个细胞中，沿着纤维全长可以有多种不同的 MyHC 亚型。

一般而言，1 型有最强的耐受力，其次为 2A 型 ＞2X 型 ＞2B

型，不难理解，2B 型的氧合能力非常低。

（五）再生

不像肌腱和韧带，骨骼肌有很强的再生能力。因为肌纤维周边常驻有干细胞，命名为卫星细胞，它在 50 年前就被发现了，是唯一的基于解剖位置能确定的干细胞。当肌肉损伤时，它们就会进入循环，增殖、修复并新生肌肉细胞。故卫星细胞被广泛应用于肌肉方面的治疗和科研领域。

二、肌腱

肌腱位于肌肉和骨的连接处，前者为肌 - 腱连接处，后者为骨 - 腱连接处或称肌腱附着处。由于缺乏脉管系统 (血供) 和构造特点，肌腱外观为相对致密的白色。

（一）功能解剖

肌腱属于致密结缔组织，主要由平行的束状胶原纤维组成，主要为 I 型胶原，及少量的小胶原蛋白、蛋白多糖、弹性蛋白、水。从光学显微镜的水平看，胶原纤维呈波浪状称为皱褶 (crimp)，肌腱延长时消失而拉伸力去除后复现。

肌腱因显示不同的生物学差异而被分为滑液鞘 (滑囊 / 腱鞘) 包裹的鞘内肌腱及鞘外肌腱，鞘外肌腱滑动时阻力相对大。

肌腱可以移植修复，但以鞘外肌腱修复鞘内肌腱效果并不是最理想的，因为它们的生物学特性及生物力学特性不一样。相对而言，鞘外肌腱一般拉伸特性更好，但粘连形成更容易，并且抗压缩特性差一些。

（二）生物力学特性

肌腱的强度和横断面积随着发育过程中的长期负荷而变大，部分归因于体重及肌肉重量、力量的增加。

不同肌腱承受不同力学负荷，粗略地可由相关肌肉的生理横断面面积 (PCSA) 推算，PCSA 越大，肌肉力量越大，肌腱受力越大 (如股四头肌和髌腱)。不同的活动可产生不同的外力和内在肌肉力量，肌腱的受力可以很不一样。

肌腱可因急性外伤或过分使用或退变而出现损伤。反复的偶然异常应力可以引起日积月累的各自胶原纤维断裂，导致过劳损伤，断裂的纤维很可能降低每个细胞的负荷能力，从而引发代谢分解反应、降解局部基质。

一般，肌腱损伤后通过经典的炎症、增殖、重塑过程来修复，但也有它的特殊性，术后治疗必须注意到。制动可以导致纤维粘连从而限制活动，长时间的免负重同样会由于细胞外基质 (extracellular matrix, ECM) 合成减少而肌腱修复的强度下降。所以，不同肌腱损伤的制动及负重练习时间一直是备受争议的内容。

肌腱断裂后的修复类似于伤口修复，在局部出血处修复，包括细胞的活动。肥大细胞和巨噬细胞渗透至损伤部位，导致转化生长因子 β (TGF-β) 分泌，从而刺激 ECM 的过度增加，最后形成瘢痕。有研究显示兔的屈肌腱横断后应用一种 TGF-β 的中和抗体可以减轻 ECM 的过度增长，从而改善术后活动度。

一氧化氮 (NO) 是由一氧化氮合酶 (NOS) 产生的一种小的自由基。正常情况下，没有损伤的肌腱中 NOS 活性很低，但肌腱慢性负荷过大可以上调 NOS 亚型，展示 NO 对机械应力的反应。额外增加的 NO 可以通过增加胶原的合成而明显促进肌腱的修复，反之对 NOS 活性的竞争性抑制可以抑制肌腱的修复。

(三)肌腱修复的新理念

不同修复方法的共同目的是让肌腱更早、更好地修复到损伤前的活动水平。改进的缝合修复技术是完全修复撕裂肌腱的金标准，制动时间最短，可早期负重(低负荷量)以更好地保留功能。

尽管有大量组织工程应用方面的生长因子、细胞、调节剂(因子)在尝试应用以促进肌腱的正常修复，迄今为止，仅有短暂的促进而没有明显的生物力学改善。正常组织修复时有生长因子，而全血中提取的富含血小板血浆 (platelet rich plasma, PRP) 中含有大量生长因子。然而，自 2012 年起，基于随机试验的证明 PRP 有效的有说服力的证据仍然有限。

成熟的间充质干细胞保留有分化为各种组织细胞的能力，可能是修复损伤肌腱 (本质上不会自行修复) 的有用手段。自 2012 年起，由于安全性及有效性有待进一步的观察，肌腱专能干细胞 / 多能干细胞暂还未应用到临床上。

三、韧带

韧带的定义是致密的纤维性的结缔组织，它连接着组成关节的两块骨。

（一）功能解剖

韧带有不同的部分，在关节处于不同位置时，处于或松或紧的状态。如前交叉韧带 (anterior cruciate ligament，ACL) 分为两个功能束，前中部分在膝关节屈曲时紧张，后中部分在膝关节伸直时紧张。每一功能部分含有大量的亚组成纤维，从而在骨的三维位置运动时承受稍有不同的负荷，帮助骨骼完成正常运动。这便于理解损伤，如紧张的韧带部分会首先出问题，或者说紧张的部分对于某个位置的形成或维持是起作用的，所以我们检查韧带损伤时需要重复受伤姿势 (如 Lachman 试验能有效发现 ACL 断裂后的膝关节不稳定，大多数的 ACL 在膝关节屈曲 15° ～30° + 胫骨旋转时损伤)。

韧带主体的胶原纤维束排列大致平行于韧带的长轴，当然也有一些类似于肌腱的皱褶形式 (但有其独特的规律)，这些皱褶使得韧带在拉伸负荷时轻微延长，从而避免损伤。类似肌腱，韧带的胶原也是逐级形成的，由胶原小纤维形成纤维再形成纤维束。

（二）生物力学特性

韧带的生物力学特性决定于胶原纤维的组织结构。韧带一般受力只有它们耐受能力的 20% 以内，所以显得韧带的生物力学特性有点超出需求的标准了。

韧带的力学特性随年龄改变，在骨 - 韧带 - 骨复合体及中间物质内可观察到非同步的成熟过程。应力和运动是重塑正常韧带组织所必需的，即使是几周的制动也可以引起关节的僵硬及影响其结构特性。减少 / 没有应力负荷会引起破骨细胞活性增加、重吸收骨质并破坏韧带在骨的附着点。

膝关节的内侧副韧带 (MCL) 有较好的功能修复能力，通过瘢痕形成与重塑方式。但需要数年的时间重塑，并且再也不能恢复到原来的生物强度了。ACL 成纤维细胞的细胞增殖及产生细胞外基质的能力有限，而且，ACL 被滑液鞘膜包裹，一旦损伤，损伤的 ACL 很可能暴露在滑液中，不利于其修复。

（三）韧带修复的新概念（观点）

ACL 损伤是研究韧带修复的主要领域，已经有好几种 ACL 修复和重建方法。移植物在胫骨和股骨上的原位重建被认为是最佳解剖重建的关键。

工程学上的 ACL 替代物及植入物已经被广泛评价过，这些替代物包括具有增殖和基质合成能力的修复细胞、利于这些细胞生长的支架以及充足营养成分的环境。最近有研究尝试新的缝合技术接合 ACL 的断端，同时应用 PRP(富含血小板的血浆) 的胶原。添加 PRP 可能会促进移植物的成熟和重塑，亦可以明显改善 ACL 重建后的生物力学特性，但不是所有病例都有效。

总 结

骨骼肌、肌腱、韧带均为对机械不敏感的结缔组织，可因负荷或应用条件改变而改变自身的结构、功能及生物学特性。理解好肌肉的结构层次是理解其功能的关键，通过考虑手术肌腱移植和全关节置换中肌肉长度的变化，有助于外科治疗决策的制订。骨骼肌的性能依赖于代谢性因素及结构性因素，理解肌肉的纤维类型有助于外科医师制订合理的治疗原则以提高损伤后肌肉的强度及耐受力。此外，韧带和肌腱的生物力学特性几乎是所有软组织构成的样品 / 雏形，理解好这种非线性特性，对于包括外科肌腱修复或关节置换等需要移走或替换韧带的手术，有助于做决定。对该内容的了解有助于我们根据几种组织的不同特性，在其出现损伤时采用与之相适应的处理方法进行治疗，同时尽可能恢复更多的生理功能。

（钟沃权）

参考文献

1. Gordon AM, Huxley AF, Julian FJ. The variation in isometric tension with sarcomere length in vertebrate muscle fibres. J Physiol, 1966, 184(1):170-192.
2. Brand PW, Hollister A. Clinical Mechanics of the Hand, 2 ed. St. Louis: MO, Mosby, 1993.
3. Bottinelli R, Canepari M, Pellegrino MA, et al. Force-velocity properties of human skeletal muscle fibres: Myosin heavy chain isoform and temperature dependence. J Physiol, 1996, 495(pt 2):573-586.
4. Yoon S-J, Seiler SH, Kucherlapati R, et al. Organization of the human skeletal myosin heavy chain gene cluster. Proc Natl Acad Sci USA, 1992, 89(24):12078-12082.
5. Weiss A, Schiaffino S, Leinwand LA. Comparative sequence analysis of the complete human sarcomeric myosin heavy chain family: Implications for functional diversity. J Mol Biol, 1999, 290(1):61-75.
6. Brack AS, Rando TA. Tissue-specific stem cells: Lessons from the skeletal muscle satellite cell. Cell Stem Cell, 2012, 10(5):504-514.
7. Franchi M, Ottani V, Stagni R, et al. Tendon and ligament fibrillar crimps give rise to left-handed helices of collagen fibrils in both planar and helical crimps. J Anat, 2010, 216(3): 301-309.
8. Magnusson SP, Langberg H, Kjaer M. The pathogenesis of tendinopathy: Balancing the response to loading. Nat Rev Rheumatol, 2010, 6(5):262-268.
9. Chang J, Thunder R, Most D, et al. Studies in flexor tendon wound healing: Neutralizing antibody to TGF-beta1 increases postoperative range of motion. Plast Reconstr Surg, 2000, 105(1):148-155.
10. Bokhari AR, Murrell GA. The role of nitric oxide in tendon healing. J Shoulder Elbow Surg, 2012, 21(2):238-244.
11. Frank CB. Ligament structure, physiology and function. J Musculoskelet Neuronal Interact, 2004, 4(2):199-201.
12. Frank CB, Hart DA, Shrive NG. Molecular biology and biomechanics of normal and healing ligaments—a review. Osteoarthritis Cartilage, 1999, 7(1):130-140.
13. Vavken P, Fleming BC, Mastrangelo AN, et al. Biomechanical outcomes after bioenhanced anterior cruciate ligament repair and anterior cruciate ligament reconstruction are equal in a porcine model. Arthroscopy, 2012, 28(5):672-680.

第4章
关节软骨与椎间盘

引　言

关节软骨与椎间盘在人体骨骼肌肉的结构与组织功能方面起到了至关重要的作用。这两类结构都主要由细胞外基质构成，主要成分为多聚糖蛋白和胶原纤维。

两者都有非常低比例的细胞成分。均较少或缺乏血供，在成人，关节软骨和椎间盘的养分主要通过弥散和渗透效应来提供。最重要的一点是，在自我修复能力方面，两者所具备的能力都极为有限。因此，理解关节软骨和椎间盘所具有的以上这些共同点，既是本章内容讲述的主线，也是治疗相关疾患的理论基础。

一、关节软骨

（一）组织结构、成分和功能

多年研究表明，软骨的微观结构是高度组织化的。这种精密的结构可以分为浅表带 (superfacial zone)、中间带或称移行带 (intermediate zone)、放射带 (radial zone) 以及更深方的钙化带 (calcified zone) 四部分。浅表带是较薄的一层，扫描电镜可以看到胶原蛋白叶层结构扁平铺开。在其下方的移行带和放射带，胶原蛋白叶层呈垂直状排列，其间散在分布的巨大隐窝内有软骨细胞。

（二）代谢、营养和内稳态

1. 代谢

成人的关节软骨基质代谢速率极为低下，研究发现软骨内的胶原蛋白半衰期大于 100 年，蛋白聚糖的半衰期为 20 余年。成人的软骨细胞极为稀松地分布在软骨内，并且具有极低的分化潜能。

2．营养

由于关节软骨缺乏血供，因此其营养的供给和废物的排出，依赖于渗透与液体弥散作用。同时，软骨是乏氧环境，因此 ATP 也是通过无氧酵解来完成的。在软骨表面的关节滑液富含大量营养物质。软骨下骨和钙化软骨同样为营养渗透提供了界面。理解软骨营养代谢，对于理解软骨治疗的现状尤为重要。

3．内稳态的维持

内稳态在英文里是一个很有意思的词汇，homeostasis，我们可以这样理解：这是对一种稳定状态的维持，通过细胞本身对物理和生化刺激谨慎、细致的反应来维持。研究发现，软骨细胞对多种理化因素做出反应。具体而言，软骨本身的细胞外基质的紧密型与形态，既是本身物理性质的一部分，也可以将其理解为物理因素所带来的影响。

力学因素包括张力、压力、流体力学和剪切应力的影响，例如，行走负重对软骨局部产生压力，模拟这种力学强度和频率，发现有助于刺激新的软组基质的形成。软骨富含水分，它对于压力的变化可以被看做是像海绵一样的形变过程，即软骨内的水分，随着压力的到来产生形变，而压力消除后又帮助恢复形态。通过这些方式，细胞通过自身的活动完成了对物理因素刺激的反馈与适应。化学因素包括局部的氧合张力和 pH 值。生化因素包括生长因子、炎症因子等。

（三）软骨细胞对理化因素的反应与整合

软骨的良好发育，来自于软骨细胞对于诸多理化刺激因素的反应与整合，比如肝细胞分化为软骨细胞、成熟的软骨细胞分泌细胞外基质等。其中，转化生长因子 (TGF) 的作用很关键，在实验室中发现该因子对软骨细胞的分化起到增强作用。在缺乏血供、承受应力载荷的情况下，这些理化因素有助于软骨细胞维持内环境的稳定。因此，任何对于这些理化因素微小的影响，都比如损伤、基因变异等，都将导致破坏内环境的稳定，并导致软骨的损伤。认识到这一点，对于理解软骨疾患及其治疗有重要的意义。

（四）局部软骨损伤

由于软骨缺乏血供，因此局部的损伤往往难以自愈。目前的治疗，包括微骨折方法，即人为造成软骨全层损伤，让软骨下骨内的未分化干细胞移行到损伤区域，然后进行纤维软骨样修复。该方法的好处是治疗费用低廉，同时操作较为简便；但缺点在于由于是进行纤维软骨修复，其对应力的抵抗作用达不到原有软骨的状态。另一种方法是自体骨软骨移植(autologous chondrocyte implantation，ACI)，这是一种直接将自体软骨移植到受损部位的方法，但其价格高昂，同时手术技术复杂。这种治疗需要两个基本步骤，一是获得软骨的增殖，接下来就是将其种植到受损部位。同样，该方法最终获得的，也大多是软骨样修复，而不是真正意义上的软骨。全层软骨移植也是一种修复损伤的方法，即将含有软骨下骨的全层结构移植到受损部位，来源可以是自体或异体的。该方法受限于软骨供体的不足，同时，移植软骨与受损部位的不匹配，也限制了该方法的进一步应用。

上述三种方法，目前均只有短期的临床结果，最终的评价有待更长久的观察。鉴于细胞因子对于软骨细胞的分化有增强和诱导的作用，新近研究正致力于利用 TGF-β 来获得软骨的重生，目前研究人员已经在兔子试验中取得了初步满意的结果，这一新的方法未来或许会帮助治疗年轻患者的运动型软骨损伤。

二、骨关节炎

（一）概述

骨关节炎(osteoarthritis，OA)是一种在全世界范围内出现的疾病，可累及全身任何关节，以膝、手及脊柱部位最为常见。OA 的病因可以来自于基因的突变，也可以是创伤或者力学载荷异常造成的。不论哪种病因，疾病的进展过程都极为相似，并最终导致软骨下骨的裸露和关节功能的严重退化。正常的关节软骨所分泌的细胞外基质，富含 2 型胶原蛋白和黏多糖成分，对于承载和传导负荷有很好的作用。当 OA 发生后，软骨细胞会转而分泌炎症因子，比如

肿瘤坏死因子 (TNF) 或白介素 -1(IL-1)，这些因子会促使一些胶原酶的产生，继而降低细胞外基质的含量。这种合成与降解的失衡，是 OA 初期最显著的改变。这种变化使得软骨无法承担传递载荷的功能，相反，应力载荷就会加剧病变软骨损伤的进程，使得 OA 进一步发展。具体来探讨一下原因，其实基因突变并不是每一个 OA 患者的病因，现有研究表明染色体特定位点的突变会导致 TGF-β 升高，这会继发影响信号传导通路而导致 OA 的产生。损伤与异常增大的负荷 (如肥胖) 在 OA 中所扮演的角色其实比想象的要复杂，肥胖者通常被认为有更大的软骨载荷，但并非所有肥胖者都注定罹患 OA。肥胖对能量代谢的影响继而导致 OA 的理论越来越受到认可，相关炎症因子的升高佐证了这一观点。而老化对软骨的影响则更为复杂，同样，衰老更多的是因为影响了软骨的营养代谢而促使了 OA 的出现。

(一)治疗与进展

可以说，OA 的确切病因目前并未能全部知晓。在这样的背景之下，对于 OA 的治疗一直未能取得突破性的进展。新近的治疗方法，尽管在动物模型的结果中展示出了一些效果，但都没能起到逆转疾病自然病程的作用。纵观现有的治疗方案和指南，也缺乏个体化的指导，同时，诸如关节腔注射玻璃酸钠等方法，仍存在一定的争议。未来，促进软骨营养代谢的药物或许能够为治疗 OA 提供一个新的方法，比如骨形成蛋白 -7(BMP-7)。新方法仅停留在理论和实验室层面，真正应用于临床还需要相当长一段时间的探索。

三、椎间盘

(一)结构与功能

作为连接脊柱诸骨并与后方小关节共同传导应力的结构，椎间盘的功能显得尤为重要。与软骨相似，椎间盘也是由大量纤维蛋白成分组成的，由于缺乏细胞成分和血供，因此自我修复能力也相当低下。不同部位的椎间盘，又在功能上略有差异，比如颈椎椎间盘能够很好地分散旋转载荷，而腰椎椎间盘更能适应压力载荷。

正常的椎间盘包括三个结构：髓核、纤维环以及终板。髓核由大量黏多糖以及胶原蛋白组成，这些亲水成分导致髓核内有 80% 比例的水分。其外包绕着纤维环，主要是 1 型胶原蛋白，大约有 50 层。终板将髓核与椎体分隔开，它的主要功能是与纤维环一起，避免髓核肿胀，同时避免过多的载荷直接传导至髓核。这三个结构相互协作，使得正常的椎间盘能够分散脊柱承受的各种载荷，对抗弯曲、旋转以及剪切应力。

（二）发育过程

在脊柱的发育过程中，椎间盘来源于间充质细胞层。在出生的时候，髓核内富含脊索细胞，这是脊柱发育的残留。在出生后的 20 年内，脊索细胞逐步由类软骨细胞所替代。这一现象可能是逐步增加的重力载荷以及营养代谢下降的结果。成人髓核内的软骨细胞一部分来自于终板软骨，另一部分来源于内层纤维环。

基质蛋白主要由髓核纤维细胞分泌，包括 1、2、3 和 4 型胶原蛋白。在某些特定情况下，内侧纤维环也分泌黏多糖和 2 型胶原蛋白，但外层纤维环则不参与此过程。

（三）营养与代谢

椎间盘的养供依赖于椎体毛细血管的渗透。因为椎间盘内部是乏氧环境，因此能量代谢依靠糖酵解完成。在这一相对脆弱的养供体系中，椎间盘承受的压力、血清养分浓度以及局部微环境 pH 值均会对此产生影响。这也解释了为什么过大的负荷会造成腰椎间盘的退变和腰痛的产生。

（四）退变与疾病

椎间盘退变是一个与年龄相关的“自然”过程，一般从 20 岁左右开始。最早发生的节段是 L5/S1，这与其承受的特殊应力状态有关。40 岁以前，大约 35% 的人会出现至少一个节段的退变，而超过 60 岁，这个比例则上升到到 100%。

很多因素会加速退变过程，比如异常载荷、吸烟以及肥胖。早期最典型的表现就是髓核脱水。这一结果使得髓核高度降低，应力被过多施加在纤维环、终板以及小关节上。久而久之，会导致纤维环的破裂，并发髓核向椎管内突出。总体而言，所谓椎间盘的退变，就是损伤的速度超过了修复的进程。在分子水平，损伤后会导致前列腺素、白介素的释放，这些炎症因子会介导细胞增生、纤维组织变性以及细胞外基质重构。髓核细胞会逐步丧失分泌黏多糖和蛋白胶原的能力，终板的退变也会使得养分无法进入，这一系列的变化导致椎间盘不可逆地丧失正常形态和功能。

总　结

关节软骨和椎间盘都是骨骼肌肉中异常重要的功能结构，这两类结构都主要由细胞外基质构成，主要成分为多聚糖蛋白和胶原纤维，而细胞成分则非常低，均较少或缺乏血供。在成人，关节软骨和椎间盘的养分主要通过弥散和渗透效应来提供。因此，在自我修复能力方面，两者所具备的能力都极为有限，基于细胞层面的治疗以及抗炎方法目前仅能帮助改善软骨与椎间盘疾患引起的症状。

理解关节软骨和椎间盘所具有的这些共同点，则是明了治疗相关疾患的理论基础。

（赵旻暐）

参考文献

1. Yu Y, Zheng H, Buckwalter JA, et al. Single cell sorting identifies progenitor cell population from full thickness bovine articular cartilage. Osteoarthritis and Cartilage, 2014, 22(9):1318-1326.
2. Bader DL, Salter DM, Chowdhury TT. Biomechanical influence of cartilage homeostasis in health and disease. Arthritis, 2011, 2011:1-16.
3. Degroot J, Verzijl N, Budde M, et al. Accumulation of advanced glycation end products decreases collagen turnover by bovine chondrocytes. Experimental Cell Research, 2001, 266(2):0-310.
4. Allen J. Modeling cartilage extracellular matrix stiffness: A potent regulator of TGF-beta-inducible chondrocyte differentiation. Dissertations & Theses-Gradworks, 2012.
5. Farnum CE, Wilsman NJ. Orientation of primary cilia of articular chondrocytes in three-dimensional space. The Anatomical Record: Advances in Integrative Anatomy and Evolutionary Biology, 2011, 294.
6. Jeanccierre Pelletier, Martel-Pelletier J, Ghandur-Mnaymneh L, et al. Role of synovial

membrane inflammation in cartilage matrix breakdown in the Pond-Nuki model of osteoarthritis. Arthritis & Rheumatology, 1985, 28(5):554-561.

7. Nishimuta JF, Levenston ME. Meniscus is more susceptible than cartilage to catabolic and anti-anabolic effects of adipokines. Osteoarthritis and Cartilage, 2015, 23(9):1551-1562.
8. Theiler R, Brühlmann, P. Overall tolerability and analgesic activity of intra-articular sodium hyaluronate in the treatment of knee osteoarthritis. Current Medical Research and Opinion, 2005, 21(11):1727-1733.
9. Raynauld J P, Buckland-Wright C, Ward R, et al. Safety and efficacy of long-term intraarticular steroid injections in osteoarthritis of the knee: A randomized, double-blind, placebo-controlled trial[J]. Arthritis and rheumatism, 2003, 48(2):370-377.
10. Lawrence RC, Felson DT, Helmick CG, et al. Estimates of the prevalence of arthritis and other rheumatic con-ditions in the United States: Part II. Arthritis Rheum, 2008, 58(1):26-35.
11. Mathiyalagan P, Keating S T, Al-Hasani K, et al. Epigenetic-mediated reprogramming of pancreatic endocrine cells. Antioxidants & Redox Signaling, 2015, 22(16): 1483-1495.
12. LuTschJ, Geisslinger G. Current evidence for a modulation of nociception by human genetic polymorphisms. Pain, 2007, 132(1-2):0-22.
13. Battié MC, Videman T, Gibbons LE, et al. 1995 Volvo Award in clinical sciences: Determinants of lumbar disc degeneration. A study re-lating lifetime exposures and magnetic resonance imaging findings in identical twins. Spine (Phila Pa 1976), 1995, 20(24):2601-2612.

第5章
肌肉骨骼力学

引 言

在肌肉骨骼力学领域，过去的30年取得了极大的进展。可以用丰富的教育资源来理解骨科学背景下的工程科学。表5-1是基本的生物力学名词解释。我们对肌肉骨骼力学的简单回顾，关注生理学的热点领域的进展及生物力学的原则如何转化为临床服务。

一、肌肉骨骼组织力学

（一）骨骼力学

对于骨骼的宏观力学性质已经进行了广泛的研究，目前了解的最多。骨骼是高度矿化的组织，它的性质主要取决于密度和结构。由于骨骼主要的功能是承重，以应付日常生活中复杂的负荷环境，这些力学负荷有可能会导致骨骼的疲劳。在宏观层面，骨骼应对剪切力最弱，牵张力次之，而应对压应力最强。

骨骼通常处于平衡的生理状态，平衡取决于矿物质的沉积和吸收。然而，当出现骨折或者是运动量增加或减少的时候，骨骼受骨生成和骨吸收的影响。

目前对于骨骼力学的研究集中在对活体进行非创伤性骨性质的评价，这可以让我们更好地理解病理的状态。例如，骨质疏松对骨骼的负面影响，以及研发新的治疗手段去维持或者恢复更好的力学性质（主要是药理方面）；对于恢复骨骼力学性质而言，二磷酸盐在治疗骨质疏松方面起到重要的作用。同时，也可以通过一些特定类型的锻炼，以通过锻炼刺激骨生成信号，来实现对骨质疏松的治疗。

表5-1 生物力学基本术语及其定义

术语	定义
刚度	力与位移之比(刚度=力÷位移)。度量单位通常为N/m
破坏荷载	连续增加作用力中试体断裂时测得的施力
疲劳载荷	周期性的载荷可能导致疲劳载荷。在骨科文献中，破坏载荷测试数据是最常见的；然而，骨折内固定或植入物的临床失效通常是由疲劳失效引起的
应变	物体单位长度的变形量。应变单位是无量纲的，但它们通常被称为mm/mm或%应变量
应力	作用于物体某一特定区域的内力。因此，应力的测量单位为N/m^2
弹性模量	如果区域物体是有弹性的，弹性模量为应力应变比，类似于力位移的刚度。单位与应力相同
屈服点	应力-应变曲线上变形从弹性(卸载时完全可恢复)到塑性(不可恢复)的点
强度	应力-应变曲线上的最高应力。强度和刚度不是一回事，区别很重要
各向异性	属性沿不同方向变化不同。各向同性(其反义词)意味着性质是方向不变的
脆性	一种在失效前几乎没有形变(应变)的材料被称为脆性材料(例如，玻璃或皮质骨)。
塑性	如果一种材料在失效前有一个大的形变区，则称其为韧性材料(例如，铜)
韧性	一种能在失效前吸收更多能量的材料(应力-应变曲线下的大面积区域)据说更坚硬。韧性单位为$(N/m^2)(m/m)$或J/m^3

（二）软骨力学

关节软骨非常适应关节活动的需求。主要是分散关节骨与骨之间压力载荷及提供低摩擦运动。关节软骨组织具有独特的双相性(混合实性 / 液相)。当负荷缓慢改变时，液态相软骨能够通过多孔的实性基质流动，此时表面软骨模量相对较低。当负荷急剧变化时，没有足够的时间让液体通过基质流动，此时表面模量比低负荷时高10～20倍。虽然在该方面争论这么多年，目前普遍认可的是对大多数的功能活动，软骨可以足够快速地限制液体流动。

软骨缺损可分为广泛的或者是局灶性，局灶性通常继发于创伤，而广泛性的缺陷提示慢性病理状态。两种缺损类型都会影响组织的物理性质以及关节力学，也是我们研究的热点。对局灶性缺损，我们力求恢复局部一致性及力学完整性，并且通过软骨修复，以保持其稳定和耐用的状态。基于这些考虑，目前医学界通过一些形式的移植进行置换，虽然这一方法十分艰难，但是也取得了一定的效果；而广泛的软骨缺损，是全膝关节置换的指征。不过，保关节手术仍在探讨中。

（三）软组织力学：肌腱与韧带

肌腱与韧带承受拉力负荷具有特异性。肌肉与韧带复合负荷源自连接骨组成的关节；以及其主动收缩肌群汇合到骨附着点，以利骨骼运动。在微观层面，该功能由细长、部分卷曲的胶原纤维完成。这些卷曲的纤维束通常在骨与骨的附着点间成单向分布，在主要方向上有一定程度的可变性。微观结构使得腱与韧带表现为高度的各向异性。当张力施加在纤维的主方向上时，组织表现为刚性；然而，当张力垂直作用于纤维方向时，负荷由铰链状的肌纤维束及其间无序的基质物质组成，使组织表现为良好的顺应性。在主要方向上纤维越多，组织各向异性就更为明显。

肌腱与韧带比骨骼或软骨有更强的顺应性，并表现为典型的非线性应力应变行为，即在低负荷时相对快的延展性，高负荷时进行性的刚性。在应力 - 应变曲线的低负荷、高延展性部分，施加的负荷将卷曲的纤维拉直。很快，卷曲纤维被拉直，并开始承载负荷，同时，其相邻的纤维会继续被拉直。该组织行为会引起应力 - 应变曲线向上变形。当所有的胶原纤维被拉直后，将会承受负荷一致，而应力 - 应变曲线将表现得更为线性且更陡峭。虽然在应力 - 应变曲线的这一区域可以计算出单个弹性模量，但它只能描述该肌腱或韧带在适度加载后的行为。

为了更全面描述肌腱韧带的力学行为，需要使用更复杂的材料特性模型。两种常见模型是超弹性或黏弹性模型。超弹性模型不是直接的应力 - 应变关系，而是依赖于描述应变能密度和组织拉伸比之间关系的方程。对超弹性模型方程中的系数进行了优化，以拟合实验测量的组织行为。超弹性系数通常没有任何直接的物理意义，这与杨氏模量相反。用于描述肌腱和韧带行为的超弹性材料模型的复杂性模型，可利用单系数 neo Hookean 模型，然而这会导致应力-应变曲线相对呈线性变化；对于更复杂的 Ogden 模型，其可以应用第一、第二或第三阶 (分别具有 2 个、4 个或 6 个系数)。一般来说，具有更多系数的超弹性模型可以更准确地描述高度非线性的应力应变行为，但是拟合此模型系数需要大量的实验测试。

同样，黏弹性材料模型描述的是时间相关的材料行为变化的方程。当肌腱或韧带被长时间加载时，在恒定应变或恒定载荷下，实体组织的微观结构会发生变形并轻微重排。通常，黏弹性模型适用于长时间采集的实验数据，并且这些模型对于建模肌腱和韧带行为特别有用，其可以根据肌肉韧带组织所执行的活动 (例如跳跃和站立)，而在不同的时间尺度上模拟。

二、肌肉骨骼力学的新焦点

力学研究极大的进展不仅仅局限于对组织行为的宏观测量。随着试验检测设备影像技术和计算能力的进步，肌肉骨骼力学也取得新的发展。个性化医疗的应用已经开始改变临床治疗决策。例如，对患者的关节、骨折或步态方式的快速实时力学分析，被用来指导康复或外科治疗。成像工具 (显微镜) 和非创伤性临床成像工具，如超声和磁共振，为评价肌肉骨骼组织系统的力学特性提供了新的方法。

(一)患者特异性治疗考虑

1. 宏观：运动模型

肌肉骨骼模型为深入了解关节以及组织的力学特征提供了一个很好的方法。运动学数据通常经过运动捕捉系统进行数据采集，在患者进行物理运动时，安装一系列的相机跟踪感受器。这种类型的数据可以被用来计算当负荷施加在手或足的时候，近端关节产生的力。

模型是患者特异性的。运动方式在患病后的重新调整是关联病理状态与特定的运动异常很好的措施。这种干预方式的优势在于，可以根据个体的需要进行特异性的治疗。既往经常应用在出现神经障碍，如创伤和卒中的患者；目前，越来越多地应用在非神经损害的患者身上。例如，患者在详细的指导下，明白如何去对自己行走运动的一个或多个方面进行改变，以求运动方式的针对性进步。新的运动锻炼基于运动捕捉系统对患者进行复杂的生物反馈，包括从语言反馈到声音反馈到视觉反馈。

对于慢性关节疼痛和软组织损伤的患者改变步态，可以使患者从步态再训练的活动中获益。据悉，该治疗可以避免异常的运动，防止手术翻修或者由于增加内植物负荷造成的关节成形术的失败。例如可以通过增加躯干的倾斜来降低膝关节的内收运动。从理论上讲，降低膝关节的内收运动可以降低内侧间室应力。这种调整对于骨性关节炎患者有用。类似的，患者跑步时减少髋关节内收 5°，髌骨外侧的压力会降低，减少了髌股关节疼痛。随着运动捕捉和计算机模型越来越广泛的应用以及个性化治疗的普及，可以对患者的运动进行最合理的优化。

2．局部数字模型

在关节和组织层面上进行针对患者的分析越来越普遍。数值模拟方法，主要是计算应力分析方法，如有限元分析，在整个骨科植入物和装置的工程设计中发挥了关键作用。举个最简单的例子，在给定的钢板上何处开孔以及孔的直径多少，以便防止因开孔周围的应力集中而出现早期失败。复杂案例包括设计大小型号合适的臼杯以防止早期磨损。

近来，计算能力的提升以及数字医学影像的普及，使得患者特异性应力分析变得简单。直接从 CT 或者是磁共振的信息完成患者的计算机模型。例如，整合骨密度的信息可以评价不同患者之间椎体骨折的风险。可针对患者调整复杂骨盆截骨术的术前规划以便提高股骨头的覆盖率，减少接触压力以降低骨关节炎的风险。关节骨折术后导致的关节面不平将导致术后创伤性关节炎的发生与加重。这些信息有助于指导以后的治疗决策。

除了有限元分析，关节骨折的 CT 数据对于客观地评价骨折的严重性，以及最初的损伤相关联的风险，并指导治疗决策都可提供有用的信息。

（二）锁定固定及相关概念

锁定固定描述了将具有螺纹孔的板和螺钉相锁定的系统，这些螺纹孔和螺钉允许螺钉在完全推进时锁定到板中。这种结构被机械地比喻为一个“内部”外部固定器，在极端的情况下，可以使固定器本身非常接近骨的骨膜表面。锁定钢板所带来的机械好处是在较低密度的骨质中具有更好的稳定性，并且在钢板孔内螺钉的剪切作用小，从而限制了螺钉拔出的风险。

对机械力学的理解逐渐深入，用锁定板可以获得的刚度远远超过用传统的板和螺钉组合可以获得的刚度。这也促成了利用尸体和骨替代标本以更好地了解锁定螺钉放置在给定的钢板内的机械影响。在允许混合固定的钢板设计中，某些孔可以锁定，而其他孔可以应用皮质骨螺钉固定，使固定结构的力学更加复杂。研究人员正试图填补这一知识空白。

最近关于锁定钢板固定的研究已经开始质疑如此强度固定会阻碍骨生长。一些新的设计和技术，如对近皮质进行超负荷运转，使用部分螺纹螺钉制造远皮质锁定结构，以模拟更为适合的力学锁定系统。

同一术中一块锁定钢板相对于另一块钢板的机械性能尚未确定，其也与钢板设计和手术技术的变化有关。这是相对领域的生物力学建模，在特定患者建模可以提供最佳的力学结构以稳定骨折和优化愈合的潜力。

（三）力学性能的无创评估

我们知道，在不同的疾病，生物组织的力学性质会发生改变，这也是临床触诊的基础所在。当临床医师进行查体时，对组织施加力量，对组织的刚性的评价是主观性的。虽然临床上有效，但对于组织刚性客观量化的评价还是必要的。以可控的方式测量施加的力和组织的位移时，通常情况下，量化测量需要组织离体（切除或外科显露）及形变。少数情况下，可以借助安装应变计于组织内进行原位测量。借助视频或图像，施加在组织表面的形变模式通过与图像分析系统相连，可以测量压力。所有这些均需直接接触并看到组织。

对所要研究的人体部位进行直接物理查体的主要优点是测量环境可控，因此，此种试验方案具有更好的可重复性及可靠性。所有这些测量技术都是有创操作，意味着通常情况下不能在活体上进行。主要的缺点在于组织脱离了正常的生理环境。由于试验性应力模拟体内的情况并不完美，因此，力学数据的价值会打折扣。

理想情况是，物理测量在没有任何改变的情况下进行，因而非侵入性力学测量在该背景下发展形成，弹性成像技术是较为流行的技术之一。该技术是将力学刺激施加在组织上。力的施加方式包括手法触诊、超声波以及外部负荷刺激。在组织承受力学负荷时，采用非侵入性方法，如超声、磁共振或光学相干断层成像术，根据图像中测量的移位及施力数据即可计算力学性质。

（四）微观力学

对力学刺激的反应不仅局限在身体的组织水平，也可以发生在细胞层面，如促进细胞分化，改变膜电位和激活信号分子。细胞原位附着通过复杂的微结构附着在周围的基质中，可以改变负荷传递并能限制细胞本身可能的反应。在软骨组织中，不同层次的软骨区域内分布着胶原纤丝，通过细胞周胶原纤丝，软骨细胞附着在软骨上。宏观组织的力学行为不一定与内部或相邻细胞发生的情况一致。

对微观层面的力学研究需要不同的工具及方法。对肌腱或一片软骨的刚度测量可以在假设组织是统一体的前提下直接测量，而准确的微观力学分析需要组织微观结构的准确信息；因而统一体的假设将不再成立，像细胞密度、胶原纤维排列方向、液体渗透性及电极密度均需纳入评价系统中。随着成像方法和计算机与材料科学技术的进步，可以在微观或单细胞层面组织对特定性力学改变的反应进行研究。

与其他物质类似，细胞膜、细胞骨架纤丝、细胞核与胶原纤维在负荷下会发生形变。对这些组织或细胞成分的力学研究，与传统的技术有本质不同。评价微观力学的方法主要有如下三种：(1) 显微图像的分析，(2) 计算机模型及子模型，(3) 微尺度层面直接的物理检测。基于图像的方法，可以借助显微镜记录细胞或组织成分的位移或形变。显微计算模型应用传统的力学评价技术，如有限元分析；借助显微测量的方法可以直接测量，如纳米压痕、微量移液器及数学模型或原子显微镜。

这些方法使得在单细胞层面进行力学行为测量成为可能。如软骨细胞变性是时间依赖性的：在外力施加之初是快速的变形，继而是在负荷移除后经过长时间恢复到最初的状态。静态负荷会引起蛋白多糖产量降低，而动态压力反之。软骨细胞似乎对压应力更耐受，而高切线压力易于造成损伤。随着对于骨科生物学与力学的逐渐融合，这些显微力学研究将会越来越普及并能在新的机械力学水平解释组织对负荷的反应。

三、生物力学的临床应用

生物力学的发展正通过各种方法转化为骨科的新的临床应用。直接的例子就是通过物理实验中探索到的知识，使我们对临床问题看得更透。还有，理想状态中内植物位置的研究有助于减少手术并发症，或为治疗终末期骨性关节炎而进行关节的负荷卸载。个性化治疗已经在改变着骨科的实践。

（一）骨折治疗的力学实验

多年来，物理实验都为临床医师选择假体类型提供了有力帮助。实验室力学评价应用严格的实验设计去回答特定的问题，但是有时在临床评价方面却缺乏控制。如对给定的内固定，可以精确得知相对其他的内固定材料的刚性特性。然而，对于给定的骨折病人，力学实验却不能预测理想的力学环境。

借助动物的力学实验与非侵入性图像技术的紧密结合，研究者已经取得更多的成功。这些进展有赖于新的客观的测量策略的创新。在对锁定钢板的研究中，应用新的方法在羊的模型中发现特征性的骨痂形成，提示远端皮质骨锁定系统能提高整体的骨痂形成。

（二）最佳置入位置以降低并发症概率

全关节置换假体良好对位是假体长期稳定的关键。精确的定位可确保载荷仅发生在假体耐磨性较高的部位，并确保载荷分布尽可能均匀和低。如果载荷在特定植入物设计的配置之外，容易产生高应力和（或）点负荷。这可能导致种植体松动，因为潜在的骨应力增加或种植体损伤的应力超过种植体材料的屈服应力。通常，更多的约束性假体设计（例如，高度约束的固定旋转轴全踝关节植入物与轻度约束的球窝髋关节植入物）在植入不当位置时更容易受到损伤。

随着患者对微创手术的选择以及假体材料的研发，假体置入过程愈加有挑战性。假体生物型研发集中在使用更复杂的几何结构，以及通过患者特异或性别特异的假体设计来恢复生理运动。更复杂的植入物几何结构要求植入物的轴线与关节的固有解剖结构以特定角度对齐；然而，最小化的手术暴露使外科医生难以（几乎不可能）直接看到准确植入关节假体所需的解剖标志。尽管计算机辅助手术的进步提高了植入的准确性，但这些系统价格昂贵，并未普及。医生只能尽可能地令假体植入满意的安全区域以期得到良好预后。

通过参数化地改变尸体关节内植物假体关节面位置对假体应力的影响，可以对安全区进行物理测试。有限元研究使得研究范围更加广泛，并且计算速度的提高使得基于统计的计算机模拟（例如，Monte Carlo 模拟）能够大规模地模拟内植物的定位效果。尸体和基于模型的研究都表明，小号假体及其旋转偏差会增加接触应力，足以超过聚乙烯的屈服应力。关节置换内植物的安全区受硬件设计、关节加载活动的函数以及患者因素（如肥胖或机械对位）协同影响。在特定的运动（例如，行走）过程中，假体设计的安全区对于其他假体设计类型或其他运动方式（例如，从坐姿站立）不一定是重合的。

先进的轴承表面植入物，特别是金属对金属植入物和陶瓷植入物，依赖于不同部件之间的高度精确匹配，以保持部件之间的微观润滑液层。在金属对金属植入物中，股骨和髋臼部件之间的间隙理想为 100 ~ 200 μm，这比金属和聚乙烯部件之间的间隙要紧得多。

假体排列不当，会导致假体间出现间隙、股骨颈撞击到髋臼杯的边缘、头臼分离等因素，均会破坏润滑层。最近的两项金对金髋关节轴承表面的分析有限元研究显示，植入物设计或运动学改变，会导致臼杯安全区也随之改变。这一发现说明了在确定最佳植入位置时所面临的挑战。

（三）个性化治疗与计划

个性化分析的出现为分析和术前规划提供了革命性的进展。随着快速成形技术的进展，个性化的内植物及关节手术中的导板已经由几大骨科内固定制造商提供。

个性化分析也被应用在术前手术计划。可以对个体及复杂手术提供保守或手术治疗决策。如在矫形术中，足底压力感受器可基于感受器的数值客观评价足 - 地面压力，以个性化的制订降低压力的矫形策略。回顾 Ilizarov 外固定架用于骨骼延长及矫正力线，目前外科大夫可以借助计算机系统指导调整外固定架。

总 结

熟悉生物力学的基本概念与知识，可从多角度、多层面了解生物力学在肌肉骨骼中的重要作用。首先，从解剖组织角度，介绍了硬组织 (骨与关节) 力学和软组织 (肌腱与韧带) 力学。从研究尺度角度，除了硬组织和软组织宏观生物力学外，探讨微观乃至细胞力学生物学的研究现状与前景。从研究方法角度，讲述了传统破坏性实验生物力学、在体非侵入性实验生物力学和计算模拟生物力学在肌肉骨骼问题中的应用。最重要的，随着肌肉骨骼系统生物力学的发展，其在骨科的角色在持续改变。计算机与医学影像技术的提高使得制订个性化决策成为现实，如骨科治疗，内植物设计及患者的康复。最后，对生物力学如何从研究跨入临床，参与骨科临床的治疗、设计、康复等做了评论和展望。

（吴奉梁 赵 然）

参考文献

1. Cole, J.H. and M.C.H. van der Meulen. Whole bone mechanics and bone quality. Clinical orthopaedics and related research, 2011. 469(8):2139-2149.
2. Yang, H., R.E. Embry, and R. P. Main. Effects of loading duration and short rest insertion on cancellous and cortical bone adaptation in the mouse tibia. PloS one, 2017, 12(1): e0169519-e0169519.
3. Wong, B.L. and R. L. Sah. Effect of a focal articular defect on cartilage deformation during patello-femoral articulation. Journal of orthopaedic research : official publication of the Orthopaedic Research Society, 2010, 28(12):1554-1561.
4. Cejas, C.P., Muscle MRI in pediatrics: clinical, pathological and genetic correlation. Pediatric radiology, 2017, 47(6):724-735.
5. Noehren, B., J. Scholz, I. Davis, The effect of real-time gait retraining on hip kinematics, pain and function in subjects with patellofemoral pain syndrome. British journal of sports medicine, 2011, 45(9):691-696.
6. Anderson, D.D., Is elevated contact stress predictive of post-traumatic osteoarthritis for imprecisely reduced tibial plafond fractures? Journal of Orthopaedic research: Official Publication of the Orthopaedic Research Society, 2011, 29(1):33-39.
7. Bottlang, M., Effects of construct stiffness on healing of fractures stabilized with locking plates. The Journal of bone and joint surgery. American volume, 2010, 92 Suppl 2(Suppl 2):12-22.
8. Venkatesh, S.K., Magnetic resonance elastography: beyond liver fibrosis-a case-based pictorial review. Abdominal radiology (New York), 2018, 43(7):1590-1611.
9. Arabnejad, S., High-strength porous biomaterials for bone replacement: A strategy to assess the interplay between cell morphology, mechanical properties, bone ingrowth and manufacturing constraints. Acta biomaterialia, 2016, 30:345-356.
10. Bottlang, M., Far cortical locking can improve healing of fractures stabilized with locking plates. The Journal of bone and joint surgery. American volume, 2010, 92(7):1652-1660.
11. Espinosa, N., Misalignment of total ankle components can induce high joint contact pressures. The Journal of bone and joint surgery. American volume, 2010. 92(5): p. 1179-1187.
12. Elkins, J.M., Edge-loading severity as a function of cup lip radius in metal-on-metal total hips-a finite element analysis. Journal of orthopaedic research: official publication of the Orthopaedic Research Society, 2012, 30(2):169-177.
13. Villatte, G., Use of Patient-Specific Instrumentation (PSI) for glenoid component positioning in shoulder arthroplasty. A systematic review and meta-analysis. PloS one, 2018, 13(8): e0201759-e0201759.

第 6 章
肌肉骨骼系统影像学

引　言

影像学检查的出现和进展极大地推动了医学对骨科疾病的诊断和认知，并深刻影响了骨科疾病的治疗策略和方式。本章节扼要阐述各类影像学技术的进展和不同解剖部位影像学技术的应用特点。

一、影像学检查的特点和优缺点

（一）X 线片（平片）

1895 年 11 月 8 日伦琴发现了 X 线，为开创医学影像技术铺平了道路（中国在经历甲午战争）。自此，人类开启了应用影像学技术观察人体构造的征途。X 线的基本成像原理是通过组织吸收射线后的投影对比显像。数字化图像系统的应用更是提高了医疗效率和图像质量，使得影像可以通过网络或者硬盘在电脑中阅览。

常常有患者担心 X 线片和 CT 的辐射问题。事实上，我们日常就暴露在很多自然界物体的电离辐射之下，比如太阳光。电离辐射的常用度量单位是毫西弗 (millisievert，mSv)。平均每个美国人每年接受来自自然界中 3 mSv 的电离辐射。相比之下，胸部 X 线片的平均辐射剂量只有 0.1 mSv，是不必引起额外担忧的。

优点：经济、快速、实时。

缺点：射线暴露、软组织显影差、放大效应、孕婴影响。

（二）电子计算机断层扫描（CT）

自 1969 年 CT 被设计成功并于 1971 年在医院安装开启临床应用以来，CT 被称为自伦琴发现 X 线以来，放射诊断学上最重要的成就。为此，亨斯菲尔德 (Hounsfield) 和科马克共获 1979 年诺贝尔生理学和医学奖。

CT 除了可以更清晰地显示解剖结构的三维立体构造，还可以进行密度测定。其 X 射线密度单位为 Hounsfield units(HUs) 或 CT 值。水的 HUs 为 0，空气的 Hus 为 -1000。此外，通过调整 CT 影像不同的灰度 (窗口) 可以便于对不同性状组织的观察，如肺窗便于观察肺组织。CT 检查常应用于关节周围骨折、隐匿性骨折和脊柱骨折等。

优点：对比度佳、多维视角、便于测量、精准治疗、清晰的骨组织显像。

缺点：放射暴露大、运动伪影、金属伪影、孕婴禁忌、对体重过重患者有限制。

（三）磁共振成像（MRI）

MRI 的成像基本原理是强磁场下多线圈发射和捕捉高频信号。目前临床应用的 MRI 都是显示氢质子成像，因此不存在电离辐射的问题。

传统 MRI 由于检查时间较长且患者位于密闭的空间，因此有幽闭恐惧症的患者需要麻醉后才能配合检查。开放性的 MRI 设备适用于某些大关节 (如膝关节)，且对解剖细节要求并不苛刻的成像要求患者，尤其适于有幽闭恐惧症的患者的适宜部位检查。

行 MRI 检查的风险包括：可能造成体内电子设备 (起搏器、各类泵) 的失效、体内 (眼、脑) 金属内植物的移位、内植物的不良反应、患者带入检查设备的金属造成的危害。

CT 和 MRI 可通过造影检查更好地观察病变组织解剖结构特点。碘造影剂是常用造影剂，但少数人对其过敏。轧造影剂的过敏人群更少，但是轧造影剂可以造成不可逆的肾损害，不适合应用于透析患者和肾小球滤过率低于 30 ml/(min × 1.73 m^2) 的患者。

优点：软组织显像佳、多维视角、对隐匿骨折敏感性高、造影安全、无放射性。

缺点：金属伪影干扰、耗时、幼儿需镇静、高频磁场的长远影响未知。

（四）超声

超声影像利用不同组织对超声回波的不同反应来显示组织的形态特点。超声多普勒技术可以观察管腔内液体的流速和方向。

优点：无辐射、适合孕婴、费用低、可用于异物定位、介入的定位治疗、动态影像。

缺点：依赖操作者的经验、骨内显像差、关节内显像差。

（五）核医学/正电子成像技术

常规骨显像是指静脉注射骨显像剂后2～3小时全身或局部的静态骨显像，此时未进入骨组织的显像剂大多已从肾排泄、血液内放射性作为本底已明显降低，骨骼显像清晰。由于骨显像剂在正常人全身骨骼中分布不均匀，故采用比较左、右两侧对称部位放射性的方法来鉴别病变部位和正常骨组织。

动态骨显像也称为三时相的骨显像技术，是在静脉注射骨显像剂后于不同时间进行多次显像，分别采集血流、血池及延迟(静态)骨显像的资料。造影剂注射后立即以2秒一帧的速度连续采集一分钟，获得病变部位及其对称部位的动脉灌注系列影像，此时可见大动脉及二级动脉陆续显像，随即逐渐显示软组织轮廓。骨骼部位连同邻近软组织内放射性异常增高提示骨骼局部动脉灌注增强，是恶性骨肿瘤的常见表现。在注射后2～4分钟期间以每分一帧的速度采集的影像为第二相，即血池相，它反映了软组织内的血运。局部放射性增高可由于局部血管增生扩张造成，也可能是由于静脉回流障碍所致。骨骼显像的第三相即延迟相，在静脉注射后2～4小时采集，反映显像剂在骨骼内的沉积情况，因此称为延迟骨显像或静态骨显像。

PET-CT可用于晚期肿瘤的扩散情况或不明肿瘤的原发灶定位，是骨转移患者的重要评估检查。文献报道显示有10%骨转移患者就诊时，肿瘤原发部位不明。PET/CT能检出常规影像学检查未能发现的35%～57%的原发病变，且近50%的脊柱转移瘤患者在经过PET/CT检查后，治疗策略发生了改变。

优点：代谢活性显像，可用于诊断骨髓炎、转移瘤、隐匿性骨折。

缺点：空间分辨率低、不适于低骨代谢患者、一定的假阳性率、哺乳期女性禁忌。

（六）各类造影技术

基于 X 线、CT 和 MRI 的造影术可以进一步清晰地显示病变部位的解剖结构，利于疾病的诊断和治疗。此外，血管成像技术，如 CTA 等可以观察血管的走行或发现血管解剖变异，提高了手术的安全性和效率。

二、放射防护

X 线片、CT 和骨扫描成像依赖于电离辐射，这些离子沉积于内脏和组织中有可能损害 DNA 结构，电离辐射的科学计量单位为 millisievert(mSv，毫西弗)。事实上电离辐射就在我们身边，自然界中的阳光、宇宙射线和某些矿物质就存在电离辐射，因此没有必要为此过度紧张。

因为婴幼儿的细胞代谢能力较强，应加强对其进行放射保护。CT 的辐射剂量最大，一般达到 5 ~ 15 mSv，X 线片在 0.1 ~ 2.0 mSv 不等。因此，在有其他可替代检查时，应慎用 CT 检查。一些示踪剂 (如碘 131) 通常有几天的半衰期，并可以在受检者体液和乳汁中检出。细胞代谢旺盛的部位应作为重点关注对象：骨髓、乳腺、胃肠道黏膜、性腺和淋巴组织。

应遵循放射防护的几个基本原则：应用铅围裙保护重要脏器、对孕婴患者遵循最低剂量原则 (as low as reasonably achievable，ALARA)、注意保持和放射源的距离、重视医务人员放射剂量监测。

三、特殊部位的影像学检查

（一）肩关节

1．骨折

Bankart 损伤是肩关节盂唇前下方在前下盂肱韧带复合体附着处的撕脱性损伤，可应用西点位投影 X 线检查诊断。

Hill-Sachs 损伤指肱骨头压缩性骨折，当肩关节前脱位时，关节盂前缘撞击导致肱骨头后外侧压缩骨折，可应用史塞克切迹位投影 X 线检查诊断。

肩关节骨组织结构繁复，应重视 CT 检查的应用。

2．关节炎

常规行前后位和负重位 X 线片明确诊断，CT 及 MR 用于手术评估。

3．肩袖损伤和稳定性

MR 评估软组织异常，超声动态评估，CT 了解关节盂骨缺损情况。

常用 Goutallier 分级评价肩袖损伤的程度。

4．神经卡压症

最常见受卡压的是肩胛上神经。腱鞘囊肿于肩胛上切迹对该神经的压迫可引起冈上肌群及冈下肌群力量减弱，而囊肿于冈盂切迹处对该神经压迫仅引起冈下肌力弱。通常行肩关节 MR 造影检查进行病情评估。

（二）肘关节

1．骨折

通常行前后位和侧位 X 线片进行诊断，斜位 X 线片更有利于观察桡骨小头骨折。CT 常用于诊断肱骨远端骨折和桡骨小头骨折。

船帆征 (sail sign) 指由于肘关节囊内出血使关节滑膜、脂肪垫被推移，在侧位片上出现“船帆”状征象，或是“八”字征象，提示隐匿性骨折。

2．关节炎

应用 CT 评估肘关节僵硬时的关节游离体和增生骨赘。MRI 适于评估软组织情况。

3．不稳定和肌腱病

MRI 可以有效地评估肌腱损伤、肱骨内或外上髁炎。由于肘关节肌腱和韧带组织较为表浅，超声检查对少棒肘和网球肘的诊断也有较好的价值。

少棒肘 (Little League elbow) 这种损伤的名称是从棒球运动上得

到的，那些需要用手臂进行有力运动的任何运动都会引起这种损伤，如排球和网球。该损伤会伤害肘部生长板（儿童的骨骼生长区域）。首先是胳膊肘的骨端有疼痛，然后是不适和压痛。

网球肘 (tennis elbow) 是连接肘部的腕关节肌腱的过度损伤（肱骨外上髁）。这在球拍类运动或是其他需要一直将手紧握着的运动中是很常见的。当运动员用受到损伤的部位去紧握物体时会感觉到疼痛。

4．神经卡压

对肘管综合征患者，可应用 MRI 评价尺神经形态及致病原因，如肌肉发育异常、骨赘、囊肿或其他肘管内占位病变。

（三）腕关节

1．骨折

一般行前后位、侧位及斜位 X 线片。对易漏诊的骨折，如舟骨骨折，拍摄舟骨位 X 线片，CT、MRI、骨扫描可提高阳性发现率。CT 还常用于评价粉碎性桡骨远端骨折的关节面情况。

2．不稳定

在评价舟月韧带、月三角韧带和三角纤维软骨复合体损伤方面，CT 造影和 3.0T MRI 检查较 1.5T MRI 检查有更高的敏感性。1.5T MRI 诊断三角韧带复合体损伤的敏感性为 27% ~ 100%，特异性为 90% ~ 100%。

3．关节炎

评价腕关节软骨的整体情况仍是临床的难点，即便是应用 MRI 和 CT 造影。但 MRI 检查对诊断风湿性关节炎的软骨损害较为敏感。

4．肌腱病和神经卡压

MRI 可以清晰显示腱鞘的厚度、液性成分、瘢痕，肌腱的形态和信号异常，对桡骨茎突狭窄性腱鞘炎 (de Quervain tenosynovitis)、感染（如结核）和炎症性疾病（风湿性关节炎）有较好的诊断价值。MRI 还可以清晰地显示腕管内正中神经和 Guyon 管内的尺神经。超声检查可以动态地判断腕部浅表组织的结构。

5．肿瘤

MRI 和超声检查对腕部肿物的诊断意义较大，对质软的肿物如囊肿、血肿、脓肿、血管瘤、脂肪瘤等可以做出较为准确的诊断。对质韧的肿物如腱鞘巨细胞瘤和神经鞘瘤等病变，虽然难以做出定性诊断，但可以提供更多的病变特征进行鉴别诊断。

（四）髋关节

1. 骨折

前后位和侧位 X 线片最常用于诊断髋关节周围骨折。对隐匿性骨折，如 Garden Ⅰ型股骨颈骨折，CT 及 MRI 的诊断敏感性更高。

2. 股骨头坏死

完善平片检查后，推荐对可疑的股骨头坏死患者进行 MRI 检查。特征性的表现如“双线征”(double-line sign)，是指在股骨头缺血坏死病变的 T_2 像中，骨髓腔内包围骨坏死灶的低信号带内侧出现平行排列的高信号带，形似“双线”。高信号带为肉芽组织，低信号带为硬化骨。非特异的水肿信号也是常见征象。

3. 先天性髋关节发育不良

婴幼儿的先天性髋关节发育不良可通过超声检查进行筛查。对成人患者，平片可以用于评价患者的髋臼的深度、倾角、中心边缘角、分型和股骨头形态。

4. 关节炎

平片可见的表现有关节间隙狭窄、骨赘、软骨下囊肿、软骨下硬化和股骨头塌陷等。MRI 可显示出关节积液、弥漫性骨髓水肿、扁平股骨头和软骨下囊性变等。

5. 髋臼撞击综合征和髋臼唇损伤

股骨头与髋臼发育不匹配可造成股骨头与髋臼的反复撞击从而引起一系列临床表现称为髋臼撞击综合征。该症可造成年轻患者的髋关节骨关节炎。有研究显示，33% 的患者 X 线片的股骨头前上部位可见纤维囊性变。MRI 和增强 MR 对评估病情的细节有较大价值。

6. 感染

负压关节腔穿刺术仍是诊断感染性髋关节疾病的金标准。超声检查和 CT 都不能除外髋关节感染的诊断。

7. 肌肉及肌腱

评价髋关节周围的肌腱病（臀中肌、臀小肌、髋内收肌等）、滑囊炎、腱膜撕裂、疲劳骨折等通常应用 MRI 检查，偶可用超声检查。

（五）膝关节

1．骨折

前后位及侧位 X 线片可诊断多数膝关节周围骨折。CT 用于评估胫骨平台及股骨远端骨折的骨折形态和关节面情况。MRI 用于评估半月板及韧带损伤。

2．关节炎

生理负重站立位的 X 线片对判断膝关节骨关节炎十分重要，髌骨位 X 线片可以观察髌股关节面情况。MRI 可显示软骨病损情况，特殊序列 MRI 可以帮助较早发现软骨的退变。

3．韧带与半月板损伤

MRI 是诊断膝关节半月板及韧带损伤的经典检查方式。MRI 诊断前交叉韧带损伤的敏感度与特异度分别为 85% 和 94%；MRI 诊断半月板损伤的敏感度与特异度分别为 96% 和 97%。应当注意的是，MRI 在判断后交叉韧带损伤的准确性方面不如临床体格检查。

（六）踝及足

1．骨折

常用的 X 线片角度有：踝关节——前后位、踝穴位和侧位；足——前后位、斜位、侧位。负重位 X 线片可帮助判断足的先天畸形和评价 Lisfranc 损伤严重程度。

隐匿性骨折好发于距骨顶部、胫骨远端（如 Tillaux 骨折）、内踝和外踝、第五跖骨基底、跟骨前突等部位。Tillaux 骨折即下胫腓前韧带在胫骨的起点处发生的撕脱骨折。Tillaux-Chaput 骨折为同样损伤机制导致的胫骨后外侧的撕脱骨折。此名来自于两位法国外科医生 Chaput(1857—1919) 和 Tillaux(1834—1904)。

2．不稳定

关节造影术诊断下胫腓损伤的敏感性为 45% ~ 62%，而增强 MRI 的敏感性为 91% ~ 95%。

3．撞击综合征

MRI、增强 MRI、CT、超声均有不同价值。

4．腱鞘炎

MRI 为首选检查，肌腱的信号异常、腱鞘内液体积聚和激发的邻近骨组织水肿信号都是肌腱末端病和腱鞘炎的征象。超声检查也可检出肌腱移位、撕裂或异常撞击。

5．感染、肿瘤、神经卡压

对可疑骨髓炎的患者行 X 线检查可能发现骨膜反应、病变区骨破坏、皮质骨缺损、软组织水肿或软组织内气体影。动态骨显像可以有效地鉴别有近期骨折史、手术史或长期应用假肢的患者。

MRI 和超声还可用于诊断足部肿物。MRI 可以较为特异性地诊断诸如囊肿、足底纤维瘤、莫顿神经瘤和脂肪瘤。但 MRI 对于复发性的莫顿神经瘤，难以将其与正常的瘢痕组织鉴别。

总 结

影像学进展极大地促进了肌肉骨骼疾病的诊治、分型和疗效评价。临床医师需针对患者疾患部位和特点个性化地选择最佳的影像检查手段。

（李 彦）

参考文献

1. Ma CB, Steinbach LS. Musculoskeletal imaging, in Lieberman JA: AAOS Comprehensive Orthopaedic Review. Rosemont, IL, American Academy of Orthopaedic Surgeons, 2008:137-142.
2. Nanni C, Rubello D, Castellucci P, et al. Role of 18F-FDG PET/CT imaging for the detection of an unknow primary tumour: preliminary results in 21 patients. Eur J Nucl Med Mol Imaging, 2005, 32(5):589-92.
3. Pelosi E, Pennone M, Deandreis D, et al. Role of whole body positron emission tomography/computed tomography scan with 18F-fluorodeoxyglucose in patients with biopsy proven tumor metastases from unknown primary site.Q J Nucl Med Mol Imaging, 2006, 50(1):15-22.
4. Goutallier D, Postel JM, Bernageau J, et al. Fatty muscle degeneration in cuff ruptures: Pre-and postoperative evaluation by CT scan. Clin Orthop Relat Res, 1994,

304:78-83.

5. Kijowski R, De Smet AA. Magnetic resonance imaging findings in patients with medial epicondylitis. Skeletal Radiol, 2005, 34(4):196-202.
6. Chhabra A, Soldatos T, Thawait GK, et al. Current perspectives on the advantages of 3-T MR imaging of the wrist. Radiographics, 2012, 32(3):879-896.
7. Haims AH, Schweitzer ME, Morrison WB, et al. Internal derangement of the wrist: Indirect MR arthrography versus unenhanced MR imaging. Radiology, 2003, 227(3):701-707.
8. BeltranJ, HermanLJ, BurkJM, etal. Femoralheadavascular necrosis: MR imaging with clinical-pathologic and radionuclide correlation. Radiology, 1988, 166(1):215-220.
9. Leunig M, Beck M, Kalhor M, et al. Fibrocystic changes at anterosuperior femoral neck: Prevalence in hips with femoroacetabular impingement. Radiology, 2005, 236(1):237-246.
10. Magee T, Williams D. 3.0-T MRI of meniscal tears. AJR Am J Roentgenol, 2006, 187(2):371-375.
11. Kim S, Huh YM, Song HT, et al. Chronic tibiofibularsyndesmosis injury of ankle: Evaluation with contrast enhanced fat-suppressed 3D fast spoiled gradient recalled acquisition in the steady state MR imaging. Radiology, 2007, 242(1):225-235.

第三部分

骨科生理及病理

第 7 章
骨与钙的代谢

引　言

骨骼为高度特化的结缔组织，并具有高度的生物活性。骨骼系统的作用包括：①提供支撑框架；②保护重要器官；③提供韧带及肌肉止点；④储存矿物质：钙、磷、钠等；⑤为造血及淋巴系统提供空间。骨骼系统由两种不同类型结构组成：皮质骨负责提供强度，应对张力及剪切力；松质骨具有更大的表面积，主要承担代谢及生理功能。

一、骨的成分

骨骼的成分包括有机基质以及无机矿物质。

有机基质包括 1 型胶原及非胶原蛋白，其中非胶原蛋白包括骨桥蛋白、骨钙素、纤维连接蛋白、血小板反应素、骨唾液蛋白、生长激素以及细胞因子。

无机质的主要成为为羟基磷灰石结晶，其化学结构式为 $Ca_{10}(PO_4)_6(OH)_2$，其重量占骨骼干重的 65%～70%，主要承担骨骼的机械功能，并且是钙和磷的主要储存部位。

二、骨及钙代谢的细胞调节

（一）骨祖细胞

骨祖细胞 (osteoprogenitor) 为间充质干细胞，在几乎所有骨骼表面都可发现。当 RUNX2/CBFA1 转录因子网、Wnt/β-catenin 信号通路激活时，骨祖细胞可分化为成骨细胞。

（二）成骨细胞

成骨细胞 (osteoblast) 主要功能为合成、转运并排布基质蛋白，启动矿化过程。成骨细胞表面含有多种受体，可与激素结合以调节甲状旁腺激素、雌激素、维生素 D 及瘦素等，并可与细胞因子、生长因子以及细胞外基质蛋白相结合。同时也分泌因子调节破骨细胞的功能及分化。被新生成的有机基质包绕的成骨细胞分化为骨细胞，附着于骨骼表面的成骨细胞变扁，并处于静息状态，成为骨内膜细胞。

（三）骨细胞

骨细胞 (osteocytes) 之间通过骨小管相互交联，协助调节微环境中的钙磷水平，感知并将机械力转化为生物学活性(称为动力传导)。

（四）破骨细胞

破骨细胞 (osteoclasts) 与单核细胞及巨噬细胞同源，参与骨的吸收并参与调节破骨细胞分化以及成熟的细胞因子，包括：①巨噬细胞集落刺激因子 (M-CSF)；②白介素 -1(IL-1)；③肿瘤坏死因子 (TNF)。成熟的多核破骨细胞(6 ~ 12 核)由单核的前体融合而成，生存周期短，约为 2 周。破骨细胞信号通路包括三种因子：①破骨细胞前体表达的 RANK 因子；②成骨细胞及骨髓基质细胞表达的 RANKL 因子；③成骨细胞分泌的骨保护素 (Osteoprotegerin, OPG) 可与 RANKL 结合，加速 RANKL 与 RANK 间的相互作用。当 RANK 被 RANKL 激活时，RANK 信号通路激活 NF-κB 的转录，对于破骨细胞的分化以及生存至关重要。第二重要的通路包括成骨细胞生成的 M-CSF 及破骨细胞前体生成的 M-CSF 受体，M-CSF 与受体结合后激活酪氨酸激酶，对于破骨细胞的分化同样至关重要。另外值得关注的通路还有 Wnt/β-catenin 通路。骨髓基质细胞生成的 Wnt 蛋白与成骨细胞上的低密度脂蛋白受体相关蛋白 5(LRP5) 及 LRP6 受体结合，随后激活 β- 连环蛋白以及 OPG 的生成。破骨细胞与异体巨细胞有许多共同点，如均起源于单核 - 巨噬细胞系，均对 TNF、白介素 -1 等炎性因子产生应答。通过联结蛋白附着于骨骼表面，并形成潜在的吸收池，紧贴骨骼表面的细胞膜形成无数折叠。破骨细胞通过质子泵系统在局部形成酸性环境移除骨骼中的矿物质，并通过分泌蛋白酶分解有机成分。

三、骨与钙的激素调节

上述细胞活动均与激素调节密切相关，甲状旁腺激素、维生素 D 以及降钙素为影响骨骼中矿物稳态的主要激素，甲状腺素、胰岛素、胰岛素样生长因子、生长激素以及前列腺素同样起着重要作用，FGF-23(成纤维细胞生长因子) 被认为与骨骼矿化、某些低磷血症情况有关。

（一）甲状旁腺激素

甲状旁腺对细胞外液低钙情况产生应答，分泌甲状旁腺激素，促进肾小管细胞中钙的重吸收，并抑制磷的重吸收，甲状旁腺激素通过将维生素 D 转化为具有活性的代谢产物 1, 25-OH，以促进钙在胃肠道中的重吸收。甲状旁腺激素亦可直接刺激成骨细胞，并通过成骨细胞间接刺激破骨细胞。甲状旁腺激素对于骨骼系统的作用是双相且复杂的，但总体来讲，甲状旁腺激素促进骨的重吸收。甲状旁腺激素持续分泌时，会使血钙水平升高，全段甲状旁腺激素检查是对于体内甲状旁腺激素水平评估的较为准确的手段。

（二）维生素 D

维生素 D 可在饮食中摄取，或者通过紫外线的作用在皮肤内合成。维生素 D 在肝中转化为 25- 羟基维生素 D，然后在肾中转化为 1, 25- 羟基维生素 D(活性形式)。维生素 D 刺激胃肠道及肾中钙结合蛋白的合成，从而促进钙的重吸收，并促进胃肠道中磷的重吸收以及骨骼的矿化。维生素 D 的作用不仅限于骨骼系统，同时还与免疫、肌肉功能以及某些肿瘤的发病有关。对于维生素 D 水平的实验室检查主要通过检查血清中 25- 羟基维生素 D 水平。

（三）成纤维细胞生长因子 -23

成纤维细胞生长因子 -23(fibroblast growth factor-23，FGF-23) 在骨骼系统中的生理作用最初通过人类遗传学以及获得性佝偻病，如常染色体显性低磷性佝偻病、瘤源性软骨病及 X 连锁低磷性佝偻病的研究发现的。在上述疾病中，钙结合蛋白水平升高，肾小管磷重吸收增加，低磷血症，1, 25- 二羟基维生素 D 水平降低，骨骼矿化受限 (佝偻病或软骨病)。近期，FGF-23 在病程中起的作用也被人们发现，FGF-23 在体内及体外均可抑制甲状旁腺激素的分泌。

四、骨骼质量

骨骼的最佳状态是由骨骼的数量与密度共同决定的。

骨骼吸收与形成密切相关，在骨骼的生长、发育以及骨骼的微小损伤的修复过程中起着重要作用。在人生的前 20 年中，骨骼形成为最主要的过程，在 20 ~ 30 岁时骨量达到最大。40 ~ 50 岁以后，骨骼的吸收占主导作用，骨量持续下降。女性绝经后，由于失去雌激素中合成代谢的调控，骨量急剧下降。除激素水平外，维生素 D 及 LRP5/6 受体种类、营养、体力活动、年龄也对骨骼质量产生影响。

骨骼质量是衡量骨骼健康水平的独立因素。骨骼矿化不全 (最常见于维生素 D 缺乏) 为临床上最常见的骨骼质量问题。在长期应用抑制骨骼重吸收治疗的患者中，尽管患者的骨骼数量与密度均正常，但是骨骼微损伤无法修复导致微小损伤聚积。

五、骨量减少与骨质疏松症

骨密度 (bone mineral density，BMD) 降低在老年人中十分常见，且由于人均寿命的延长，此问题在公共卫生领域日益凸显。例如在美国，50 岁以上的女性中，髋关节骨折或者椎体骨折的概率分别为 17.5% 以及 15.6%。根据 WHO 指南，与青年人平均水平相比，低于 2.5 倍标准差以上称为骨质疏松，在 1 ~ 2.5 倍标准差之间，称为骨量减少。

（一）骨密度减低的危险因素

多种因素与骨质疏松的形成有关，其中钙摄入多、活动量大、早发月经初潮以及迟发绝经与高骨密度相关。而吸烟、骨质疏松家族史、白种人、低体重、糖皮质激素的摄入则与骨密度减低相关。多次生产、哺乳、摄入咖啡因与酒精也被认为是骨量减少的危险因素，但尚缺乏证据支持。

（二）筛查与检测方法

对于老年人骨量减少以及骨质疏松的筛查可有效避免发生严重并发症的潜在风险 (比如骨折)。对于一般老年人一般采取双能 X 线吸收仪 (dual energy X-ray absorptiometry，DEXA)，每 2 年检查一次，对于改变治疗方式的老年人，每年复查。对于骨量正常或仅有轻度骨量减少的患者 (T 值大于 -1.5)，可延长复查间隔。

（三）骨密度检查的指征

对于 65 岁以上的老年女性以及 70 岁以上的老年男性，无论是否存在危险因素，应常规检查。对于更年轻的已绝经女性，以及 50 ~ 69 岁之间男性，根据临床危险因素决定是否行骨密度检查。

有与骨折直接相关的危险因素者，应行骨密度筛查，其危险因素包括：①低体重；②既往轻微暴力骨折病史；③ 50 岁后有骨折病史者；④有相关疾病 (如类风湿关节炎) 者；⑤服用可导致骨量减少相关药物 (如服用糖皮质激素，泼尼松或等效剂量每日 ≥ 5 mg，3 个月以上) 者；⑥正在接受或准备接受抗骨质疏松治疗患者。

DEXA 为应用最广泛的检查手段，亦为金标准。一般检查部位为髋部、腰椎以及前臂。除 DEXA 外，文献中还报道了通过 CT 以及超声检查，有效性尚待证实。

（四）骨折风险评估

骨密度是筛查骨质疏松症以及预测骨折风险的有效指标。其中 DEXA 检查的特异性高，但敏感度较低，除 DEXA 检查骨密度外，尚有其他预测骨折风险的独立因素。

低暴力骨折病史为强预测指标，既往椎体骨折的患者，1 年内再次出现椎体骨折的概率为 19.2%。其他独立危险因素包括：①低体重；②应用糖皮质激素；③父母曾有髋部骨折病史；④吸烟；⑤酗酒；⑥类风湿关节炎。

WHO 开发出一款线上工具，用于计算个体 10 年内发生骨质疏松骨折的概率，名为 FRAX，可综合相关因素计算个体在 10 年内骨质疏松相关骨折的发生率。若 10 年内髋部骨折发生率大于 3%，或者发生骨质疏松的概率大于 20%，应接受抗骨质疏松治疗。

美国国家骨质疏松基金会预测美国有 1000 万人患有骨质疏松，3400 万人暴露于危险因素。骨折风险最高的为骨量减少的患者，因为人群基数更多，而且相对更少的人接受抗骨质疏松治疗。

（五）骨质疏松以及骨量减少的治疗

治疗的首要目标为避免脆性骨折以及其他潜在的严重并发症。骨质疏松影响全身骨骼系统，抗骨质疏松治疗影响全身骨骼系统，包括对于脊柱以及关节退行性疾病亦有影响，其中骨科医生在抗骨质疏松治疗中起着重要作用。一项随机对照研究表明，骨科医师主导的抗骨质疏松治疗中，58% 的患者可按照治疗计划接受治疗，而在以全科医师为主导的治疗中，这一数字仅为 29%。

1．非药物干预

多种因素影响，抗骨质疏松的治疗应包括多方面干预。

饮食方面，每日应摄入钙 1000 ~ 1200 mg，维生素 D 600 ~ 800 IU。高纤维、高钠饮食会影响钙的吸收，应进行相应调整。镁、硼、维生素 C 及维生素 K 对于骨骼健康亦十分重要，但不推荐日常补充。对于老年患者，钙以及维生素 D 的生理需要量受饮食、紫外线暴露水平、药物以及吸收水平等多种因素影响，需根据血清中钙离子、25- 羟基维生素 D 以及甲状旁腺激素水平加以调节。

锻炼对于峰值骨量的累积十分重要，建议每周运动 2 ~ 3 次，包括负重动作以及对抗性运动，但须注意保护。

2．药物干预

药物干预的指征包括：①髋关节骨折或椎体骨折患者（临床或

影像学）；② T 值 -1.5 以下，并排除继发因素；③ 10 年预测发生髋关节骨折概率大于 3% 或发生骨质疏松症概率大于 20%。

抗骨质疏松药物主要分为两大类，抗重吸收药物及促合成药物，抗重吸收药物为初始治疗的首选药物。常见的抗重吸收药物包括：

双膦酸盐类药物，口服剂型有阿仑膦酸盐、利塞膦酸盐、伊班磷酸盐；静脉剂型为唑来膦酸。阿仑膦酸可将椎体及髋部骨折概率降低 45%，利塞膦酸分别将椎体以及髋部骨折概率降低 70% 及 41%，唑来膦酸可将所有骨折概率降低 35%，并降低 70% 的椎体骨折发生率；唑来膦酸静脉应用，可避免胃肠道刺激。但应用双膦酸盐可导致特发性骨折，与双膦酸盐的长半衰期以及在长骨内的蓄积有关。

雌激素以及雌激素类制剂在女性中可预防骨的流失。在选择性雌激素受体调节因子中，仅雷洛昔芬被 FDA 批准用于临床治疗骨质疏松，可将骨密度提高 2% ~ 3%，并将骨转化标志物降低 30% ~ 40%。雌激素可提高骨量并降低骨折风险，但由于会提高乳腺癌以及子宫内膜癌的发生率，目前临床很少使用。

地诺单抗为作用于 RANKL 的人单细胞克隆抗体，可阻止 RANKL 与受体 (RANK) 在破骨细胞及其前体细胞的结合，可逆地抑制破骨细胞介导的骨吸收。地诺单抗可将椎体骨折以及髋关节骨折的风险降低 68% 以及 40%。但长期应用仍有特发性骨折以及下颌骨坏死的风险。

鲑鱼降钙素被 FDA 批准用于绝经 5 年以上的女性患者，通过直接作用于破骨细胞，抑制骨骼吸收，提高骨量及强度，相比其他抗吸收药物，主要作用于最活跃的破骨细胞，并不减少破骨细胞的数量，且对于破骨细胞的作用可逆，与其他抗吸收药物相比，对于骨骼重塑无明显干预。最常用于椎体骨折，因为不影响骨折愈合，并且有止痛作用。

特立帕肽可促进合成甲状旁腺激素 1-34，为促合成药物，用于一线药物治疗失败或有活动性骨折的情况。特立帕肽为甲状旁腺激素的活性片段，甲状旁腺激素 1-34 以及甲状旁腺激素 1-18 均可刺激成骨细胞，促进骨骼合成，长期应用也会刺激破骨细胞的生成，但是成骨作用仍占主导。特立帕肽可使骨量每 2 年增加 13%，使椎体骨折概率降低 65%，同时可逆转长期应用双膦酸盐治疗所产生的下颌骨坏死、股骨皮质疲劳骨折的风险。但其有潜在诱发骨肉瘤的风险，动物实验中，仅在人体治疗剂量的 30 ~ 40 倍时出现。临床上常在应用抗吸收药物 1 ~ 2 年后改用特立帕肽治疗以预防副作用的出现。

雷奈酸锶用于绝经后骨质疏松患者，同时激活成骨以及破骨，可作用于钙受体，也可直接作用于成骨细胞以及破骨细胞，进而影响 OPG/RANKL 系统，尚未被 FDA 批准用于骨质疏松的治疗。

对于患者的随访监测非常重要，可有效预防并发症的发生，药物治疗需同时监测实验室检查与骨密度检查。推荐每 2 年 DEXA 法检查骨密度，要求部位以及仪器保持一致。血清钙以及维生素 D 水平应常规检查，甲状旁腺激素检查有助于调整药量。骨特异碱性磷酸酶、骨钙素以及 I 型胶原 N 末端肽为成骨细胞水平的标志物，在应用合成治疗时应升高。尿中 N 末端肽以及血清 C 末端肽为骨骼吸收过程的标志物，在接受抗吸收治疗时应降低

六、软骨病及佝偻病

维生素 D 缺乏表现多样，成人中称为软骨病，在儿童称为佝偻病。维生素 D 缺乏及维生素 D 不足在临床上应引起重视，在 70% 骨科创伤的患者中存在维生素 D 水平的降低。维生素 D 血清中低于 12.5 ng/ml 为维生素 D 缺乏。

维生素 D 缺乏在儿童中表现为佝偻病，主要表现为生长板的骨骼无法矿化，产生特异性改变，营养不良以及日晒过少为最主要的原因。1 型佝偻病主要由于维生素 D 缺乏或代谢异常导致的活性维生素 D 减少所致，而 2 型佝偻病主要与肾小管异常所致的磷重吸收障碍有关。其临床表现与维生素 D 的缺乏程度、发病时间有关。佝偻病在生长发育最迅速的时候表现最严重。

骨骼矿化受限所致骨骼畸形在新生儿中最为常见。会爬行的婴儿主要出现前臂畸形，已会行走的儿童主要出现膝内翻畸形。其他表现包括生长发育滞后，腕、膝以及踝水肿，前囟突出；肋骨外翻；出牙推迟、牙釉质发育不全。除此之外，会出现肌张力降低。

在成人中，维生素 D 缺乏主要表现为骨骼矿化障碍，导致软骨病。继发性甲状旁腺功能亢进导致骨质吸收，并加速骨质疏松，脆性骨折风险增加。成人中维生素 D 缺乏除非症状严重，表现通常不明显。除维生素 D 缺乏，肾功能不全以及瘤源性软骨病主要与 FGF-23 过度生成有关。

佝偻病在影像学上主要表现为骨骺增宽，长骨骨骺硬化毛糙，以腕关节最常见。软骨病多在影像学上无明显表现。手 X 线检查可见甲状旁腺功能亢进导致的皮质下破坏。由于透亮度增加，皮质骨在 X 线片上变薄，软骨病在影像学上的典型表现为假骨折，表现为狭窄的透亮带，由未矿化的骨骼组成，沿垂直于皮质的方向分布。影像学可见密度减低，同时可见骨小梁毛糙，椎体上可有不规则磨玻璃样改变。脊柱侧位 X 线片可见椎体内条带样硬化，同时可见近终板处松质骨压缩，可见硬化与疏松交替出现。这些临床表现继发于甲状旁腺功能亢进，并非软骨病的特异性表现。若行骨密度检查，将发现骨密度减低。

佝偻病主要通过典型的临床表现以及影像学表现诊断，血清中维生素 D 水平可帮助确诊，通常实验室检查可发现骨特异性碱性磷酸酶升高，并且伴继发性甲状旁腺功能亢进。血磷水平可排除低磷血症。骨活检及组织形态学检查可见骨基质矿化严重不足，是最为可靠的检查手段，但临床上较少使用。

佝偻病以及软骨病的治疗方式为补充维生素 D，临床上推荐补充维生素 D_3，更易吸收。补充量不固定，主要目的为将 25- 羟基维生素 D 水平提高到 20 ~ 50 ng/ml。同时补充钙剂有助于缓解症状，并加速恢复，尤其对于老年人以及低钙摄入的人群。对于存在低磷血症的患者，同时应补充磷制剂。除非骨骼重度畸形，极少需要手术干预。

七、Paget 病

Paget 病又称为畸形性骨炎，主要特征为异常活跃的骨骼重塑，导致局部骨质过度增生但是机械强度降低。Paget 病可累及全身所有骨骼，但好发于颅骨、脊柱、骨盆以及下肢长骨。Paget 病为仅次于软骨病、第二常见的代谢性骨病，主要累及 55 岁以上人群，在美国，发病率为 1% ~ 2%，老年及男性人群好发。Paget 不累及儿童，青少年 Paget 病 (低磷血症) 与成人 Paget 病有着不同的发病机制。

现在研究认为，Paget 病的发生主要由环境以及遗传因素共同导致。环境因素主要认为是由于病毒感染，仍需进一步研究。遗传因素多样，*SQSTM1* 基因突变为最强相关因素，但具体发病机制仍需研究。人们认为基因突变导致成骨细胞以及破骨细胞异常活跃，骨骼塑形速度为正常个体的 6 ~ 7 倍，尽管骨骼塑形增加，但是会导致板层骨结构异常，从而机械强度减弱。

多数 Paget 病患者无临床表现，通常为查 ALP 或者影像学检查偶然发现。典型的组织学表现为破骨细胞数量增多，可见新生骨质，骨小梁排列紊乱，表现为典型的马赛克样改变。正常的骨髓或髓内脂肪组织同样被疏松的、高度血管化的结缔组织所代替。最终破骨及成骨过程终止，残留下畸形硬化的骨质。怀疑 Paget 病的患者应接受骨扫描检查以明确受累范围。

最常见的临床表现为骨痛，静息时加重，活动时疼痛缓解。疼痛来源主要认为是病变本身，或是局部骨质过度增殖，导致的骨关节炎或神经激惹。其他最常见的临床表现包括脊柱退变导致的腰痛。颅骨 Paget 病亦可导致听力下降。Paget 病可诱发恶性肿瘤，发生率小于 1%。

无症状 Paget 病患者，常规无需药物治疗，但须每年检测病情变化。若 ALP 超过正常值上限的 2 ~ 4 倍，则需要药物治疗。Paget 病治疗的最有效的药物为新一代的含氮双膦酸盐，可长时间缓解病情，并且无上一代双膦酸盐的毒性作用。双膦酸盐通过抑制破骨细胞对于骨骼的吸收，降低骨转换速率。尽管通常影像学上病变很难完全恢复正常，但骨转换率下降允许新生骨塑形为正常的板层骨结构。除了双膦酸盐，其他辅助治疗包括止痛药、理疗、支具以及助行器等。

Paget 病的手术治疗包括为针对长骨畸形进行截骨、骨折固定、关节成形术、脊髓减压以及骨肿瘤切除。由于组织高度血管化，术中出血通常较多。目前随着新一代双膦酸盐的应用，越来越少的患者需要接受外科干预。

八、骨硬化症

骨硬化症是少见的遗传病。病因为破骨细胞的骨吸收功能障碍。有多个基因突变与骨硬化症相关，最常见的为 *TCIRG1* 突变，与破骨细胞相关质子泵相关。基因缺陷最终导致破骨细胞碳酸酐酶分泌功能消失，破骨细胞失去制造局部酸环境的能力，从而失去功能。破骨细胞活性减弱或消失导致骨量及密度增加，但机械强度下降，骨折概率增加。骨吸收能力消失使得髓腔内异常成骨，造血细胞空间受限。故骨硬化症不仅影响骨骼系统，同时会造成骨髓抑制，造成全系减少及免疫缺陷等。

其根据遗传方式可分为三型：①先天性急性进展型 / 新生儿常染色体隐性遗传：最为严重，通常致命，由于骨骼无法重塑，使得骨髓抑制，通常表现为肝脾大、血小板减少、视神经麻痹、骨髓炎以及免疫缺陷；②中间型常染色体隐性型：表现为反复骨折，身材矮小、神经病变、张力性骨折、低钙搐搦以及三系减少；③慢性成人常染色体显性：通常无症状，骨折愈合延迟，常发生脆性骨折、骨髓炎，尤其是下颌骨发生率增加。

骨硬化症通常通过影像学评估诊断。骨骼特征性地弥漫硬化，通常累及颅骨、脊柱、骨盆及四肢骨骼。经基因学检测确诊。

先天性骨硬化症的治疗主要包括骨髓移植，以缓解造血功能障碍，挽救生命。对于无法行骨髓移植并且症状严重的患者，干扰素 γ-1b 可作为备选治疗方案。成年发病的骨硬化症的治疗主要为对症治疗，主要针对特定的骨折延迟愈合或者骨髓炎行钻孔减压治疗。骨密度增加在其他疾病，或应用药物时亦可出现，例如致密性成骨不全症（一种溶酶体病）。

九、甲状旁腺功能亢进

血清中甲状旁腺激素水平升高称为甲状旁腺功能亢进（简称甲旁亢）。

原发性甲状旁腺功能亢进为甲状旁腺分泌功能增加，主要病因包括甲状旁腺腺瘤、甲状旁腺增生及异位甲状旁腺。主要临床表现有泌尿系结石、近端肌肉无力及精神症状(焦虑、抑郁、疼痛)。

继发性甲状旁腺功能亢进由低钙、低维生素D或慢性肾病所致。

对于部分长期慢性甲旁亢的患者，甲状旁腺激素分泌的调节功能丧失，高钙血症与高甲状旁腺激素可同时出现。这种情况称为三发性甲状旁腺功能亢进，通常见于慢性肾疾病患者，也见于低磷血症性佝偻病患者。

甲旁亢影像学上通常表现为骨量减少，手足部骨骨膜下骨吸收，棕色瘤为甲旁亢的典型临床表现，可与其他溶骨性病变，如骨囊肿，或与肿瘤混淆。

各型甲旁亢的鉴别主要通过实验室检查鉴别，甲状旁腺激素升高伴高钙血症见于原发性及三发性甲旁亢。甲状旁腺激素升高、血钙降低或正常通常为继发性甲旁亢。对钙剂及维生素D的反应可协助鉴别原发及继发性甲旁亢。

原发性甲旁亢治疗主要依靠外科手术，切除甲状旁腺腺瘤或异位甲状旁腺，对于无手术指征的患者，可使用双膦酸盐抑制破骨细胞。继发性甲旁亢若原发病得到纠正，通常可逆。对于大多数患者来说，补充钙剂及维生素D足矣。若可行，应纠正原发肾疾病或吸收障碍综合征。对于肾功能不全患者，应补充1, 25-二羟基维生素D(活性形式)。对于三发性甲旁亢，即使提高血钙水平，甲状旁腺功能也无法得到纠正，这种情况通常伴随四个甲状旁腺全部增生，对于此类情况，治疗方法与原发性甲旁亢相同。

十、肾病性骨营养不良

肾为最重要的矿物质稳态的调节器，肾是甲状旁腺激素以及维生素D的作用靶器官，同时也负责产生活化的维生素D。维生素D对骨骼的作用有不同的机制。继发性甲状旁腺功能亢进可导致活化的1, 25-二羟维生素D水平降低，从而导致高转化型肾性骨病。甲状旁腺激素可活化破骨细胞导致骨质重吸收。

高转化型肾性骨病的病理与甲状旁腺功能亢进基本相同，从骨质重吸收增加到囊性纤维性骨炎。低转化性肾性骨营养不良现在发病率较前提升，主要由铝中毒导致，多见于接受腹膜透析的患者，主要表现为软骨病。临床表现包括骨痛、肌无力、骨骼畸形以及骨密度降低、骨折风险增高。在儿童中，佝偻病表现并不常见。

影像学上，肾病性骨营养不良可表现为骨软化、骨硬化、骨折、淀粉样沉着物、软组织钙化与骨质吸收。

该病临床表现缺乏特异性，很多临床表现与甲旁亢以及佝偻病相重叠。

肾病性骨营养不良的治疗包括限制磷摄入、给予铝螯合剂、补充活性维生素 D。手术治疗包括肾移植、病理性骨折的固定、畸形矫正等。

十一、Cushing 综合征

长期暴露于高糖皮质激素所继发的机体改变统称为 Cushing 综合征。

糖皮质激素对于胶原以及矿物质代谢有着巨大影响。骨量减少为应用糖皮质激素的早期表现，与激素的累积用量相关，并为骨质疏松的危险因素。

糖皮质激素过多的直接作用包括抑制胃肠道对于钙的吸收，减少肾小管对于钙的重吸收，更多的钙随尿液排出及抑制成骨细胞从而抑制骨骼形成。其间接作用包括继发性甲状旁腺功能亢进。

其治疗主要依靠钙剂、维生素 D 制剂以及抗重吸收药物。

十二、应力性骨折

应力性骨折为骨骼暴露于过量应力，局部微损伤聚积，最终导致骨折。局部骨骼可承受的应力总量与局部代谢状况、骨骼健康状况有关。骨质疏松骨折最常见的发生部位为脊柱、髋关节以及桡骨远端。

疲劳骨折为应力性骨折的一种，通常发生于运动员以及军人中，最常见于跖骨、股骨颈、胫骨以及椎弓峡部。

对于应力性骨折最主要的治疗主要集中于治疗潜在的疾病。常规需对代谢性骨病进行彻底评估。治疗包括去除局部致病因素，并且对骨折进行处理。应力性骨折的愈合对于骨科医生具有挑战性。甲状旁腺激素 1-84 以及甲状旁腺激素 1-34 可加速骨折的愈合。在骨折的愈合过程中，破骨细胞起着重要的作用，除非有充分证据证明骨折已愈合，不推荐使用双膦酸盐治疗。骨折 6 周后静脉应用唑来膦酸似乎不抑制骨折愈合，且可降低 23% 的死亡率。BMP 等生物制剂可促进骨折愈合，由于可局部经皮注射至骨折端，可避免手术，对比传统的植骨具有一定优势。

十三、双膦酸盐相关性骨折

双膦酸盐是治疗骨质疏松及其他代谢性骨病最常见的药物。越来越多的证据支持双膦酸盐与非典型性股骨骨折存在关联。非典型性股骨骨折的发生率随着双膦酸盐应用时间延长而升高，在应用 2 年的患者中，发生率为每年 2/10 万，而在应用双膦酸盐治疗 8 年的患者中，发生率为每年 78/10 万。

该病发病机制尚不明确，目前认为破骨细胞功能不全导致骨骼重塑受阻，微小损伤无法愈合，损伤聚积最终导致应力性骨折。

非典型股骨骨折的主要特征为诊断股骨非典型性骨折时必备条件，包括：①转子下区域或者股骨干骨折；②横行骨折或者短斜行骨折；③无明显暴力外伤；④完全骨折时内侧骨折断端呈枪刺样；⑤非粉碎性骨折。

次要特征有：①骨折伴骨皮质增厚；②外侧皮质可见骨膜反应；③先兆疼痛；④双侧发病；⑤延迟愈合；⑥合并症；⑦服用相关药物，包括双膦酸盐及其他抗重吸收药物、糖皮质激素、PPI 等。

影像学表现主要包括：①转子下区域外侧皮质增厚；②横行骨折；③内侧骨折断端呈枪刺样。

至少 9% 的患者双侧受累，76% 的患者疼痛为先兆症状。

此类骨折愈合缓慢，并发症发生率高。手术固定治疗，应用特立帕肽为推荐治疗方案，疗效好。由于双膦酸盐疗效确切，非典型性骨折发生率低，短期内会继续广泛应用于骨质疏松的治疗。

总　结

骨骼是特化的结缔组织，其生理作用不仅包括机械支撑功能，同时也在体内的矿物质稳态的调节中起着重要的作用。骨量及骨密度异常通常导致骨骼强度下降，其临床表现包括低能量骨折等。

（夏　天）

参考文献

1. Misiorowski W. Parathyroid hormone and its analogues—molecular mechanisms of action and efficacy in osteoporosis therapy. Endokrynol Pol, 2011, 62(1):73-78.
2. Wesseling-Perry K. FGF-23 in bone biology. Pediatr Nephrol, 2010, 25(4):603-608.
3. National Osteoporosis Foundation. The Clinician's Guide to Prevention and Treatment of Osteoporosis(2010). Washington, DC, National Osteoporosis Foundation, 2010.
4. Gourlay ML, Fine JP, Preisser JS, et al. Bone-density testing interval and transition to osteoporosis in older women. N Engl J Med, 2012, 366(3):225-233.
5. Unnanuntana A, Gladnick BP, Donnelly E, Lane JM. The assessment of fracture risk. J Bone Joint Surg Am, 2010, 92(3):743-753.
6. Knopp-Sihota JA, Newburn-Cook CV, Homik J, et al. Calcitonin for treating acute and chronic pain of recent and remote osteoporotic vertebral compression fractures: A systematic review and meta-analysis. Osteoporos Int, 2012, 23(1):17-38.
7. Han SL, Wan SL. Effect of teriparatide on bone mineral density and fracture in postmenopausal osteoporosis: Meta-analysis of randomised controlled trials. Int J Clin Pract, 2012, 66(2):199-209.
8. Przedlacki J. Strontium ranelate in post-menopausal osteoporosis. Endokrynol Pol, 2011, 62(1):65-72.
9. Binkley N, Ramamurthy R, Krueger D. Low vitamin D status: Definition, prevalence, consequences, and correction. Endocrinol Metab Clin North Am 2010, 39(2):287-301.
10. Rajah J, Thandrayen K, Pettifor JM. Clinical practice: Diagnostic approach to the rachitic child. Eur J Pediatr, 2011, 170(9):1089-1096.
11. Unnanuntana A, Rebolledo BJ, Khair MM, et al. Diseases affecting bone quality: Beyond osteoporosis. Clin Orthop Relat Res, 2011, 469(8):2194- 2206.
12. Peichl P, Holzer LA, Maier R, et al. Parathyroid hormone 1-84 accelerates fracture-healing in pubic bones of elderly osteoporotic women. J Bone Joint Surg Am, 2011, 93(17):1583-1587.

第 8 章 细胞外基质与胶原疾病

引 言

细胞分泌了大量蛋白质分子，在细胞外组成了三维结构的细胞外基质 (extracellular matrix，ECM)。ECM 是一个支架结构，使各组织和器官维系在一起，ECM 的功能远远超出了这个简单的概念。由于胶原蛋白是骨和软骨主要的 ECM 成分，所以其在骨组织相关疾病的发病机制中起到重要作用。现从分子水平阐述细胞外基质与胶原疾病的发病机制，并期望对其将来的治疗策略制订起到帮助。

一、软骨胶原变异导致的软骨发育不全

软骨结构的完整性及生物机械功能需要软骨分泌的不同种类大细胞组成的细胞外支架来实现。这种支架结构不仅决定了软骨的物理特性，而且提供了细胞黏附的受体介导的平台。这种支架结构是动态变化的，其内稳定是由各元件的合成与降解过程来维持与平衡。这些合成与降解过程在生物学上进行严格控制，包括基因表达、基因转录、转录后 ECM 蛋白修饰、细胞内转运和分泌、细胞外蛋白质组装、酶的降解等。这些过程任何的变异都会导致软骨发育不全。

胶原是人体最主要的蛋白质之一，约占全身蛋白质总量的 25%。胶原广泛分布于全身各组织的细胞外基质，构建了细胞外基质的基本结构框架，在多种生命活动中发挥极其重要的作用。胶原蛋白家族至少包括 27 种胶原蛋白，根据其超分子结构可分为成纤维胶原、网织胶原、微丝胶原、短链胶原及锚纤维胶原等，胶原基因突变将导致遗传性胶原疾病，现就 Ⅱ 型胶原 α_1 链基因 (COL2A1) 基因突变与 Ⅱ 型胶原病的研究进展作详细解读。

COL2A1 基因编码 Ⅱ 型胶原 α_1 链，3 条相同的 α_1 链组成 Ⅱ

型胶原蛋白。COL2A1 基因定位于 12q13.11-q13.2，长约 31 510 bp，含 54 个外显子。其中第 1 ~ 5 外显子编码Ⅱ型前胶原蛋白的 N 端，第 6 ~ 48 外显子编码三螺旋结构的核心区，第 49 ~ 52 外显子编码 C 端。内含子 1 可调控 COL2A1 基因的转录，该内含子长 4105bp，含两个多态性位点，一个位于 1807(G/A)，另一个位于 3192(C/A)。COL2A1 基因表达受 SOX-9、转化生长因子 β(TGF-β) 等的调控。COL2A1 基因的转录产物由于不同的剪切方式可产生两种类型的胶原：ⅡA 和ⅡB 型。ⅡA 型胶原包含一段由外显子 2 所编码的长度为 69 个氨基酸的富含半胱氨酸 (Cys) 的区域，而ⅡB 型胶原则不含此区域。

Ⅱ型胶原蛋白是在Ⅱ型前胶原蛋白的基础上加工成熟而成的。Ⅱ型胶原蛋白亦由 3 条单一的前 α_1 链组成。前 α_1 链中间含有 300 个 Gly-X-Y 重复序列，Gly 为甘氨酸，X 位置上常常是脯氨酸，Y 位置上常常是羟基脯氨酸残基，在 Gly-X-Y 重复序列的两侧是 N 端和 C 端前肽。前 α_1 链首先经过转录后的修饰，包括 Y 位置上的脯氨酰残基的羟化，然后折叠成热稳定的三螺旋前胶原蛋白分子分泌到细胞外。经酶裂解 N 端和 C 端前肽，使Ⅱ型前胶原蛋白成熟为Ⅱ型胶原蛋白。Ⅱ型胶原蛋白是 300 nm 的三螺旋结构，通过 N 端和 C 端肽使胶原蛋白自动组装成纤维，再与其他大分子一起，形成细胞外软骨生物机械的重要的支架。已经证实该纤维形成的早期阶段，胶原分子相互作用的关键依赖于胶原分子特异的 Gly-X-Y 重复序列的位点。另外Ⅱ型胶原纤维的形成还受其他大分子如蛋白聚糖和非纤维的胶原的调节。Ⅱ型胶原形成一个三维网状结构，蛋白多糖的多聚体就埋在这个网状结构中。

二、Ⅱ型胶原病

COL2A1 基因的杂合子突变所导致的一组疾病总称为Ⅱ型胶原病。由于 COL2A1 基因是杂合性突变，所以Ⅱ型胶原病大多为常染色体显性遗传病。COL2A1 基因突变可表现为多种形式的软骨发育不良，其临床表型包括Ⅱ型软骨成长不全与软骨形成不足、脊柱骨骺发育不良、Kniest 发育不良、骨性关节炎以及Ⅰ型 Stickler 综合征等。

Ⅱ型软骨成长不全(achondrogenesis)首先由德国医生Langer于1969年报道，主要临床表现为：短躯干、腹部显著凸出、短肢畸形以及水肿，患者于宫内或出生后不久即死亡。其基本影像学特征为脊柱严重骨化不良和管状骨短小。其分子机制为Gly-X-Y重复序列上必需氨基酸Gly密码子发生突变后Gly被替换为其他氨基酸，使Ⅱ型胶原蛋白的三螺旋结构无法正常形成而影响其功能。软骨形成不足(hypochondrogenesis)最早由Maroteaux于1983年描述，其临床表现与Ⅱ型软骨成长不全类似，但症状稍轻，患者常于出生后数小时至数周内死亡，存活者常表现为先天性脊柱骨骺发育不良。

脊柱骨骺发育不良的表型谱包括致死型的Ⅱ型软骨成长不全与软骨形成不足、先天性脊柱骨骺发育不良(spondyleopiphyseal dysplasia congenital，SEDC)以及迟发性脊柱骨骺发育不良等。SEDC临床特征为身材矮小，手部正常，有(或无)近视、视网膜脱离及腭裂等。影像学特征为脊柱骨化迟缓和股骨头骨化缺陷。严重者可有干骺端异常，而轻者无此改变。伴严重干骺端异常的患者被称为Strudwick型SMED。

Kniest发育不良是1952年由德国Kniest医生最先报道的，是一种比SEDC更严重的表型，常见的临床表现包括：圆脸伴面中部发育不良、扁平鼻、近视、视网膜脱离、腭裂、耳聋，与SEDC相比，有更加严重的关节挛缩和脊柱侧凸。与SEDC相比，影像学特点表现为椎体更加扁平、长骨更短，而且有手部的累及。Kniest发育不良的分子机制大多为外显子-内含子结合处的突变导致的某一外显子缺失，因此表型较为严重。报道的首例Kniest发育不良的分子机制为：内含子18起始位置为保守的TG，因碱基T的缺失导致了mRNA剪接错误，而使整个外显子18全部缺失，从而导致了严重的表型。

早发性骨性关节炎患者与Ⅱ型胶原Gly-X-Y重复序列上Gly置换成半胱氨酸(Cys)，或者Y位精氨酸(Arg)被Cys置换相关，以后者为多见。突变产物不能在正常条件下被装配成原纤维，且影响野生型胶原蛋白原纤维的装配，改变了正常Ⅱ型胶原链所形成的原纤维的形态结构，影响了关节软骨正常理化性质、力学性能，导致骨性关节炎等软骨病损。

Stickler 综合征是 1960 年美国 Stickler 医生首先报道的一种遗传性胶原结缔组织病，临床表现为早期出现进行性近视、白内障、玻璃体变性、难治性视网膜脱离、骨关节功能下降等。Ⅱ型胶原病的临床表型还包括 Wagner 综合征、双侧缺血性股骨头坏死、脊柱周围发育不良 (spondyloperipheral dysplasia)、Torrance 型扁平椎体致死型骨骼发育不良。

三、胶原病的治疗

关于胶原疾病的治疗，目前并没有从分子变异水平治疗胶原疾病的方法。但是目前存在一些产前诊断的办法来进行预防，包括产前突变基因检测、羊水穿刺、提取羊水细胞基因组 DNA、进行荧光 PCR 检测等。

总　结

骨和软骨主要的细胞外基质是胶原蛋白，在骨组织相关疾病的发病机制中起到重要作用。胶原蛋白家族至少包括 27 种胶原蛋白，胶原基因突变将导致遗传性胶原疾病。以Ⅱ型胶原蛋白为例，从分子及基因水平阐述了骨胶原蛋白的基因表达、基因转录、细胞内转运和分泌、细胞外蛋白质组装、酶的降解等过程，以及在软骨发育过程中的作用和影响，阐述了上述过程的变异所导致的Ⅱ型胶原病，包括Ⅱ型软骨成长不全与软骨形成不足、脊柱骨骺发育不良、Kniest 发育不良、骨性关节炎以及Ⅰ型 Stickler 综合征等临床疾病类型。

虽然目前尚没有从分子变异水平治疗胶原疾病的方法，但临床医生认识这类骨胶原疾病的发病机制后，可以认识到通过一些产前诊断的办法，包括产前突变基因检测、羊水穿刺、提取羊水细胞基因组 DNA、PCR 检测等措施，能够对这类疾病进行预防。

（孙卓然）

参考文献

1. Baldridge D, Shchelochkov O, Kelley B, Lee B. Signaling pathways in human skeletal dysplasias. Annu Rev Ge-nomics Hum Genet, 2010, 11:189-217.
2. Späth SS, Andrade AC, Chau M, Nilsson O. Local regulation of growth plate cartilage. EndocrDev, 2011, 21: 12-22.
3. Mackie EJ, Tatarczuch L, Mirams M. The skeleton: A multi-functional complex organ. The growth plate chondrocyte and endochondral ossification. J Endocrinol, 2011, 211(2):109-121.
4. Orgel JP, San Antonio JD, Antipova O. Molecular and structural mapping of collagen fibril interactions. Connect Tissue Res, 2011, 52(1):2-17.
5. Warman ML, Cormier-Daire V, Hall C, et al. Nosology and classification of genetic skeletal disorders: 2010 revision. Am J Med Genet A, 2011, 155A (5):943-968.
6. Krakow D, Rimoin DL. The skeletal dysplasias. Genet Med, 2010, 12(6):327-341.
7. Kannu P, Bateman J, Savarirayan R. Clinical phenotypes associated with type Ⅱ collagen mutations. J Paediatr Child Health, 2012, 48(2): E38-E43.
8. Gawron K, Jensen DA, Steplewski A, Fertala A. Reducing the effects of intracellular accumulation of thermo-labile collagen II mutants by increasing their thermostability in cell culture conditions. Biochem Biophys Res Commun, 2010, 396(2): 213-218.
9. Christensen SE, Coles JM, Zelenski NA, et al. Altered trabecular bone structure and delayed cartilage degeneration in the knees of collagen VI null mice. PLoS One, 2012, 7(3): e33397.
10. Stetler WR, La Marca F, Park P. The genetics of ossification of the posterior longitudinal ligament. Neurosurg Focus, 2011, 30(3): E7.

第9章
骨科感染

引 言

肌肉骨骼系统的感染，可以涉及骨、软组织、植入材料等。数据表明，肌肉骨骼系统感染有上升的趋势，这和几个因素相关，包括多重耐药菌的出现以及宿主抵抗力下降。预防和优化环境，减少感染的风险是最重要的，从而可以减少骨科感染的负担。

一、外科手术部位感染

美国疾病控制预防中心 (CDC) 定义外科手术部位感染 (surgical site infection，SSI) 是指感染发生在手术 30 天内，或有植入物手术后 1 年内。这些感染进一步分为浅层感染 (涉及切口周围皮肤和皮下组织) 或深层感染 (涉及筋膜、肌肉、骨或植入物)。

一个 SSI 经常导致二次手术、住院时间延长、并发症增多及预后差等。预防很重要，主要有三个方面内容：患者的优化、微生物类型、环境 (医院和手术室) 的保护。

(一)患者优化

患者的防御系统是预防和对抗感染的关键。许多疾病状态改变或显著降低患者对抗感染的能力，从而使这些患者感染的风险增加。合并症的条件是累积的，三种常见的危险因素是糖尿病、肥胖和营养不良。

1．糖尿病

患有糖尿病的患者有较高的并发症发生率和较长的术后住院时间。糖尿病控制不佳 (糖化血红蛋白 Hgb A1c ＞ 7)，围术期高血糖将会减弱白细胞消灭细菌的能力。

2. 肥胖

肥胖患者手术时间一般较长、手术切口更大、皮下组织血供差，继发感染的风险增加。有几项研究显示，肥胖患者在全关节置换术后深部感染风险增加。所以，患者的体重应该尽量通过教育、咨询、优化指导、甚至是外科手术干预，以降低感染风险。

3. 营养不良

老年患者、胃肠道疾病或癌症、滥用酒精的患者易合并营养不良。据报道，营养不良患者的人工关节置换术后感染风险比那些没有营养不良的患者高 5 ~ 7 倍。总淋巴细胞计数小于 1.5×10^9/L，血清白蛋白水平小于 3.5 g/dl，或转运铁蛋白水平低于 200 mg/dl 均提示营养不良。

（二）骨科感染的微生物学

金黄色葡萄球菌仍然是骨科感染最常见的微生物，占 80%。表皮葡萄球菌则在内植物相关感染中最常见的致病菌。

耐甲氧西林金黄色葡萄球菌 (Methicillin-resistant Staphylococcus aureus，MRSA) 在社区变得越来越普遍，现被分为社区获得性 MRSA(CA-MRSA) 和医院获得性 MRSA(HA-MRSA)。CA-MRSA 估计存在于大约 1.3% 的人口中，因为它携带杀白细胞素基因，它具有溶解中性粒细胞的能力，往往造成严重的软组织感染。HA-MRSA 通常会影响慢性病患者和那些需要留置导尿管的患者。

MRSA 对鼻孔有明显的亲和力，鼻腔 MRSA 定植已被证明能增加患者感染的风险。许多机构现在常规筛查鼻部是否携带 MRSA，并在术前通过莫匹罗星软膏和氯己定液清除这些细菌。

引起骨科感染的大多数细菌都能产生生物膜。这是一种防御和保护机制，可以在宿主组织和植入物上进行关联和生长。形成生物膜细菌的感染比不形成生物膜细菌的感染更耐抗生素 100 倍。生物膜相关感染的诊断和治疗很有挑战性。许多生物膜相关的感染，一旦发生 (如手术后)，往往会持续数月或数年。由于在假体或骨上形成的保护性生物膜群，传统的诊断方法，如关节抽吸，往往不能产生阳性的培养结果。有人注意到，关于植入物相关的治疗失败，如无菌性松动，事实上是未被发现的生物膜相关感染所造成的。

（三）环境因素

大多数的 SSI 是由于患者自身皮肤菌群引起的，通过适当应用多项措施，可以减少污染，包括正确洗手、预防性应用抗生素、术前准备、控制手术时间。然而，在手术环境中空气里的细菌，也可增加感染风险。最大限度地优化手术室环境、监测并调整手术室的行为可以控制手术室空气中的细菌数量。

1. 手术室的行为

手术室内的人类行为与环境中存在的细菌数量有直接关系。在手术室的微生物水平与当前的人数以及他们的运动直接相关。

人类不仅身上有细菌，细菌还从皮肤掉下并附着在手术室里的物体上。人类以不同的速率播下细菌，而男性的速率比女性高。操作室人员的数量与环境中存在的细菌数量有直接的联系，所以手术室里应尽量只保留必要的人员。

除了在手术室里的人数，他们的活动如进出手术室时，创造了湍流气流，手术室通风系统的有效性被破坏，使细菌飘浮在空气中，可能污染伤口。美国疾病预防控制中心 (CDC) 发出指引，限制手术室的人数，减少人员运动，并限制开门的次数。

2. 手术室设置

手术室环境中的细菌是不可避免的。用于减少或消除在手术室内细菌负荷的主要方法是层流系统、紫外线及穿着身体排气套服。

3. 手术护理改进项目

为了减少 SSI 发生率，最佳护理实践指南 (Surgical Care Improvement Project，SCIP) 已经在不少国家实行。这些指南的目标是使 SSI 的发生率降低 25%。SCIP 10 大核心措施中的 6 项包括围术期的护理可以降低 SSI 的发生率 (表 9-1)。有证据表明，遵守并执行这些准则，可以减少手术部位感染的风险。

二、肌肉骨骼系统感染条件

（一）伤口闭合和开放性骨折

开放性骨折的处理仍存在一些问题，例如于何时闭合伤口，如

表9-1 手术护理改进项目(SCIP)感染相关的指南

SCIP-1	切皮1 h内应用抗生素(万古霉素2 h)
SCIP-2	使用推荐的预防类抗生素
SCIP-3	24 h内预防性抗生素术后应用
SCIP-4	控制术后血糖
SCIP-6	合理脱毛/备皮
SCIP-9	术后第1天拔除导尿管

何处理开放性伤口及控制感染的发展。目前许多治疗建议都是基于临床判断，在文献中能参考的信息很少。需考虑的因素包括高能与低能损伤、骨折污染、软组织情况及患者的状态 (其他损伤、吸烟、糖尿病、肥胖)。

软组织损伤存在显著污染的高能量开放性骨折，不应封闭伤口。应该进行积极的灌洗、清除无活动组织及合理应用抗生素。有研究显示，多次灌洗和清创可以降低总体感染率，其中的处理措施包括稳定骨折、进行灌洗、对骨折周围软组织进行清创及深部培养。每 48 小时进行重复灌洗和清创直到培养结果阴性，此时闭合伤口或覆盖创面比较适当。所有骨折的总体感染率为 4.3%。所有Ⅲ型开放骨折的总体感染率为 5.7%。糖尿病和肥胖 (BMI > 30) 人群感染风险更高。

(二) 感染存在下内植物的保留

开放性骨折给术后的内固定带来风险。用作固定的内植物，作为一个异物的存在，使感染更难于治疗。当感染发生在骨折固定术后早期 (定义为手术后 6 周内)，在内植物存在的情况下，骨折愈合前的感染处理是具有挑战和争议的。骨折固定术是治疗骨折的必要手段，也是治疗和根除感染的障碍，可以成为骨折愈合的障碍。

典型的治疗建议是开放灌洗和局部清创、局部和全身抗生素，内植物可以去除或保留。一项研究分析了骨折内固定术后 6 周内感染的 123 例患者，治疗为灌洗、清创及静脉注射和口服抗生素治疗，71% 的患者中能够成功治愈感染 (骨折愈合、感染根除)。失败的因素包括开放性骨折、吸烟、使用髓内钉、假单胞菌感染及下肢骨折。

三、关节假体周围感染

感染仍然是全膝关节置换术和全髋关节置换术后最棘手的并发症之一。初次关节置换术后总感染率为 0.5% ~ 2%，翻修手术的总感染率为 2% ~ 4%。有研究显示，2005 年因为感染进行全膝关节翻修术的比例为 14.8%，而全髋关节翻修术的比例为 16.8%。

（一）常用诊断依据

有一些方法，包括 X 线、实验室检查、关节穿刺、先进的成像技术、术中检测，可以协助诊断全膝关节置换术 (TKA) 后的疑似感染。美国骨科医师学会 (AAOS) 感染的临床实践指南中对于高度怀疑及低度怀疑感染提供了相应的流程 (图 9-1 及图 9-2)。

1. 临床病史及体格检查

一个完整的临床病史和体格检查是初始评估的基础。作为一般规律，若一个患者关节置换术后存在疼痛，应怀疑感染，除非证明为别的原因。应注意疼痛的位置和特点、发作时间及来源等。

X 线平片可为感染的诊断提供有用的信息。获取患者的术后平片与最新的平片进行比较研究是最有帮助的。在感染方面，X 线平片可显示骨膜反应层，软骨下骨吸收，平片上的进展性改变，或局部骨溶解。

2. 血液测试

包括全身外周血白细胞计数、ESR、CRP 水平，以及最近提出的血清白细胞介素 -6(IL-6) 水平分析。外周血白细胞计数不是 TKA 感染的可靠指标。有研究表明，多达 70% 的感染患者白细胞计数可以是正常的。

重要的是要记住，没有一项检测感染方法的特异性能达到 100%。这些测试通常具有高灵敏度和低特异性，使它们可以用来进行很好的筛查，而不是准确地预测感染。AAOS 工作组推荐，所有怀疑感染的患者进行血清 ESR 和 CRP 初步筛选。

ESR 通常于手术后 5 ~ 7 天到达高峰，约 3 个月后慢慢恢复正常。CRP 术后 6 小时内升高，2 ~ 3 天到达高峰，3 周内恢复正常。

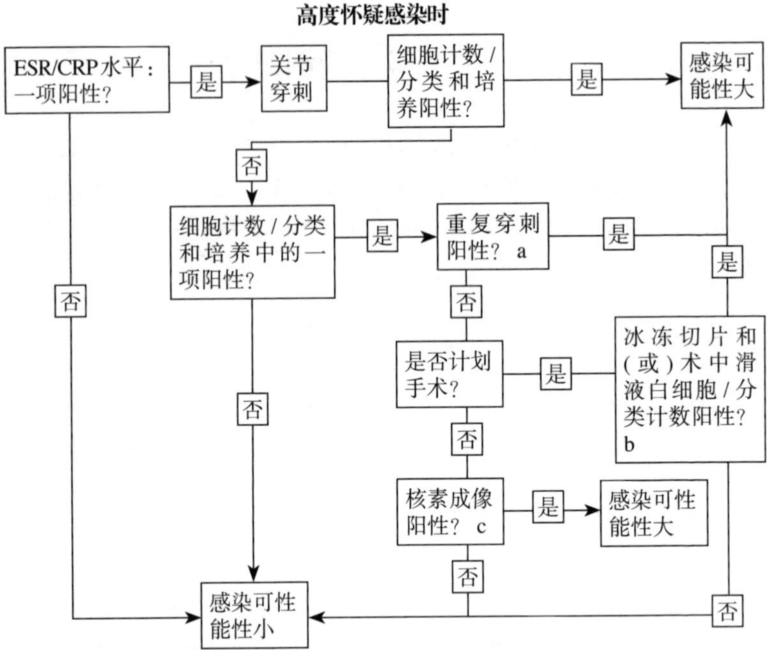

图 9-1 高度怀疑髋关节或膝关节假体周围感染时的诊疗流程

a 当首次穿刺培养结果与感染预判之间存在差异时，重复穿刺进行培养。b 在手术时仍未明确诊断感染时，进行术中冰冻切片，同时可以获得滑液白细胞计数和分类计数。c 核素成像方式：标记的白细胞成像结合骨或骨髓显像，F-18 FDG-PET 成像，镓，或标记白细胞成像

无论 ESR 和 CRP 是单独异常或同时异常，均不足以做出感染诊断，其诊断的特异性只有 56%。然而，两者同时正常以排除感染的存在具有 96% 的敏感性和 95% 的阴性预测值。

血清 IL-6 水平分析最近获得了普及。一般在手术后 6 小时内达到高峰，但手术后 72 小时内可恢复正常。IL-6 水平已被证明在预测感染方面有 100% 的敏感性和 95% 的特异性。

3．关节穿刺

关节穿刺仍然是诊断感染的最有效的工具之一；然而，它可能存在假阴性结果。为了减少假阴性培养结果，患者在 2～3 周内不应该用抗生素。白细胞计数大于 2500×10^6/L，中性粒细胞 (PMN)

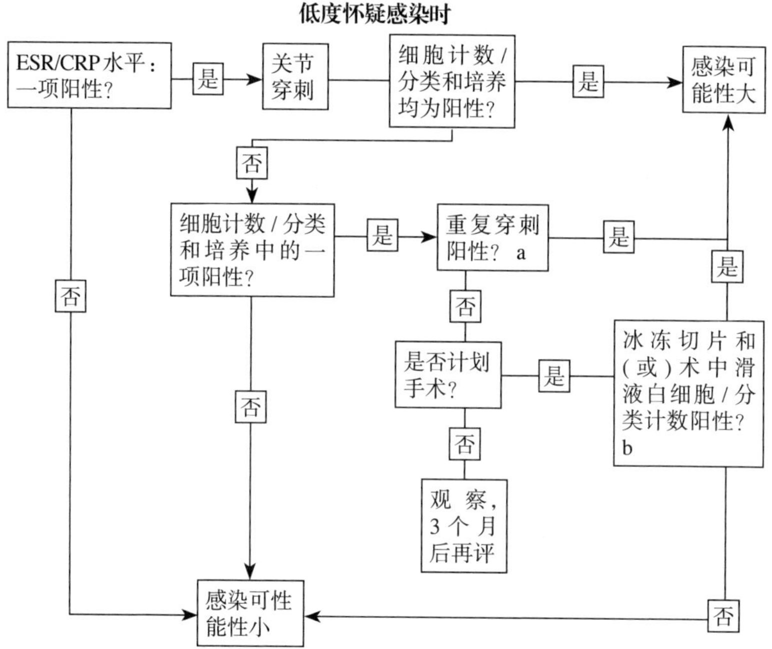

图 9-2　低度怀疑髋关节或膝关节假体周围感染时的诊疗流程

a 当首次穿刺培养结果与感染预判之间存在差异时，重复穿刺进行培养。b 在手术时仍未明确诊断感染时，进行术中冰冻切片，同时可以获得滑液白细胞计数和分类计数

大于 60%，诊断感染的敏感性为 98%，特异性为 95%，在人工膝关节置换感染诊断的阳性预测值为 91%。WBC 少于 2000×10^6/L 且 PMN 小于 50% 的，排除感染的阴性预测值为 98%。最近文献报道支持，当抽吸滑液白细胞计数大于 1760×10^6/L，且 PMN 大于 69% 时，应高度怀疑关节假体周围感染。

在术后急性期，一般定义为手术后 4～6 周，患者可出现关节疼痛和肿胀。在术后早期，体格检查通常难以区分是正常的术后疼痛和肿胀还是感染引起。滑膜液细胞计数和分类异常可能是一种手术后的反应性升高，可能无法准确反映是否存在感染。

如果术后急性期应用传统的细胞计数和分类来诊断感染，这些值可能会导致不必要的手术。一项研究提供了以滑膜液诊断术后急性感染，146 例膝关节置换患者 6 周内进行穿刺，19 例患者诊断为感染。得出的结论是，滑液白细胞计数 27 800 × 10^6/L 的阳性预测值为 94%，阴性预测值为 98%。CRP 也可用于急性术后人工关节感染，在 100 mg/L 这个临界值时，阴性预测值为 91%。

放射性核素扫描检查在诊断感染时可能是有用的，尤其是在模棱两可的情况；但这些测试价格昂贵，检查繁琐，缺乏感染诊断的特异性。放射性同位素标记的锝 (Tc-99m) 骨扫描是测量成骨活性的方法。虽然骨扫描在感染的存在下可能是阳性的，但创伤、退行性关节疾病、肿瘤也可以导致阳性的结果。最重要的是，放射性核素扫描可以在手术后长达 12 个月的时间内保持阳性；它们的敏感性和阳性预测值的范围为 30% ~ 38%。^{111}铟标记的白细胞扫描将显示白细胞聚集的区域。该测试已被证明有 77% 的敏感性和 86% 的特异性。结合这两种扫描测试将提高特异性，所以通常建议结合这两种检查提高特异性。

术中检测包括使用革兰氏染色和冰冻切片组织病理学检查。总的来说，革兰氏染色是不可靠的，灵敏度较差；它不应该被单独使用以排除感染。AAOS 工作组不推荐用革兰氏染色来排除关节假体周围感染。

冰冻切片组织病理学的结果变化较多。它依赖技术和依靠病理学家的经验确定急性炎症的存在，经常出现采样偏差。各种测试表明，每高倍视野 5 ~ 10 个白细胞有足够的敏感性和特异性来诊断感染。AAOS 工作组针对再次手术的患者，感染诊断尚未建立或排除时，强烈建议使用冰冻切片检查植入物周围组织。

（二）未来新的诊断方式

1. 白细胞酯腸

白细胞酯酶是由中性粒细胞在感染时分泌的一种酶。白细胞酯酶试纸费用便宜、实用方便，常用于检测泌尿系统的感染。近期的一项前瞻性研究发现白细胞酯酶在关节假体周围感染方面有很高的预测值。滑膜液加入试纸中在 1 ~ 2 分钟出现比色带结果。白细胞酯酶的双酶活性最高，其敏感性为 94%，特异性为 87%。

2．对关节假体周围感染诊断的分子标记物

最近，分子遗传学越来越多被用于诊断感染。包括可以提高检测细菌的灵敏度，或者通过宿主或病原体检测感染的特异性反应等方法。

聚合酶链反应 (PCR) 可以用来识别感染病原体的遗传物质。它可以在超声波检查植入物或滑液检查后应用。聚合酶链反应通过扩增和鉴定细菌来改进假阴性率。然而，其主要的限制因素，是检查死亡细菌或非感染性细菌时潜在的高误报率 / 假阳性率。

相对而言，对关节假体周围感染，中性粒细胞分泌的特异性标志物，特异性较高。这些特定的生物标志物检测对关节假体周围感染的诊断具有一定意义。一个针对关节假体周围感染的中性粒细胞差异表达基因已被识别。几项研究已经表明，一些生物标志物的检测鉴定 (如 IL-6、血管内皮生长因子 VEGF) 被发现在关节假体周围感染的诊断方面具有很高的精度，缺点是无法鉴定细菌的种类。

（三）关节假体周围感染的定义和分类

尽管有很多检测方法能对可疑关节假体周围感染的患者人群进行检测，仍没有一个公认的诊断标准。最近，由肌肉骨骼感染协会分析所有可用的证据，并提出了关节假体周围感染的新定义。这些标准可被临床医生在定义关节假体周围感染时广泛应用。

基于该标准，关节假体周围感染的诊断依据是：有一个与关节相通的窦道，或从两个不同的组织或受累关节液体样品中分离培养出同一病原体，或符合以下 6 个标准中的 4 个：① ESR 和 CRP 水平升高；②滑液白细胞计数升高；③滑液白细胞百分比升高；④在受累关节出现脓液；⑤在一个培养组织或液体中分离出微生物；⑥从假体周围组织 ×400 放大镜下分析 5 个高倍视野，每个高倍视野中性粒细胞大于 5 个。

Tsukayama 等开发的分类系统广泛应用于全人工关节置换术后感染分类：

Ⅰ型感染，包括患者在手术时的培养阳性，可直接应用抗生素治疗。

Ⅱ型感染是一种早期感染，发生在外科手术后的第 1 个月内，可尝试清创及灌洗治疗。

Ⅲ型感染是迟发的、急性的、血源性感染，发生在人工关节置换术后，症状持续时间少于4周，可尝试清创、灌洗及假体取出。

Ⅳ型感染是迟发的慢性感染，症状持续超过4周，须取出假体并二期翻修关节置换。

选择治疗方案时，必须考虑几个因素。这些因素包括感染的深度和时机、软组织条件、假体的固定情况、所涉及的病原微生物、宿主对抗感染的能力、医生的治疗策略和患者的期望。

总 结

骨科感染仍然是最常见的和难以治疗的困难情况，目前总体感染率存在上升趋势，最常见的感染菌是葡萄球菌和链球菌。骨科手术绝大多数是无菌手术，由于骨骼位置常常较为深在，骨和关节在实现人体运动功能的过程中所起的重要作用，所以一旦出现手术部位感染，其后果往往是灾难性的，尤其是存在有假体或内植物时，感染常常不易控制，反复发作，有可能造成手术失败，甚至危及生命。基于骨科感染相关发病率和死亡率高，应该更加重视感染的预防。预防是减少骨科感染风险的关键。优化患者和环境的相互作用是预防感染的首要任务，对怀疑骨科感染患者采取规范的诊疗流程至关重要。此外，更好地了解细菌的防御机制和生物膜环境将提供新的方法来预防和治疗骨科感染。

（钟沃权）

参考文献

1. Mangram AJ, Horan TC, Pearson ML, et al. Hospital Infection Control Practices Advisory Committee: Guideline for prevention of surgical site infection, 1999. Infect Control Hosp Epidemiol, 1999, 20(4):250-278, quiz 279-280.
2. Thompson KM, Oldenburg WA, Deschamps C, et al. Chasing zero: The drive to eliminate surgical site infections. Ann Surg, 2011, 254(3):430-437.
3. Patel A, Calfee RP, Plante M, Fischer SA, et al. Methicillin-resistant Staphylococcus aureus in orthopaedic surgery. J Bone Joint Surg Br, 2008, 90(11):1401-1406.
4. Patel R. Biofilms and antimicrobial resistance. Clin Orthop Relat Res 2005, 437:41-47.

5. Lenarz CJ, Watson JT, Moed BR, et al. Timing of wound closure in open fractures based on cultures obtained after debridement. J Bone Joint Surg Am, 2010, 92(10):1921-1926.
6. Berkes M, Obremskey WT, Scannell B, et al. Maintenance of hardware after early postoperative infection following fracture internal fixation. J Bone Joint Surg Am, 2010, 92(4):823-828.
7. Bozic KJ, Kurtz SM, Lau E, et al. The epidemiology of revision total hip arthroplasty in the United States. J Bone Joint Surg Am, 2009, 91(1):128-133.
8. Bozic KJ, Kurtz SM, Lau E, et al. The epidemiology of revision total knee arthroplasty in the United States. Clin Orthop Relat Res, 2010, 468(1):45-51.
9. Della Valle C, Parvizi J, Bauer TW, et al. Diagnosis of periprosthetic joint infections of the hip and knee. J Am Acad Orthop Surg, 2010, 18(12):760-770.
10. Di Cesare PE, Chang E, Preston CF, et al. Serum interleukin-6 as a marker of periprosthetic infection following total hip and knee arthroplasty. J Bone Joint Surg Am, 2005, 87(9): 1921-1927.
11. Ghanem E, Parvizi J, Burnett RS, et al. Cell count and differential of aspirated fluid in the diagnosis of infection at the site of total knee arthroplasty. J Bone Joint Surg Am, 2008, 90(8):1637-1643.
12. Bedair H, Ting N, Jacovides C, et al. The Mark Coventry Award: Diagnosis of early postoperative TKA infection using synovial fluid analysis. Clin Orthop Relat Res, 2011, 469(1):34-40.
13. Parvizi J, Jacovides C, Antoci V, Ghanem E. Diagnosis of periprosthetic joint infection: The utility of a simple yet unappreciated enzyme. J Bone Joint Surg Am, 2011, 93(24):2242-2248.
14. Parvizi J, Zmistowski B, Berbari EF, et al. New definition for periprosthetic joint infection: From the Workgroup of the Musculoskeletal Infection Society. Clin Orthop Relat Res, 2011, 469(11):2992-2994.

第四部分

骨折概述

第 10 章
骨折修复和植骨

引　言

美国的骨折发生率约为 790 万例 / 年，而骨折愈合不良发生率为 5%～20%，掌握骨修复的过程可以有效地促进骨折的愈合。

本章内容的要点为：骨折愈合的两种形式，绝对稳定和相对稳定，如何促进骨折愈合。

一、骨修复的生物学

成骨是骨修复的生理过程，包括膜内成骨和软骨内成骨。膜内成骨主要发生在扁骨内，由骨母细胞分化为成骨细胞。软骨内成骨主要发生在长骨、短骨和不规则骨内，先形成透明软骨，再生成骨。

二、骨折愈合的分期

骨折愈合的过程包括炎症期、早期骨痂期、成熟骨痂期、重塑期。炎症期内白细胞介素和肿瘤坏死因子等起作用。早期骨痂期为软骨形成的过程，成熟骨痂期内软骨被骨性骨痂替代形成编织骨。重塑期内编织骨变成板层骨，其强度增加，且根据负重情况使骨折部位的外形重塑。

（一）炎症期

骨折愈合初期的炎症反应在骨折后立即开始，一般持续至骨折后 3～4 天，包括骨折部位血肿形成和身性炎症反应。类似于其他损伤修复过程，这个阶段的特点是释放促炎症介质，如白细胞介素 1(IL-1)、IL-6 和肿瘤坏死因子 α(TNF-α)，由 T 细胞、巨噬细胞、中性粒细胞、血小板和受伤的骨细胞中产生。这些促炎症介质在启动修复过程中起着关键作用。伤后 24 小时促炎症介质达到峰值，骨折后 72 小时降至基线水平。

（二）早期骨痂期

第二阶段在骨折后几天内开始，持续数周，其特征是血管化，软骨祖细胞增殖，分化为软骨细胞，表达软骨特异性基质蛋白。软骨发生是一个多阶段的过程，其功能可分为六个阶段：MSC 增殖，MSC 凝聚，软骨细胞形成，软骨细胞成熟、肥大分化和凋亡。软骨骨痂的形成不仅为骨折部位提供了直接的力学稳定性，而且还建立了新骨形成的空间几何结构。软骨骨痂由许多不同的细胞外基质蛋白组成，如胶原、胶原透明质酸和硫酸化蛋白多糖。

（三）成熟骨痂期

原发性和继发性骨形成的最后两个阶段是软骨基质矿化并将原发性骨放置在这些表面上。在骨化开始之前，这些区域的软骨细胞发生凋亡，基质血管化，成骨细胞浸润骨痂。

（四）重塑期

随后，更多有组织的次生骨开始形成。在这一阶段，原始的长骨结构开始重建，新形成的编织骨重塑，以改造成熟的板层骨，恢复原始的骨皮质结构，骨折通常被认为在骨痂晚期和早期重建阶段（骨折后几个月）愈合。但是，要记住，晚期重塑可以持续一年以上，甚至延续至很多年。

三、骨折愈合的形式

骨折愈合的形式包括直接愈合和间接愈合。直接愈合是骨折断端绝对稳定时骨折的愈合形式，是膜内成骨的过程。间接愈合是骨折断端相对稳定时骨折的愈合形式，是软骨内成骨的过程。

四、骨折不愈合

美国食品和药品监督管理局 (FDA) 对于骨折不愈合 (又称骨不连) 的定义是 9 个月骨折未完全愈合，且连续 3 个月的影像学检查显示，骨折愈合的过程没有进展。骨折不愈合分为：肥大型、营养不良型和萎缩型。肥大型骨不连是骨折断端缺乏足够的稳定性造成的。营养不良型骨不连是骨折断端缺乏足够的血液供应造成的。萎缩型和血供不足以及感染等因素有关。

骨折愈合的影响因素包括可控因素和不可控因素。可控因素包括吸烟、饮酒、非甾体类抗炎药、类固醇、感染、糖尿病、代谢性疾病和手术固定稳定性不足。不可控因素包括损伤的情况 (骨折的形态、部位，软组织情况，骨缺损的程度)、患者既往疾病、年龄和性别。见表 10-1。

表10-1　骨折愈合的影响因素及干预措施

吸烟	降低骨折部位的血流量	戒烟
糖尿病	合并周围神经血管疾病	控制血糖
营养缺乏	钙和Vit D不足影响愈合	补充营养
代谢疾病	甲状旁腺功能亢进	完善检查
特殊药物	NSAIDs、皮质激素、双膦酸盐	谨慎用药

五、植骨

(一) 自体骨植骨

骨缺损时可选择进行植骨，自体骨移植是治疗骨缺损和促进新骨形成的金标准，但也存在风险和不足。自体移植可从髂嵴或局部干骺端获得。自体骨植骨由成骨的 (包括活的供体成骨细胞及其促进骨形成的组织中的前体)、成骨诱导的 (分化为成骨细胞和成软骨细胞的多能干细胞) 和骨传导的 (通过支持血管生长为新骨形成提供支架和环境，血管周围组织和骨祖细胞) 三部分组成。自体骨植骨也具有组织相容性和非免疫原性。使用自体骨植骨的潜在缺点包括一定的供区发病率 (深部感染、疼痛和神经损伤)、手术时间延长和失血量增加以及数量有限。由于潜在的缺陷，大量的研究工作致力于植骨替代物的开发。

（二）异体骨植骨

异体移植是从尸体组织中获取的，因此避免了所有与自体骨植骨相关的供区问题。移植物类型包括非结构性移植物 (松质或皮质核碎片)、结构性移植物 (皮质支撑) 和脱钙骨基质 (demineralized bone matrix，DBM)。DBM 是一种高度加工的同种异体亚型，通过使用有机溶剂使同种异体脱钙制备，允许保留胶原和非胶原蛋白质 (例如，BMP)。超过 25 种 DBM 产品以多种形式 (粉末、油灰、碎片、粉碎颗粒或凝胶填充注射器) 在市场上出售。尽管同种异体骨具有骨传导和骨诱导能力，但其骨诱导能力低于自体骨。与传统同种异体骨相比，DBM 的脱矿过程可能导致骨诱导性能的改善。

异体骨没有活细胞，移植物通常是通过机械连接所有软组织，用乙醇清洗去除血液和活细胞，用伽马射线消毒组织。虽然高剂量辐射可以杀死细菌和病毒，但也可能降低同种异体骨的生物力学特性，并以剂量依赖的方式影响骨传导和骨诱导特性。同种异体骨的一个潜在缺点是疾病传播的风险。严格的供者筛选方案，如美国组织库协会 (American Association of Tissue Banks) 实施的方案，对于确保同种异体骨移植的安全性至关重要。据报道，从 HIV 感染的捐赠者获得移植骨的概率是 167 万分之一，获得含有 HIV 的 DBM 的风险是 28 亿分之一。移植骨的其他缺点包括免疫原性反应的风险和更长的愈合时间。

（三）人工骨替代物

人工骨替代物是异体骨和自体骨移植的替代品，包括硫酸钙、磷酸钙、磷酸三钙和生物玻璃。合成骨替代物有多种形式，包括粉末、颗粒和腻子。它们具备骨传导能力，但不具备骨诱导或成骨能力。一些临床研究已经评估了使用人工骨替代物用于胫骨平台、髋部、桡骨远端、肱骨近端和跟骨骨折的骨缺损填充。与自体骨相比，磷酸钙人工骨替代物治疗的患者并发症少，但对临床疗效的影响尚不清楚。

此外，富含血小板的血浆、骨髓提取物和干细胞在国内临床应用较少。一些外部刺激，包括电刺激、超声波和震动被证明有促进骨折愈合的潜在可能。

总　结

骨折愈合的过程受许多因素影响，最为重要的是稳定性和血液供应，不同类型的骨折在治疗时需要选择合适的固定方式，达到最适合该类骨折愈合的稳定性，绝不是越稳定越好。而治疗骨折时对于血液供应的保护同样是至关重要的。

（郭　琰）

参考文献

1. Aspenberg P, Genant HK, Johansson T, et al. Teriparatide for acceleration of fracture repair in humans: A prospective, randomized, double-blind study of 102 postmenopausal women with distal radial fractures. J Bone Miner Res, 2010, 25(2):404-414.
2. Bishop JA, Palanca AA, Bellino MJ, Lowenberg DW. Assessment of compromised fracture healing. J Am Acad Orthop Surg, 2012, 20(5):273-282.
3. Rothem DE, Rothem L, Dahan A, Eliakim R, Soudry M. Nicotinic modulation of gene expression in osteoblast cells, MG-63. Bone, 2011, 48(4):903-909.
4. Kayal RA, Alblowi J, McKenzie E, et al. Diabetes causes the accelerated loss of cartilage during fracture repair which is reversed by insulin treatment. Bone, 2009, 44(2):357-363.
5. Brinker MR, O'Connor DP, Monla YT, Earthman TP. Metabolic and endocrine abnormalities in patients with nonunions. J Orthop Trauma, 2007, 21(8):557-570.
6. Kurmis AP, Kurmis TP, O'Brien JX, Dalén T. The effect of nonsteroidal anti-inflammatory drug administration on acute phase fracture-healing: A review. J Bone Joint Surg Am, 2012, 94(9):815-823.
7. Goldhahn J, Féron JM, Kanis J, et al. Implications for fracture healing of current and new osteoporosis treatments: An ESCEO consensus paper. Calcif Tissue Int, 2012, 90(5):343-353.
8. US Preventive Services Task Force. Vitamin D and calcium supplementation to prevent cancer and osteoporotic fractures in adults: US Preventive Services Task Force recommendation statement. DRAFT. June, 12, 2012.
9. Myeroff C, Archdeacon M. Autogenous bone graft: Donor sites and techniques. J Bone Joint Surg Am, 2011, 93(23):2227-2236.
10. Larsson S, Hannink G. Injectable bone-graft substitutes: Current products, their

characteristics and indications, and new developments. Injury, 2011, 42(suppl 2): S30-S34.

11. Russell TA, Leighton RK, Alpha-BSM Tibial Plateau Fracture Study Group. Comparison of autogenous bone graft and endothermic calcium phosphate cement for defect augmentation in tibial plateau fractures: A multicenter, prospective, randomized study. J Bone Joint Surg Am, 2008, 90(10):2057-2061.
12. Cox G, Jones E, McGonagle D, Giannoudis PV. Reamer-irrigator-aspirator indications and clinical results: A systematic review. Int Orthop, 2011, 35(7): 951-956.

第 11 章
多发创伤处理

引　言

一般情况下，内科医生比骨科医生更了解多发创伤患者生理功能的进展。但对于多发创伤患者日益增加的早期和积极的骨科处理要求骨科医生有更深入的对于生理功能变化的了解。随着战伤处理技术日益转化为民用，更多的多发伤患者得以幸存，当然，这是基于对于危重治疗和创伤整体治疗的了解之上的。骨科医生必须与内科医生一道整合处理骨骼系统及其他系统疾病，密切沟通与团队建设变得日益重要。

一、初期评估与复苏

初期创伤处理的原则并未改变。经典的 ABC 流程(气道、呼吸、循环)仍旧理想有效。如果下肢损伤导致大失血，第一要务就是要控制灾难性的出血。止血带通常是控制开放性肢体出血的简便有效的方法。损伤 - 控制复苏开始于创伤即刻，利用低压复苏，目标是减少院前液体输注。晶体和胶体复苏应倾向保守并在预先设定的例如桡动脉搏动恢复前加以限制。这种方法可以减少稀释性凝血障碍并减少已经形成的凝血块被冲走。

到达医院后，最严重的创伤患者可以通过平衡输血疗法获得益处，因其接近正常血液的组分。最近的局部战争提供了大量输血的有力证据，回顾军方和民用的数据，高比例输注新鲜冰冻血浆和血小板与单独输注红细胞相比，降低了需要大量输血的患者的死亡率。一项前瞻性的试验正在进行，旨在了解最佳的血制品输注比例。输血策略的挑战仍未平息。

需要注意的是，按比例输血只针对一小部分患者。人们已经在着力发展临床评分系统以预测严重失血并早期判断哪些患者可以通过积极的损伤 - 控制复苏获益。目前，临床判断好于任何个体评分系统。患者有严重的临床表现 (严重低容量需要输血) 及实验室证据表明休克及广泛的损伤意味着凝血机制异常的高风险且需要更多输血。在这种情况下，医生须考虑损伤 - 控制复苏。

二、创伤诱发的凝血障碍

观察发现，25% 的创伤患者在急诊科就表现出了化验结果上的凝血异常。这使得人们重新评估创伤诱发的凝血异常的病生理机制。低体温、酸中毒和凝血因子稀释可能是主要因素，但现在已经明确，休克和组织损伤是这些情况的始动因素。低灌注介导内皮细胞血栓调节素的表达，从而诱发 C 蛋白活化、系统性抗凝及阻抑纤维蛋白溶解。很多研究表明，凝血异常是创伤后死亡的一个独立预测因素。最近，凝血机制异常及 C 蛋白活化被发现与呼吸机相关肺炎、多器官衰竭、长时间呼吸机使用及长时间 ICU 治疗相关。这种对于创伤诱发的凝血机制异常的机制和结果的认识使我们应重新评估创伤复苏中凝血功能标志物。

最近有两种药物可能逆转创伤后凝血异常，成为了研究热点。重组Ⅶ a 因子已经用于治疗拥有Ⅷ和Ⅸ因子抗体的血友病患者。它具有与组织因子一道活化外源性凝血途径的潜能，并在激活的血小板表面直接激活 X 因子。一项随机对照研究表明其可以减少钝器伤患者的输血需求，但对于死亡率没有影响。此结果使得Ⅶ a 因子广泛使用，特别是复杂的战伤患者。早期的回顾性数据表明重组Ⅶ a 因子的使用降低了创伤后的死亡率，但更多的前瞻性研究否定了这一结果。人们对于重组Ⅶ a 因子的功能预期开始下降，且其没有获得 FDA 的批准应用于创伤后凝血机制异常的患者。

氨甲环酸，一种纤溶抑制物，已经在择期手术中广泛应用，起到减少出血的作用。氨甲环酸在创伤后凝血异常的高纤溶状态中起到了重要作用。CRASH-2(Clinical Randomization of an Antifibrinolytic in Significant Hemorrhage-2) 是一项随机双盲对照研究，以研究氨甲环酸在创伤后患者中的作用。40 个国家不同中心不少于 20 000 个创伤患者接受了试验，他们均有活动性出血或有出血风险。氨甲环酸组 4 周的死亡率是 14.5%，而安慰剂组是 16%，其具有统计学意义。氨甲环酸组中，直接由出血导致的死亡率为 4.9%，而对照组为 5.7%。随后的分析表明，氨甲环酸应在伤后 3 小时之内输注。基于数据预测，若能在伤后 1 小时输注氨甲环酸，全球每年将有 128 000 个生命得到挽救。值得注意的是，没有特异性的测定办法了解高纤溶状态及凝血异常，血栓弹力图或许能协助医生找到适合这种疗法的高纤溶状态患者，获得更好的治疗效果。但有趣的是，CRASH-2 试验发现氨甲环酸组的输血量并未减少。

氨甲环酸具有抗炎作用或许在降低死亡率方面有所功效。创伤性凝血异常是战伤治疗的突出特点，相较非战伤更严重。MATTERs(Military Application of Tranexamic Acid in Trauma Emergency Resuscitation) 研究回顾性分析了 896 名使用了氨甲环酸的阿富汗战争伤员，时间跨度大于 2 年。尽管创伤更严重，氨甲环酸组的死亡率明显降低 (17.4%，对照组 23.9%)。氨甲环酸是降低大量输血患者死亡率的独立因素。

必须认识到严重创伤患者中创伤诱发的凝血障碍的可能，在脑海中应该有从容量复苏向止血复苏的转变。常规输血是有效的，氨甲环酸的输注应作为严重失血患者的补充。

三、军队经验的治疗模式

在伊拉克和阿富汗的冲突中，军医获得了大量治疗非制式武器 (路边炸弹) 伤的经验。最严重的损伤是持续的不在装甲保护下的近距离作战，多发创伤包括肢体撕裂，常见的还有离断和截肢，并经常合并骨盆损伤和内脏损伤。出色的战地医疗和快速的空中转运系统使得这些伤员能从冲突局部转移至战地医院从而获得幸存。战地医疗使得医务兵能在战场上处理大多数常见的可预防致死的外伤。止血带和止血纱布的应用是最有效的早期干预。这两种治疗方式的目标都是控制出血这一最常见的战场死亡原因。

有悖于经典理论，在现在的战争中，院前使用止血带对于控制出血和增加生存率是有效的，止血带是整个损伤控制复苏外科链中的重要一环。并发症发生率很低且大部分是神经麻痹。2005 年美军广泛使用止血带期间曾报道筋膜切开减压比例增高，但这似乎与更多的尖端武器应用导致的严重损伤增多及伤者在从战区转回后方前筋膜切开减压的指征放宽有关。将数据外延至民用医疗领域可能很难。止血带使用的并发症发生率与院前止血带使用的时间长度有关。

多发创伤性截肢的患者的复苏是一项极限挑战。积极应用创伤控制原则是获得良好预后的基础保障。血流动力学不稳定的患者最后在手术室实施治疗，在这里复苏和止血可以同步进行。CT 应用的时机也被进行了研究，术前或术中的 CT 价值不高，因为大多数的临床严重创伤可以不借助 CT 便能快速评估。术后 CT 可用于整体描述损伤情况。决定受累的解剖学范围需要团队的协作。快速控制所有出血点是性命攸关的。腹腔内损伤、不稳定或开放性骨盆损伤必须放到最高优先级。骨盆环外固定及腹膜外包扎可用来固定不稳定的骨盆骨折。在进行开腹探查和骨盆外固定时必须保证所有肢体出血均已控制。在大多数情况下，气压止血带是适宜的，但对于大多数肢体近端的离断，外科干预是必需的。在一些病例中，下肢近端血管的控制最好是通过开腹探查完成。尽量多的进程能同时开展对于尽早进行手术是非常重要的。

在一些情况中，外科操作空间并不理想，不同领域的两个外科医生在不同肢体上同时操作。对于重伤的患者来说，肢体处理应力求简单。生理学稳定是多发创伤患者的首要考量，而非骨折的复杂性。肢体损伤需要控制主要血管、大体清创及临时外固定。有效的血管再通或临时的旁路回流可用于缺血肢体，这取决于患者的生理学稳定情况。战伤患者的清创可能非常复杂，严重污染和创面分布于各处是这类创伤的特点。通过对患者生理学状态的评估，医生可能在严重凝血功能障碍恢复前延迟对伤口的清创。严重的外伤患者，经常因为无法耐受长时间的手术刺激导致无法在一次清创后获得彻底愈合。后续手术将在更高级的医院进行。

虽然战伤是治疗的挑战，但如果成熟的治疗体系建立，可以预期生存率会达到比较高的水平。严重战伤给平常不常见多发损伤的非军医上了重要的一课。在复杂的病例中，恢复骨折的对位对线和固定在技术层面是非常容易的，但对于真正的创伤控制来说这微不足道。所有的外科处理应以复苏为前提。

四、损伤控制骨科的肢体创伤处理及指征

几百年来，医生眼睁睁看着多发创伤的患者早期死亡，在现代危重医学和创伤复苏理论发展前，病死率并没有显著改观。即便这些患者获得了较好的早期处理，一些难以解释的发病率和死亡率可能就是这些早期处理本身带来的，因为其打开了创伤反应的级联效应。目前仍在讨论早期处理是否导致了更严重的并发症。早期创伤的高炎症反应是一种创伤后的正常反应，之后进入低炎症反应期。这种二相性反应可能导致低炎症反应期死亡率增加。原发创伤可能导致原发器官受损并启动高炎症反应。之后，多器官功能障碍与低炎症反应期发生的刺激共同构成第二波打击。之后内分泌和外分泌因子在创伤后并发症的发生上发挥了重要的作用。医源性二次打击包括大量输血、导致组织损伤的外科干预、低体温及失血。研究表明，严重肺损伤、休克及不稳定的患者接受手术，死亡率会增高。二次打击会因失血、败血症和缺血 (或其他可能导致这些情况的异常) 而加重。

应用损伤控制外科理论使得合并腹部外伤的患者的生存率有所改善。随着损伤控制骨科 (damage control orthopaedics，DCO) 的流行，这一理论也得以铺开。损伤控制骨科的目标是减少失血、败血症和缺血。患者的选择很重要，通过对各种相关因素中胸部和脑的损伤程度判定患者的生存概率和是否启动损伤控制骨科。

损伤控制骨科和早期直接治疗的争论仍在继续。经过简单分诊后患者面对急诊外科医生的治疗决策。患者依据不同的情况被分级至不同等级。稳定的患者 (Ⅰ级，明确手术) 直接转运至手术室进行早期直接治疗。不稳定的患者 (Ⅲ级，心血管不稳定，收缩压小于 90 mmHg) 转运至手术室处理非骨科损伤并使用损伤控制骨科原则进行处理。患者濒死 (Ⅳ级，急性致命损伤) 转运至 ICU，在有可能的情况下进行外固定。患者在边缘情况 (Ⅱ级，情况不明且合并心血管不稳定及低氧血症) 问题更多也更难处理。这些患者在急诊室进行复苏及非骨科治疗。如果情况稳定，则进入手术室进行损

伤控制骨科处理。对于此类患者忽视是否复苏成功而进行早期的直接治疗通常是不适合的。

一些作者尝试用一些实验室的客观指标或评分标准来界定这样的边缘患者。这类边缘患者的指标包括 ISS 评分大于 20 分的多发创伤患者且合并胸部外伤；多发伤合并腹部和(或)骨盆创伤；失血性休克或ISS评分大于40分不合并胸部外伤；胸片提示双侧肺挫伤，初始平均肺动脉压大于 24 mmHg 和髓内钉置入过程中肺动脉压升高大于 6 mmHg 都意味着这样的患者处于边缘境况。多器官衰竭随之而来。基于报告显示，对于 Glasgow 昏迷评分小于 9 分的患者，肢体手术应暂缓进行。低灌注状态的间接测量，包括乳酸水平及碱剩余，可以辨识难以量化的低灌注状态，并可以更好地定义此类边缘患者。一些中心可以检测炎症因子标志物(白介素 -6、8、10、18)，但广泛应用这种检测并非是标准方法。这些指标在判定患者的生存能力及损伤控制骨科原则的适用水平的作用日益显著，特别是白介素 -6，被认定是系统性创伤免疫调节的良好指示。炎症标志物的高水平表达预示着病情复杂及预后不良。

材料选择和介入时机也有争议。外固定架是损伤控制骨科的首要治疗方案。外固定装置缩短了外科手术时间，减少了出血，使得肢体情况直观表现，减低了骨折固定的并发症发生率。一些作者也讨论了髓内钉、小切口接骨板及很多其他方案应用于损伤控制骨科技术中。

不讨论手术技术，损伤控制骨科与早期直接手术的时机就值得讨论。很多争论聚焦于股骨干骨折的固定，这是多发伤中常见的损伤。对于股骨干骨折的研究表明，不应考虑是否为多发伤，股骨干骨折髓内钉早期治疗均能获得良好预后。2009 年的一项基于国立创伤数据库 (National Trauma Data Bank) 的回顾性研究随访了 3069 位股骨干骨折的多发伤患者，他们均接受了最终的骨折固定治疗。入院 12 小时内接受骨折最终治疗的患者死亡率更高。12 小时之后手术的患者死亡率下降约 50%。这种非紧急手术使得致命性腹部损伤的患者获得了益处。

一项回顾性研究评估了 766 例多发创伤合并肺损伤的股骨干骨折患者在 24 小时内和 24 小时后进行髓内钉治疗的结果。合并严重胸部创伤的患者，24 小时内接受股骨髓内钉手术的患者在术后急性呼吸窘迫综合征 (acute respiratory distress syndrome, ARDS) 的发生率 (33% vs 7.7%) 和病死率上 (21% vs 4%) 均高于 24 小时之后手术组。本文作者并没有将 24 小时之后手术组再分组讨论。在 1999 年的一项回顾性研究中，单中心 24 年 4313 例多发创伤患者按是否发生多器官衰竭分组，在发生了多器官衰竭的患者组中，手术通常都是在伤后 2 ~ 4 天内进行的。一项从 Ⅰ 级创伤中心收集了 12 年的数据表明，1352 例合并胸部或头部及股骨干骨折的患者依据手术时间分组。24 小时内手术的患者效果最好，在 2 ~ 5 天手术的患者并发症发生率最高。早期直接固定治疗的包含股骨干骨折的多发伤患者，应完善评估生理状况及手术时间。对于边缘患者，早期手术不一定是最好的选择。2 ~ 5 天手术也不理想。6 天后手术并发症发生概率较低。

五、骨盆环损伤

多发创伤患者骨盆环的损伤通常由高能量钝器创伤所致，累及骨组织及软组织。这种损伤死亡率很高。患者虽然能从创伤现场幸存，仍可能因为后期的败血症和 (或) 多器官系统衰竭致死，且还包括持续的泌尿系统、神经系统、消化系统及运动系统的损伤。因为这种损伤的自然复杂程度，必须多学科配合方能减低死亡率。最初的急救评估应在进行高级创伤生命支持的同时考虑可能的出血原因。如果排除胸腔、腹腔及肢体出血，则必须考虑骨盆出血是造成血流动力学不稳定的原因。为了挽救生命，控制出血及机械稳定是当务之急。不常见但更致命的损伤，如开放性骨盆骨折，必须特殊对待且不同于闭合性骨盆损伤。包含会阴、直肠及阴道的体格检查对于开放性骨盆骨折非常重要。

（一）影像检查

更进一步的骨盆损伤的严重程度判断需要入口 - 出口位平片和 CT 获得。虽然平片可以用来骨折分型，但 CT 可以更好地判断损伤的全貌。Young & Burgess 骨盆骨折分型基于致伤外力造成的不稳定分为 4 型，并可以进一步细分。旋转不稳定包括前后压缩 (APC) 损伤，可以导致骨盆外旋不稳定；侧方压缩 (LC) 损伤，造成半骨盆内旋；垂直剪切 (VS) 损伤，是轴向负荷通过骨盆造成的垂直不稳定及移位；复合机制 (CM) 损伤，是其他三种机制的综合。虽然这种分型系统不能预测特定的血管损伤，但它对于预测可能的复苏需求及合并损伤是一有效的工具，且可以直接确定稳定策略。前后压缩损伤常与实质和空腔脏器损伤相伴，更容易发生休克、败血症和迟发性呼吸窘迫综合征，侧方压缩损伤常与创伤性脑损伤相伴。输血量和死亡率由高到低依次是前后压缩、复合机制、外侧 / 垂直机制。

（二）临时机械稳定

历史上，骨盆的即刻外固定包括在治疗血流动力学不稳定的骨盆环损伤的标准流程之中。这种策略基于前后压缩和垂直剪切两种机制的损伤可以导致骨盆内容量增加导致出血的理论支持，并可以通过减少骨盆内容量止血并导致填塞止血效应。因为向头侧出血至腹膜后间隙相对不受骨盆容量通过外固定减少的影响，且外固定架的安放需要时间，所以外固定架逐渐被骨盆矫形装置或骨盆带所替代。骨盆矫形装置可以使用床单替代也可以使用商业成品。这样的装置简单，可以快速使用，并可以全方位有效地制动由前后压缩、垂直剪切及复合机制造成的骨盆损伤。骨盆矫形装置对于前后压缩型的损伤可以有效减少容积，但不能减少外侧压缩型损伤。对于有失血风险的前后压缩型损伤患者，有证据表明这种装置可以减少输血量、住院时间和死亡率。

这种装置放置于大粗隆水平，允许触及腹股沟 (方便放射介入) 及腹部 (方便外科手术)。这种装置可以安全放置 190 小时而不必担心皮肤或其他软组织坏死，但必须要警惕在受伤当时受累的皮肤。对于骨盆向外旋转畸形的控制可以通过将双膝束缚在一起达成。

正式的髂嵴或髋臼上外固定装置可以在患者在手术室进行腹部或胸部手术时备用，或者在某些情况下作为延期手术中最终的稳定结构 (如有必要，辅以内固定)。髋臼上置钉在生物力学上更具优势。骨盆 C 形钳在一些中心作为骨盆环骨折的临时固定装置。它与其他的外固定装置不同，它对后环有加压作用，有效减少前后压缩、垂直剪切及复合机制造成的骨折或脱位。对于一个明显不稳定的骨盆环，C 形钳为腹膜外间隙压塞提供了机械稳定性。虽然可以利用体表标志定位使用，但由于骨盆移位有刺破骨盆内组织的风险。大多数中心都在透视下完成这一装置的使用以避免并发症。一个改良的安全的后环进钉点是髂前下棘。

（三）控制出血

在找不到明显出血点时，介入治疗对控制血流动力学不稳定的骨盆环骨折的患者的出血是有效的，无论出血是持续性的还是复发的。三个潜在的出血来源分别是动脉、静脉和骨折面。动脉出血很难控制并且是致命性失血的主要来源。有两种常规的办法控制动脉出血：血管栓塞或腹膜外压塞。骨盆动脉造影用以识别动脉破裂和栓塞的历史可以追溯到 20 世纪 90 年代，3% ~ 10% 的骨盆骨折患者需要这种方法进行止血。成功止血的概率大约为 90%。重复血管造影及栓塞对于明显的复发性出血有效，虽然系统性栓塞的风险必须得到考虑。CT 发现的造影剂外渗 (blush 征) 且年龄大于 60 岁的骨盆损伤患者需要栓塞治疗。相反的，CT 未见造影剂外渗提示没有重要动脉出血，无须介入造影。

腹膜外填塞，与血管造影和栓塞相比，是一些中心控制骨盆出血的常规办法。在另外一些中心，是濒死患者的备选方案，是血管造影前紧急状况下的办法。腹膜外填塞也可用于血管造影及栓塞后的持续出血。这种技术包括脐下正中切开皮肤和筋膜，压塞 3 ~ 4 块腹腔纱布至骶髂关节水平的后骨盆处及骨盆双侧，目的是压迫出血血管。腹膜外填塞可以作为独立操作 (不侵犯腹膜腔)，也可以和开腹探查一同进行。在血流动力学持续稳定和所有的凝血功能异常得到纠正并返回手术室后，腹部伤口可以关闭。一小部分患者，可能需要填塞后的血管造影和栓塞。为了得到一面能坚实填塞的盆壁，可以通过骨盆矫形装置或骨盆 C 形钳获得后环的稳定。与血管造影和栓塞相比，腹膜外填塞因其进入手术室要比进入造影室更便捷而更具优势，且降低了输血量。

骨盆外伤经常导致死亡。常规的平片和 CT 可以指导复苏和初期稳定策略并预测输血需求和并发损伤。骨盆矫形装置广泛替代了外固定架和 C 形钳，成为了骨盆环骨折最重要的临时固定装置。使用血管造影、栓塞及腹膜外填塞应当成为出血导致的血流动力学不稳定患者的常规流程。

总　结

对于多发伤患者的新的治疗理念及方法逐渐被接受，主要原因是这些方法是从军队战伤救治中所得到的。更新的血液学疗法应用于创伤治疗领域。对于多发创伤患者的救治需要跨学科的协作。虽然骨科医生可能不能了解复苏的每一个细节，但他们应该知道针对多发创伤患者被广泛使用的最新的治疗方法。

（杨钟玮）

参考文献

1. Shakur H, Roberts I, Bautista R, et al. Effects of tranexamic acid on death, vascular occlusive events, and blood transfusion in trauma patients with significanthaemorrhage (CRASH-2). A randomised, placebo controlled trial. Lancet, 2010, 376(9734):23-32.
2. Morrison JJ, Dubose JJ, Rasmussen TE, et al. Military Application of Tranexamic Acid in Trauma Emergency Resuscitation (MATTERs) Study. Arch Surg, 2012, 147(2):113-119.
3. Pape HC, Marcucio R, Humphrey C, et al. Trauma-induced inflammation and fracture healing. J Orthop Trauma, 2010, 24(9):522-525.
4. Morshed S, Miclau T III, Bembom O, et al. Delayed internal fixation of femoral shaft fracture reduces mortality among patients with multisystem trauma. J Bone Joint Surg Am, 2009, 91(1):3-13.
5. Brockamp T, Nienaber U, Mutschler M, et al. Predicting on-going hemorrhage and transfusion requirement after severe trauma. A validation of six scoring systemsand algorithms on the Trauma Register DGU®. Crit Care, 2012, 16(4):R129.
6. Wade CE, Eastridge BJ, Jones JA, et al. Use of recombinant factor Ⅶa in US military casualties for a five-year period. J Trauma, 2010, 69(2):353-359.
7. Burlew CC, Moore EE, Smith WR, et al. Preperitoneal pelvic packing/external fixation with secondary angioembolization. Optimal care for life-threatening hemorrhage from unstable pelvic fractures. J Am Coll Surg, 2011, 212(4):628-637.

第12章 骨科手术中的凝血、血液管理及血栓栓塞性疾病

引 言

骨科患者年龄分布广，并发症种类多。掌握出血、凝血、术中失血管理以及血液制品管理等方面的知识有助于围术期管理。为了有效地预防、诊断和治疗静脉血栓栓塞症 (venous thromboembolism, VTE)，术前评估凝血障碍以及患者 VTE 风险的能力是必要的。凝血异常会影响凝血块的形成与稳定，增加手术患者出血风险。凝血异常的病因包括：遗传性血小板功能异常 (例如 von Willebrand 病)、血友病以及获得性凝血异常。获得性凝血异常包括：药物影响 (阿司匹林、华法林)，Vit K 缺乏，器官功能不全 (肝疾病)。血小板减少至 $10 \times 10^9/L$ 时增加自发性出血风险，降至 $(50 \sim 100) \times 10^9/L$ 时增加术中出血风险。

一、凝血异常的评估

首先要了解患者的病史，出血症状，系统性疾病，药物使用，个人史及家族史；如果有凝血异常或异常出血史，需进一步检查；筛查 PT、APTT、INR；如发现明显异常，建议血液科专科就诊。

对于凝血异常者，围术期需采取相应措施减少出血。凝血因子缺乏性疾病，如血友病，需补充相应凝血因子 (重组Ⅶ a)。药物相关者，择期手术前建议暂停抗血小板药物。急诊手术或大量输血时，输注新鲜冰冻血浆。局部使用纤维蛋白凝胶、凝血酶、纤维素凝胶剂、抗纤溶制剂也有助于控制术中出血。

二、术中失血管理

术前估计出血量；术中严密止血，电凝、控制性降压、自体血回输（禁忌：感染、肿瘤）；止血材料：纤维蛋白凝胶（干燥，无活动性出血的创面）、凝血酶、明胶海绵、纤维素膜（尚需进一步验证）；术前提高血红蛋白含量，EPO、自体血；非心脏大血管手术，Hb 100～130 g/L；抗纤溶制剂：氨甲环酸、氨基己酸（适用于心脏手术、关节置换、脊柱手术；个案报道肾衰竭、卒中；可逆性优于抑肽酶；需进一步研究最佳给药剂量）。

输血适应证：

(1) 血红蛋白低于 70 g/L。对于不合并急性心肌梗死或不稳定心绞痛的患者需严格把握指征：Hct 低于 24%；对于没有进一步失血风险的患者，血红蛋白大于 80 g/L 时不建议输血，有失血风险的患者血红蛋白小于 100 g/L 时应考虑输血（如心肌梗死、心力衰竭、慢性阻塞性肺疾病、慢性肾病患者）。

(2) 有症状的贫血患者，心动过速、低血压或体位性低血压补液不能纠正者。

三、静脉血栓栓塞性疾病

（一）病因

发生静脉血栓的三个危险因素包括血液淤滞、血管内皮损伤、高凝状态，而前两者是骨科患者 VTE 最常见原因。最多见于下肢深静脉，可以出现症状或表现为肺栓塞。

（二）易栓症

分为遗传性与获得性，前者包括：蛋白 C、蛋白 S、抗凝血酶Ⅲ缺乏；V 因子、前凝血酶基因突变。后者包括妊娠或口服避孕药；肾病综合征；系统性红斑狼疮；恶性肿瘤、房颤、手术创伤应激、制动、肥胖。

对于这类患者，需关注病史、全血细胞计数，肝肾功能、V 因子、前凝血酶基因突变、狼疮抗凝物、同型半胱氨酸、蛋白 C、蛋白 S、抗凝血酶Ⅲ。

骨科手术是 VTE 的高危因素，根据临床特点及患者体质、手术操作不同，发病率各不相同。全膝、髋关节置换术采取 VTE 预防措施，可以降低 3% ~ 12% 的 DVT，致死性肺栓塞 (pulmonary embolism, PE) < 0.1%。

（三）预防措施

美国胸科医师协会 (ACCP)2012 年 2 月的指南，认为需在有效性与安全性之间权衡。推荐了很多种化学治疗药物和 (或) 机械压迫方法，至少应用 14 天，推荐出院前行超声检查。推荐低分子肝素及机械压迫，至少 35 天。

华法林抑制Ⅱ、Ⅶ、Ⅸ、Ⅹ及蛋白 C，可能发生药物、食物相互作用，需监测。过量时可输注血浆或使用维生素 K 拮抗；低分子肝素及磺达肝癸钠，每日 1 次或 2 次，皮下注射，不需监测，血小板减少的风险较低。达比加群是凝血酶抑制剂，利伐沙班是 Xa 抑制剂，相比低分子肝素，不需监测，出血风险小，需要临床实践检验。阿司匹林口服，可以减少 VTE 发生率，抗凝效果不及上述其他药物，但是出血风险小。气动加压装置是治疗血液淤滞的，激活纤溶系统，无创，非药物，不会增加出血。早期活动也很重要。可移动加压装置允许行走时及出院后使用。滤器使用指征包括：药物抗凝后仍高危，药物治疗无效，不能耐受药物治疗等。永久性滤器存在风险，如下腔静脉血栓、静脉壁损伤、深静脉血栓 (deep vein thrombosis，DVT) 进展等。临时滤器，早期研究证实其安全、有效。

四、肺栓塞

（一）发病率

肿瘤患者高凝状态，VTE 发生率高，并发症及致死率高。骨与软组织肉瘤或转移性骨肿瘤手术，发生率 0 ~ 4%，预防 VTE 需与血肿形成及肿瘤播散取得平衡。脊柱手术 DVT 发生率 1.09%，PE 发生率 0.06%；硬膜外血肿发生率 0.4%，其中 38% 为永久性神经功能损害。

（二）血栓栓塞预防

华法林、低分子肝素（依诺肝素、达肝素）、磺达肝癸钠 (Xa 间接抑制剂)、口服抗凝药（利伐沙班、达比加群）、阿司匹林、间歇性气动加压装置、下腔静脉滤器。

（三）诊断

下肢静脉血栓的症状包括小腿疼痛、下肢肿胀以及 Homan 征阳性。肺栓塞患者可以无症状，或者表现为呼吸困难、胸痛、晕厥、低氧血症、呼吸急促、心动过速等。

临床诊断 VTE 不可靠，因为症状和体征不特异。静脉超声、静脉造影可以协助诊断下肢静脉血栓，诊断肺栓塞的金标准是增强 CT 和肺通气灌注扫描。但是合并过敏或肾功能不全的患者不能做增强 CT 检查。

（四）治疗

预防 PE，降低 DVT 并发症；延长化学抗凝药物使用；长期口服药物适合选用华法林；新型口服抗凝药如达比加群、利伐沙班可以替代华法林；用药时间取决于血栓栓塞的类型、范围，腘静脉近端需口服抗凝药物 3 ~ 6 个月，远端尚存在争议；围术期 PE 无其他 VTE 复发因素者需口服抗凝药物 3 ~ 6 个月；围术期 PE 合并高凝状态者终身抗凝；无法耐受抗凝或出血明显者可考虑放置滤器。

最快的方法是静脉注射肝素，低分子肝素或磺达肝癸钠，术后即刻应用抗凝存在出血风险，条件允许时应注意避免。滤器对于已经发生的 PE 无效，但可用于预防；安全、有效地治疗需要充分掌握出血、凝血及输血管理相关知识；凝血级联反应异常会引起出血倾向或病理性血栓；VTE 及其合并症增加并发症发生率及致死率；今后应致力于研究 VTE 的危险因素、风险评估及安全、有效的预防措施。

无症状的贫血患者预防性输注红细胞时需警惕缺血风险。AAOS 预防血栓栓塞性疾病指南建议全关节置换术后需采取预防 VTE 措施，但是预防 VTE 的最优方案尚存在争议。

总　结

骨科患者的血液管理是骨科临床工作中的重要问题。以我科为例，脊柱和关节手术量非常大，因为是退变性疾病，患者老龄化明显，围术期的失血管理以及血栓栓塞性疾病的防治至关重要。肺栓塞是危及患者生命的严重并发症，需要所有医生对其病理生理机制以及诊治原则有充分的认识。

（王永强）

参考文献

1. Waters JH, Dyga RM, Waters JF, et al. The volume of returned red blood cells in a large blood salvage program: Where does it all go? Transfusion, 2011, 51(10):2126-2132.
2. Tse EY, Cheung WY, Ng KF, et al. Reducing perioperative blood loss and allogeneic blood transfusion inpatients undergoing major spine surgery. J Bone Joint Surg Am, 2011, 93(13):1268-1277.
3. Keating EM, Meding JB. Perioperative blood management practices in elective orthopaedic surgery. J Am Acad Orthop Surg, 2002, 10(6):393-400.
4. Thoms RJ, Marwin SE.The role of fibrin sealants in orthopaedic surgery. J Am Acad Orthop Surg, 2009, 17(12):727-736.
5. Faris PM, Ritter MA, Abels RI,American Erythropoietin Study Group. The effects of recombinant human erythropoietin on perioperative transfusion requirements in patients having a major orthopaedic operation.J Bone Joint Surg Am, 1996,78(1):62-72.
6. Mont M, Jacobs J, Lieberman, J, et al. Preventing venous thromboembolic disease in patients undergoing elective total hip and knee arthroplasty. J Bone Joint Surg AM, 2012, 94(8):673-674.
7. Yang ZG, Chen WP, Wu LD. Effectiveness and safety of tranexamic acid in reducing blood loss in total knee arthroplasty:A meta-analysis. J Bone Joint Surg Am, 2012, 94(13):1153-1159.
8. Eubanks JD. Antifibrinolytics in major orthopaedic surgery.J Am Acad Orthop Surg, 2010, 18(3):132-138.
9. 赵玉沛，陈孝平 . 外科学 . 北京：人民卫生出版社 , 2015:32-40.

第 13 章 老年患者围术期的处理

引　言

随着婴儿潮时期出生人群 (1946—1965 年之间出生的人) 年龄的增长，老龄人群已逐步成为人口中增长速度最快的部分。除骨质疏松外，老年患者常合并其他病症，给骨科医生带来了许多挑战，如何照顾体弱的老年患者，如何治疗老年骨病变得困难重重。对骨科医生而言，治疗老年患者时，了解基本的老年病学治疗原则是尤为重要的。

一、流行病学特点

老龄化人口的增长及大众对生存期望的不断提高，要求骨科医生能合理处置急症及择期的老年骨病。到 2030 年时，所有婴儿潮时期出生的人将达到 65 岁，迈入老年人行列。然而，在人们对寿命期望值不断增大的同时，影响个人健康状况和手术预后的并存疾病的数量也有了显著的增加。

二、术前评估

骨科手术前，我们需要对老年患者进行详细的体检以减少围术期不良事件发生的风险。骨科手术的术前评估应是个体化的，由外科手术团队的医疗水平、医院政策、医疗风险因素及相关诊疗过程的急迫性共同决定。对于多种疾病并存的择期手术患者而言，一个更加彻底和全面的术前评估是手术安全的有力保证；对于急症手术，我们需要一个更有针对性的术前评估及干预方式来降低手术风险。

术前评估的基本原则包括发现可纠正的异常指标，降低手术风险，缩短康复时间。术前评估的基础是详细的病史采集、全面的体格检查及清晰地用药史回顾。对于最担心的部分，我们需要进行针对性的试验来评估风险及改善患者的健康状况。一个良好的术前评估应该包括对提高患者当前健康状况及控制术后疼痛的建议。常规的实验室检查和诊断性研究，如心电图，除非有阳性发现，否则其诊断价值并不高，且由于检出率低而不被推荐。此外，假阳性结果会导致更多不必要的检查，干扰正确的诊断，这些都对患者不利。尽管老年患者体检时经常出现异常值，但并不一定与并发症相关。然而，看似相对简单的评分，如 ASA 麻醉分级，对术后并发症的发生有较好的预测作用。美国麻醉师协会 (American Society of Anesthesiologists，ASA) 麻醉分级一、二级的患者，麻醉和手术耐受力良好，麻醉经过平稳；三级的患者麻醉有一定危险，麻醉前准备要充分，对麻醉期间可能发生的并发症要采取有效措施，积极预防；四级的患者麻醉危险性极大，即使术前准备充分，围术期死亡率仍很高；五级为濒死患者，麻醉和手术都异常危险，不宜行择期手术。

(一)心电图

2007 年美国心脏病协会指南指出，对于有一定危险因素的患者，在术前行 12 导联心电图检查评估围术期心血管状况。

美国心脏协会认为可增加围术期心血管风险的临床预测因素主要有：

(1) 需要紧急处理的及可能导致择期手术暂停或取消的主要因素：不稳定性冠脉综合征：不稳定性心绞痛，重度心绞痛，近期曾发生心肌梗死；失代偿性心力衰竭：NYHA 4 级，恶化的心力衰竭，新发生的心力衰竭；明显的心律失常：高度房室传导阻滞，有症状的室性心律不齐，有症状的心动过缓，新出现的室性心动过速；重度心脏病：重度大动脉狭窄，有症状的二尖瓣狭窄。

(2) 其他需要对当前状态谨慎评估的预测因素：缺血性心脏病史，脑血管病史，代偿性心力衰竭或之前发生过心力衰竭的病史，糖尿病，肾功能不全。

（二）胸片

与普通人群相比，老年人胸片异常的发生率更高，尤其是有心脏病及肺部疾病史的老年人。有研究表明，368 个接受常规胸片检查的患者中，只有 1 个患者有异常表现。一项对 15 000 个患者术前常规胸片检查结果的 meta 分析示，出现异常表现的患者只有 140 个，其中只有 14 个因此改变了治疗方案。常规胸片检查是否有必要，还不甚明确，但是对于有心肺病史的患者，常规胸片是十分必要的。

三、合并症

（一）心脏疾病

心脏疾病围术期处理原则为对于无症状或活动耐量好（能不费力地爬楼梯）的患者，只需行 ECG 评估；美国心脏协会认为可增加围术期心血管风险的临床预测因素中，具有 2 个危险因素的患者，可较安全地进行手术，除非改变目前心脏疾患的控制方式；具有 3 个以上危险因素的患者，如果改变目前心脏疾患的控制方式，需要进行心脏相关的无创检查。

医生需要格外关注近期行心脏支架置入再通血管的患者。这部分患者术前停用抗血小板药物后，死亡及术后心肌梗死发生风险均明显增加，尤其是置入药物支架的患者因冠脉内皮延迟修复而发生。理论上讲，抗血小板药物停药需在 12 个月之后，如果十分必要的话，也可以在 3～6 个月之间停药。置入裸金属支架的患者，可以在置入后 4 周停止抗血小板治疗。根据相关指南建议，对于无法避免的手术，需要多学科会诊评估停止抗血小板治疗相关的出血 / 凝血风险。

（二）肺部疾病

肺部疾病围术期处理原则为对于哮喘或慢性阻塞性肺疾病 (chronic obstructive pulmonary disease, COPD) 的患者，围术期继续维持原治疗；对于有明显憋喘症状或干湿啰音的严重哮喘或 COPD 患者，需进一步检查（血气、肺功能），确定术后肺部相关并发症出现的诱因；对于严重肺部疾病患者，可通过改变麻醉方式减少术后并发症的发生风险，如可将全身麻醉改为硬膜外麻醉或区域阻滞。对于吸烟患者，戒烟 8 周后手术，术后并发症发生率可显著降低，如戒烟不满 8 周手术，则术后并发症发生率有所上升。

（三）肾疾病

我们需要注意的是，慢性肾疾病可能通过影响代谢功能及造血功能导致贫血及凝血疾病。急性肾衰竭术前必须得到纠正。急性肾衰竭根据病因学可分为肾前性肾衰竭、肾性肾衰竭及肾后性肾衰竭。肾前性肾衰竭主要由低血容量或低血压引起，低血容量引起的肾衰竭可通过快速静脉补液或术前禁饮 3 小时治疗，低血压引起的肾衰竭需要彻底的术前评估。肾性肾衰竭的病因有感染、局部缺血、肾毒性药物（氨基糖苷类药物 / 造影剂）等。治疗方法包括停止摄入毒性物质及抗感染治疗。肾后性肾衰竭常由肾后器官梗阻导致，包括肾小管、膀胱或前列腺功能障碍。

解除梗阻可释放大量尿液，恢复肾功能。慢性肾衰竭，肾小球滤过率小于 60 ml/min，对围术期疾病发病率及死亡率有严重影响。慢性肾衰竭及其相关表现，如贫血、凝血功能障碍、糖尿病等，被视为全关节置换术后发病率及死亡率增加的重要危险因素。因此，术前必须纠正慢性肾衰竭造成的代谢紊乱（电解质、贫血等），保持围术期贫血患者血红蛋白高于 80 ~ 100 g/L，血清钾不能低于 5.5 mmol/L，以减少心律不齐的发生，如果需要血液透析，则应在手术前 1 天进行。

（四）糖尿病

糖尿病是最常见的并存病之一。糖尿病不仅可导致夏科氏关节病，还可以加速许多骨科疾病的进展。骨质疏松症是糖尿病患者最常见的代谢性骨病，其病因是多方面的。骨量减少原因有：糖尿病患者多久坐、活动少，外周血管损害造成下肢血管密度减少及胰岛素合成代谢作用降低等。

围术期血糖控制目标为，空腹血糖 < 10 mmol/L，随机血糖 < 13.9 mmol/L，术前 HbA1c > 9%。

（五）骨质疏松的评估及处理

体弱的老年患者多伴有骨质疏松。对于50岁以上的骨折患者，需行双能X线检查测定骨密度，评估骨质疏松情况。骨质疏松患者需进行抗骨质疏松治疗。然而，多数患者排斥药物治疗，抗骨质疏松药物治疗的依从性只有20%。所以，骨科医生及其他科室医生需要共同努力，加强骨质疏松的宣教工作，鼓励患者接受骨质疏松的诊断，了解骨质疏松的治疗方案，主动进行抗骨质疏松治疗，只有这样，才能得到良好的效果。

四、既往服用药物的影响

（一）β 受体阻滞剂

β受体阻滞剂在围术期作用广泛，包括控制心律失常及降低心肌氧耗等。当应用β受体阻滞剂治疗心肌缺血时，术前停药可造成心肌缺血反弹，出现相应并发症。因此，围术期该药物并不停用，且手术当天也要服用。

（二）其他抗高血压药物

其他抗高血压药物，如α受体激动剂、钙离子阻滞剂、ACEI及利尿剂，在不存在低血压及低血容量的情况下，应在手术当天早晨停用。

（三）皮质醇激素

当给服用糖皮质激素的患者行手术治疗前，外科医生需要格外小心。即便是那些因治疗哮喘或银屑病而服用小剂量激素的患者，其下丘脑-垂体轴也受到一定抑制，如果突然停用激素，或追加激素剂量不足以应对手术刺激时，患者有出现肾上腺危象的风险。

围术期处理原则：术前应用糖皮质激素＜3周的患者，其肾上腺危象发生风险小，围术期按照原剂量继续应用；术前等效应用泼尼松龙20 mg/d＞3周的患者或有库欣综合征表现的患者，围术期增加用量；术前小剂量应用泼尼松龙(5～20 mg/d)＞3周的患者，

测定其下丘脑 - 垂体轴功能，决定是否增加剂量。

（四）甲状腺激素

围术期处理原则：围术期原剂量继续口服。患者最长可停药 5～7 天，否则应在恢复口服药物前，静脉或肌注用药，剂量为口服剂量的 80%。

（五）抗血小板药物

许多患者服用影响凝血机制的药物。越来越多的有心脏或血栓事件风险的患者服用血小板受体阻滞剂，除阿司匹林外，有氯吡格雷、塞氯吡啶等。对于心肌梗死经皮冠脉介入、裸支架植入、冠状动脉搭桥术及脑卒中的患者，停药超过 6 个月，对于药物支架植入患者，置入后停药约 12 个月，有发生灾难性血栓的风险。由于大部分急症骨科手术，如骨折固定术，不会导致大量出血，所以围术期继续抗血小板治疗是安全的。

（六）双膦酸盐

许多绝经后女性长期应用双膦酸盐治疗骨质疏松症。术后继续服用该药物是安全的，但是对于围术期药物耐受性差的患者，可停用。当前，对于长期服用双膦酸盐导致不典型股骨骨折持续存在的患者，是否可以通过停药来恢复破骨细胞功能而治疗骨折，还存在争议。

五、围术期注意事项

如何减少老年患者围术期并发症发生率及病死率，给骨科医生带来了许多挑战。老年人因年龄大、合并症多，多为急诊、需快速处理，存在认知和智力障碍、依从性差、影响康复，骨质疏松、影响手术方式选择的特点，给骨科治疗增加了难度。

（一）麻醉方式的选择

我们传统的观点是，麻醉方式对患者预后没有影响。然而目前观点是，不同麻醉方式及麻醉的深浅与术后谵妄发生率存在相关性。使用局部麻醉扩大标准麻醉效应的方法也日益流行。伤口局麻药物减少了术中麻醉药物的用量。下肢骨折手术，腰麻联合神经阻滞可减少麻醉药物的用量。老年人对麻醉药耐受性差，常出现尿潴留、谵妄、便秘等并发症。

总的来说，麻醉师在手术中承担了更加重要的角色，麻醉方式的选择也是影响手术预后及术后并发症的重要因素，没有哪一种麻醉方式能适合所有手术。老年患者的治疗方案，需要麻醉师、手术医师及医疗团队互相沟通共同制订。

（二）输血和失血的管理

老年患者，尤其是体弱的患者，更可能伴有慢性贫血。目前，围术期输血指征存在争议。传统标准为血红蛋白不足 10 g/dl。当前 FOCUS 提供的数据显示，髋关节术后，血红蛋白 8.5 g/dl 为安全的输血标准。这是一项个体化标准，对于严重冠心病、肾功能不全及其他并存病的患者，输血指征可适当放宽。术中氨甲环酸的使用可提高手术安全性，减少术后输血。外科医生还应避免重复无效操作，通过精细准确的手术步骤，缩短手术时间，以减少术中出血。

（三）术中温度的管理

手术室温度普遍较低，而体重较小的老年患者对低温更加敏感。低温与许多并发症相关，可增加感染率。手术室的老年患者必须得到特殊的照顾，确保其有衣物等保暖。暖风机的使用也是必要的，使患者术中体温保持在最适的水平。

（四）骨与软组织特点

老年患者骨组织及软组织均变得十分脆弱。与年轻人相比，其软组织及骨膜更加薄弱。身体的虚弱与肌肉力量差、肌减少症、骨质疏松关系密切。因而老年人恢复较慢，医生在选择治疗方案时，也应更加慎重。与年轻人不同的是，对老年人来说，置换术效果往往优于骨折固定术。

六、并发症

并发症的预防可能是老年患者护理中的最重要部分。因为其虚弱的身体状况，老年患者对医疗差错的耐受力远小于年轻人。在住院期间，各个器官均易遭受医源性损害，尤其是肾毒性药物的肾损害。由于老年人无法耐受再手术，医生应制订可靠的、远期效果好的一期手术策略。

（一）压疮

由于老年患者对疼痛不敏感、缺乏对疼痛的保护性感觉、皮下组织薄及灌注不足，老年人的皮肤变得十分脆弱，易于出现压疮。护理人员可根据 Braden scale 评估患者的身体状况，估计其出现压疮的可能性。并不是长时间压迫才能造成压疮，仅 1～2 个小时压迫，即可造成皮肤损害，增加静止患者压疮出现的风险。患者仰卧位时，压疮好发于枕骨粗隆、肩胛部、肘、骶尾部、足跟；侧卧位时，好发于耳郭、肩峰、肘、髋部、膝关节内外侧、踝关节内外侧；以及皮肤与石膏或支具边缘接触的部位。

老年髋关节骨折患者出现压疮的比例高达 1/3。压疮治疗周期较长，通常需要数月的时间才能完全愈合。由于处理压疮所需的医疗开支十分庞大，老年保障医疗体制通常将其纳入医保拒付的目录之中。因此，预防压疮是治疗压疮的基础。预防压疮的措施包括：2 小时翻身、定期观察易感部位、压疮垫的使用等。

（二）感染

感染是所有患者恐惧的并发症，然而老年患者不能耐受因抗感染或再手术而增加的抗生素。抗生素的过多或不恰当使用可能导致难治性产气荚膜杆菌的疯狂增长。围术期抗生素的使用及合理的手术操作是抗感染治疗的基础。术后第一天应更换 Foley 导尿管，以减少尿路感染的概率。早期主动呼吸活动及排痰，可以帮助降低肺炎及肺不张的概率。

（三）深静脉血栓

老年人肢体损伤，尤其是下肢的手术及创伤后，易发生深静脉血栓。深静脉血栓的主要危险因素为高龄、创伤、长期卧床。美国胸外科医师协会 (ACCP)/ 美国骨科医师协会 (AAOS) 建议对接受膝、髋置换术或髋部骨折术后的患者主动预防下肢血栓，此建议同样适用于长期卧床及下肢创伤的患者。

（四）谵妄

谵妄是老年患者围术期最常见的并发症。术前认知障碍患者谵妄发生率是认知功能正常患者的 2 倍。谵妄具有急性起病、波动性发病的特点，可增加住院时间、增加并发症的发生率及死亡率。通常，谵妄分析量表是判断谵妄的标准。预防老年人谵妄的方法有多种，如缩短手术等待时间、谨慎使用药物避免医源性谵妄的产生、创造安静舒适的病房环境、改善患者夜间睡眠等。药物方面，避免使用大剂量抗胆碱药物 (阿托品、山莨菪碱等)，阿片类药物可用非甾体药物替代。

围术期谵妄的处理原则：发现谵妄后，首先要找到病因，判断是否存在电解质紊乱、过度疼痛刺激、感染、急性病情变化等，一旦发现立即进行纠正。对于夜间发生的谵妄，应避免药物干预。其他方法有：夜间陪护患者，使用眼罩、耳塞促进睡眠，避免使用约束性措施等。对于非药物治疗无效的患者，可予小剂量氟哌啶醇 (0.5 mg) 治疗 , 避免使用苯二氮䓬及大剂量氟哌啶醇，否则有使患者进入睡眠状态且可导致长期谵妄发生的风险。

七、术后康复

老年患者的康复目标是使其尽快恢复至术前的功能状态。老年患者术后应避免静止不动，鼓励患者术后全部负重，多方位的活动。对于髋部骨折的患者，鼓励其早期恢复负重。

对于假体周围骨折、踝关节骨折、关节内骨折的患者，则需要最大程度恢复关节活动度。当必须限制负重时，长期的护理是必不可少的。老年人静止不动可导致严重并发症的产生，影响预后。骨科医生应对老年患者制订个体化康复方案，术后早期即开始康复锻炼。

总　结

骨科医生需要了解老年病基本的治疗原则。在不久的将来，老年患者将成为创伤患者的主体。这要求骨科医生在治疗老年骨病时，早期手术，精选药物，团队协作，以获得最佳疗效。

（刘　啸）

参考文献

1. Keller JM, Sciadini MF, Sinclair E, et al. Geriatric trauma: Demographics, injuries, and mortality. J Orthop Trauma, 2012, 26(9):e161-e165.
2. Friedman SM, Mendelson DA, Kates SL, et al. Geriatric co-management of proximal femur fractures: Total quality management and protocol-driven care result in better outcomes for a frail patient population. J Am Geriatr Soc, 2008, 56(7):1349-1356.
3. Yang ZG, Chen WP, Wu LD. Effectiveness and safety of tranexamic acid in reducing blood loss in total knee arthroplasty: A meta-analysis. J Bone Joint Surg Am, 2012, 94(13):1153-1159.
4. Lee HB, Mears SC, Rosenberg PB, et al. Predisposing factors for postoperative delirium after hip fracture repair in individuals with and without dementia. J Am Geriatr Soc, 2011, 59(12):2306-2313.
5. Makary MA, Segev DL, Pronovost PJ, et al. Frailty as a predictor of surgical outcomes in older patients. J Am Coll Surg, 2010, 210(6):901-908.
6. Higuera CA, Elsharkawy K, Klika AK, et al. 2010 Mid-America Orthopaedic AssociationPhysician in Training Award: Predictors of early adverse outcomes after knee and hip arthroplasty in geriatricpatients. Clin Orthop Relat Res, 2011, 469(5):1391-1400.
7. Rich SE, Margolis D, Shardell M, et al. Frequent manual repositioning and incidence of pressure ulcers among bed-bound elderly hip fracture patients. Wound Repair Regen, 2011, 19(1):10-18.
8. Prescott JW, Yu JS. The aging athlete: Part 1, “boomeritis” of the lower extremity. AJR Am J Roentgenol, 2012, 199(3): W294-306.
9. Vandvik PO, Lincoff AM, Gore JM, et al. Primary and secondary prevention of cardiovascular disease: Antithrombotic therapy and prevention of thrombosis, 9th ed. American College of Chest Physicians Evidence-Based Clinical Practice Guidelines.
10. Sieber FE, Gottshalk A, Zakriya KJ, et al. General anesthesia occurs frequently in elderly patients during propofol-based sedation and spinal anesthesia. J Clin Anesth, 2010, 22(3):179-183.

第五部分

四肢及骨盆骨折

第 14 章 肘关节和前臂创伤

引　言

在过去 10 年中，创伤医学的快速发展为人们理解、评估和治疗肘关节和前臂骨折脱位带来了重大改变。大多数复杂的前臂与肘关节创伤的治疗，已有标准化的治疗方案作为依据。但是，面对新技术与疾病特异性内固定的快速发展，我们仍然需要长期的研究结果来客观地评估这些变化的价值。

一、桡骨头骨折

（一）流行病学

桡骨头骨折是肘部最常见的骨折。这类骨折发病特点具有年龄双峰分布，常出现在老年妇女脆性骨折和年轻男性的高能创伤性损伤中。桡骨头骨折通常伴有相关的损伤，特别是那些粉碎较重的骨折。最常出现的是合并韧带损伤、冠突骨折、脱位和软骨损伤。桡骨头关节面皮质骨缺失与合并多发骨折或脱位的发生率较高有关。

（二）分类

桡骨头骨折的分类仍然存在疑问。即便通过三维重建 CT 扫描进行评估，观察者之间的一致性仍然很低。最著名的梅森 (Mason) 分型，发布于 1954 年，包括Ⅰ型，无位移；Ⅱ型，扇形骨折合并脱位；Ⅲ型，粉碎骨折。在 1962 年增加了第四种类型，包括与肘关节脱位相关的任何桡骨头骨折。1987 年，Broberg 和 Morrey 对这种分类进行了修改，确定了Ⅰ型骨折，其位移小于 2 mm，并且累及关节表面面积小于 30%，而Ⅱ型骨折移位大于 2 mm，涉及 30% 以上的关节面。

（三）评估

医生应该仔细检查创伤机制，受伤时的能量以及肩膀和手腕的疼痛。查体包括触诊肘关节，以确定侧副韧带止点的压痛以及桡骨近端、尺骨和肱骨突起的压痛。应该对前臂活动度 (range of motion，ROM) 进行仔细评估，因为前臂旋转受限是手术的指征。如果是疼痛导致限制了前臂旋转，则可以在一周内重新评估患者，或者可以吸出血肿并将局部麻醉药物注射到关节中，以确定是否存在真正的机械运动阻滞。在前臂旋转过程中，应小心地触摸肱桡关节有无捻发音。除非在麻醉下进行评估，否则不稳定性测试是不可靠的。

影像学检查可以获取 X 线平片，包括前后位和侧位。肱桡关节位 X 线片通常是有帮助的，因为可以更清楚地观察肱骨近端。腕关节疼痛患者应用手腕 X 线片评估是否伴随尺桡关节远端的损伤。可以使用 CT 扫描来量化骨折粉碎程度，确定桡骨头骨折位移的大小和相关骨结构损伤的情况。虽然 MRI 可用于记录肘关节韧带和软骨损伤，但这些损伤通常不会影响治疗，因此，MRI 不是常规推荐的检查方法。

（四）治疗

1. 非手术治疗

没有机械阻挡前臂旋转的患者早期开展 ROM 运动时具有良好的效果。长期的固定导致出现更多的残余僵硬。早期抽吸和注射局部麻醉药物到肘关节内，在桡骨头骨折无阻挡旋转的情况下，并未发现获得远期收益。但是大多数有中度分离的桡骨头骨折患者长期随访有较好的效果，文献报道可知，12%的患者早期非手术治疗结果较差，需要尽早进行桡骨头切除手术。

2. 手术治疗

麻醉下的检查有助于检验侧副韧带的完整性。根据外科医生的偏好以及需要治疗的合并损伤，可以使用后侧或侧方皮肤切口 (伸肌腱分开入路或 Kocher 入路) 接近桡骨头。如果外侧副韧带 (LCL) 受损，应考虑肘肌和尺侧腕伸肌之间的 Kocher 入路，因为这个入路有助于韧带修复。如果 LCL 是完整的，那么首选的入路方法是劈开伸肌总腱，这个入路可以更好地暴露桡骨头的前外侧区域，这里是最常见的骨折部位，并且保留了外侧尺侧副韧带，避免医源性肘关节后外侧旋转不稳定和内翻不稳定的出现。

3. 桡骨头碎块清理术

可考虑选择桡骨头上小的、不可重建的部分关节骨折块进行桡骨头碎块清理术。如果选择的碎块较大，则凹陷 - 压缩稳定性会逐渐丧失，因此需要把碎块尺寸限制在小于关节面 25%。有限研究结果表明可以在开放或关节镜下进行该术式治疗。

4. 桡骨头切除术

有关桡骨头切除术的长期结果研究表明，大多数患者具有影像学上关节炎的实质性证据和肘部外翻角度增加的情况。尽管发现以上情况，但大多数患者在桡骨头切除术后获得较好功能。桡骨向近端移位是桡骨头切除术很常见的结果，如伴随骨间膜撕裂，也称为 Essex-Lopresti 损伤，可能会导致腕部出现尺骨撞击综合征。桡骨头的切除与桡骨颈在尺骨上的撞击相关，这种情况称为近端桡尺关节撞击综合征。桡骨头粉碎骨折患者常伴有韧带和骨损伤情况，桡骨头的重要性在于传递载荷，保持桡骨头对肘关节和前臂的稳定作用，基于以上几点，桡骨头切除术前应该进行谨慎评估。由于目前文献报道桡骨头切除术后远期具有良好的效果，当其他非手术或手术治疗失败时，桡骨头切除手术通常作为最后的治疗方案。

5. 切开复位内固定术

切开复位内固定术适用于分离的桡骨头骨折，尤其是存在运动机械性受限，或是存在韧带损伤的情况。大部分非粉碎性桡骨头骨折的切开复位内固定术显示了良好或优异的手术结果。非随机研究显示，与原发桡骨头切除术患者相比，选择切开复位内固定术治疗的患者具有更好的结局和较低的骨关节炎发生率。内固定器械应该放置在桡骨头的非圆形部分，以避免在前臂旋转时与近端桡尺关节发生撞击。放置内固定器械与从桡骨头斜向置入桡骨颈的低切迹埋头螺钉相比，前臂旋转僵硬的发生率更高。

6. 桡骨头置换术

在无法进行桡骨头粉碎骨折内固定的情况下，可以考虑桡骨头置换术。需要考虑的问题为是否存在相关的韧带损伤或合并骨质疏松症，这两种情况增加了内固定失败的风险。当前大多数桡骨头置换术的早中期结果是好的，但是长期结果未知。桡骨头假体应该放置在与冠突尖端相距 2 mm 的水平位置并接近近端桡尺关节。

7. 并发症

对于非手术治疗来说，影像学上出现骨折愈合不良和不愈合最常见，但是患者通常没有症状。关节内截骨术对于桡骨头部分骨折所引起的伴有症状肘关节畸形有治疗效果。影像学上有骨性关节炎表现在手术治疗和非手术治疗中都很常见。然而，在伴有肱尺关节炎的患者中，应该谨慎选择桡骨头切除术。当内侧副韧带 (MCL) 完好无损时，桡骨头置换术已被证实可恢复肘关节运动。这一术式短期内疗效良好，长期疗效仍未知。由于关节囊挛缩和异位骨化形成，桡骨头骨折患者发生前臂和肘关节僵硬的情况比较常见。采用理疗和夹板治疗通常有效，但对于持续性挛缩导致的运动功能受限可能需要进一步采用外科治疗。

二、复杂的肘关节不稳定

肘部是身体最常脱位的关节之一，肘关节脱位的年发病率约为 100 000 人中出现约 5.2 次。肘关节脱位可分为简单脱位或复杂脱位。简单脱位被定义为只有软组织损伤的肘关节脱位。相反，复杂的脱位涉及关节内的骨折，例如桡骨头、肱骨头或尺骨的骨折。

复杂的肘关节脱位或骨折脱位从技术上来讲是最难以治疗的一类损伤。这些损伤可以大致分为三种类型：(1) 以桡骨头和冠突骨折为特征的恐怖三联征损伤，由后外侧旋转不稳定模式引起的脱位；(2) 内翻后内侧不稳定；(3) 孟氏损伤及相关亚型，例如尺骨鹰嘴骨折脱位。重建肘关节稳定以便可以早期开展肘关节活动，对于治疗这类损伤具有重要意义。

询问详细的病史、系统查体和应用影像学检查在诊断和制订治疗方案中至关重要。标准的肘关节 X 线片足以明确诊断，然而，通常还需要 CT 来确定治疗方案。初步治疗应包括闭合复位以减少患处疼痛，减轻软组织肿胀，复位后还可以得到更准确的影像学检查结果。复杂的肘关节不稳定的精确手术治疗随着损伤的分类和大小而变化。大多数肘关节脱位的患者都需要进行手术治疗。

三、恐怖三联损伤

恐怖三联征这一命名源自既往医生对该疾病较差的临床疗效的错误认识。然而，随着系统的手术治疗以及对肘关节解剖学和不稳定性更深入的了解，医生已经可以获得极大改善的治疗结果。恐怖三联损伤的受伤机制，被认为与肘关节的后外侧不稳定有关。生物力学研究者也提供了一种可能的损伤机制，前臂旋前位与恐怖三联征有关，前臂旋后位与肘关节单纯脱位有关。

患者的病史和查体对确定损伤机制、明确损伤类型、验证神经血管损伤和皮肤完整性至关重要。应该仔细检查术前和术后 X 线平片，以评估骨折和肘关节的完整性。通常，医生可以完善高级检查 (CT) 来帮助明确骨折的分类和特点。

恐怖三联征的各个受损部位的分类可以帮助骨科医生治疗这种损伤。对于桡骨头骨折，存在几种分类系统，包括前面已经描述过的分型。外侧副韧带 (LCL) 损伤 McKee 分型包括 6 种类型，最常见的损伤类型是 LCL 从外上髁的等距点近端撕裂。

两个分类描述了冠突骨折类型。Regan 和 Morrey 分型可以在手术中对肘部的稳定性进行评估，最好用术中透视来检查，以确定是否需要修复内侧副韧带 (MCL) 或减少使用外固定器械。

治疗桡骨头骨折的目的是要使其成为一个稳定的结构，以使桡骨头能够起到肘部稳定器的作用，并允许患者开展早期功能锻炼。治疗方案包括切开复位内固定术和桡骨头关节置换术。有时，合并的桡骨颈骨折需要同时固定。对于复杂性肘关节不稳定的患者来说桡骨头切除术是禁忌。

与恐怖三联征相关的冠突骨折通常是 Regan 和 Morrey Ⅰ型或Ⅱ型。Ⅰ型冠突骨折通常不需要手术修复。冠突尖端骨折的修复不会明显改善肘关节的稳定性。当冠突碎骨块较大时，通常可以通过铆钉缝合、螺钉或较少的情况下使用内固定板来治疗。最近生物力学研究显示采用螺旋由后往前逆行置入相比从前向后置入，获得更加优异的强度，这种方式重建了冠突骨折碎块的稳定性。研究者认为，采用逆行冠突骨折内固定可以获得更优异的生物力学性能，技术上也更容易实现。在冠突粉碎骨折的患者中，另一种选择是使用经骨道缝合将碎骨块和前方关节囊重新缝合至冠突上。2011 年的一项研究显示，缝合内固定术式在临床上优于单纯缝合和切开复位内固定术式。研究人员报告说，40 例连续观察的手术治疗的恐怖三联损伤患者，缝合内固定术后肘关节稳定性提高，骨折不愈合率降低。

恐怖三联征损伤的研究结果显示术后恢复屈曲平均角度为 132°，伸展平均丢失角度为 16°。前臂旋后可以恢复到 62°，前臂旋前可恢复至 76°。近期的文献综述中，根据 Mayo Elbow 功能评分或 Broberg-Morrey 评分，大多数患者 (71%)(150 例患者中有 106 例) 在最终随访时获得良好或优异的结果。与恐怖三联损伤相关的治疗风险包括残留肘关节不稳定、关节炎、异位骨化、僵硬、神经病损、感染、畸形和不愈合。

手术后可以将手臂置于弯曲 90° 的夹板上。手术后 3 ~ 5 天在监督下开始早期活动。在稳定的弧度内开始主动屈曲和伸展肘关节。可在肘关节屈曲 90° 或以内主动进行前臂旋转运动。

前臂旋转的位置取决于内侧和外侧韧带的状态。例如，在具有完整 MCL 的患者中，肘部支具固定在旋前位以保护已修复的外侧韧带。在未修复的 MCL 撕裂的患者中，可以用夹板将肘关节固定在旋后位。

四、内翻后内侧旋转不稳定

将轴向负荷施加到伸直的旋前前臂上时，会发生内翻旋转不稳定，导致前臂的内翻和后内侧旋转。这种不稳定情况导致冠突前内侧骨折和 MCL 的后束的破裂。这种损伤模式的桡骨头骨折是不常见的，但确实会发生。

如果没有发现冠突的前内侧关节面骨折，而且没有得到治疗，肱尺关节半脱位将会出现。随着前内侧冠突骨折面和与之相关节的肱骨滑车的活动，这种关节对位不良将会加速造成创伤后关节炎。医生需要早期发现不稳定的前内侧冠突骨折，以防止后期肘关节不稳定和退变的过早出现。

通常来说，肘关节前后位和侧位 X 线片可以明确诊断。如果发现孤立的冠突骨折没有伴随的桡骨头骨折，则应考虑内翻后内侧不稳定的可能性。有时，在放射影像检查上难以完全识别前内侧关节骨折，唯一的异常发现可能是双月征。此外，前后位 X 线片上的不对称内侧关节线可能会为发现这种损伤提供线索。在一项研究中，前内侧关节骨折相对较少见，仅占冠突骨折的 17%。

关于前内侧冠突关节面骨折的治疗和结果的文献很少。因此，手术适应证、手术方法和技术仍在研究之中。目前用于治疗前内侧骨折的建议是基于专家意见和以往的病例报道。

前内侧冠突关节面骨折的切开复位内固定术通常通过尺神经的底部（在屈肌腱的两头之间分开）完成。从远端向近端方向远离尺骨并小心升高旋前屈肌组，显露隆突结节、冠突骨折部位和 MCL 前端束。在前内侧关节面骨折显露之后，可以用螺钉、内固定板或预制骨折特异性内固定板来稳定骨折。冠突骨折固定后，应进行 LCL 稳定性评估，如果需要修复则修复之。

五、孟氏损伤及其变异类型

最早在 1814 年 Monteggia 骨折被描述为与尺骨骨折相关的桡骨头前脱位。1967 年启用 Monteggia 损伤一词描述了与影像学上关节脱位相关的尺骨骨折，并基于这些损伤发展了 Bado 分型。Jupiter 分型扩展了 Bado 分型，更加准确地代表了成年人的孟氏损伤。

一般来说，成人中的孟氏骨折需要手术。这些患者的治疗应该针对尺骨骨折的解剖复位和重建以及相关损伤的识别和治疗。损伤初期，应立即减轻骨折脱位并固定在长臂夹板中。手术则推荐使用中线后侧皮肤切口。尺骨的解剖复位对于获得桡骨头复位和稳定的肱桡关节至关重要。不能重建尺骨解剖复位可导致桡骨头的持续半脱位或脱位。通常需从远端到近端重建尺骨骨折。如果在关节重建之前修复肱三头肌的近端尺骨鹰嘴骨折，骨折块可能会阻挡并导致骨折复位不佳。

尺骨具有复杂的形态，研究已经证明解剖复位是最重要的。如果在固定尺骨骨折后肱桡关节仍然不稳定，则必须严格评估尺骨骨折复位以排除可能的复位不良。内固定技术可选用双板内固定、骨折块特异性内固定板或者预弯解剖板内固定。

六、肱骨远端骨折

（一）流行病学

肱骨远端骨折发生的年龄段存在双峰分布的情况，发病率为每年 5.7/10 万。

本病最常见的损伤机制是站立位摔倒。60 岁以上的女性中发病率明显增加。年轻人中出现该骨折通常是由高能损伤引起，例如机动车碰撞、高空坠落、运动损伤、工伤和枪伤。在 2003 年的一系列研究中发现，最常见的骨折类型是关节外骨折，约占肱骨远端骨折的 40%。双柱或完全关节内骨折是第二最常见的骨折类型，占骨折总数的 37%。

（二）分类

现有几种分类系统可以用来描述肱骨远端骨折。骨科创伤协会 (OTA)/AO 综合分型系统最为常用。该系统使用字母数字系统对肱骨远端骨折进行分类，该系统将骨折分为以数字 13 开头的代码，并根据损伤部位和累及关节程度进行分类。

（三）评估

病史包括应该明确受伤机制和损伤能量程度。在高能量损伤患者中，必须明确全身损伤情况和伴随的骨折。多发伤及酒精或药物中毒引起的疼痛可能会使合并的损伤难以鉴别。

应该为大多数肱骨远端骨折患者 (65 岁以上) 进行非机械性跌倒评估，如脑血管意外、心律失常或服用多药或酗酒等。必须特别注意鉴别可能会影响治疗和增加手术风险的并发症和可逆性疾病。重要的神经系统检查，必须在手术前和手术后一并记录。一项研究的作者报道，26%的肱骨远端骨折患者在出现时具有伴随的不完全尺神经损伤。

标准的肘部 X 线片通常足以用来诊断、帮助分类和制订手术方案，但三维重建的 CT 可以帮助识别骨折部位的细节。据报道，三维 CT 提升了 AO 分类系统的观察者和观察者之间的可靠性。

（四）治疗

1. 非手术治疗

很少推荐年轻的肱骨远端骨折患者采用非手术治疗。一般来说，非手术治疗适用于老年人和被认为不适合接受手术治疗的低需求患者。无移位骨折患者也可以通过一系列非手术办法得到治疗。这些患者应在术后 3～4 周内进行随访，每周行 X 线片检查以确保不发生骨折移位或成角变化。很少有关于肱骨远端骨折非手术治疗的文献数据结果。

2. 手术治疗

肱骨远端骨折通常为复杂损伤，伴有骨质粉碎、骨量减少、骨不稳定和软组织损伤。这些损伤如果通过非手术治疗，发生功能障碍的可能性相对较高。文献报道，当这些损伤通过手术治疗时，患者预后得以改善并降低了并发症发生率。肱骨远端骨折的切开复位内固定术是首选治疗方法。然而，切开复位和稳定的内固定可能无法适用于老年患者，尤其是合并粉碎性骨折和显著的关节破裂的患者或既往肘部已存在疾病的患者(如类风湿关节炎)。在这些患者中，全肘关节置换术 (total elbow arthroplasty，TEA) 已被证明是一种可靠的治疗方案，具有良好的临床效果。

3. 切开复位内固定术

前面已经描述了几种用于显露和固定肱骨远端骨折的手术入路。对于特定骨折类型的理想手术入路需提供充分的暴露，以达到骨折解剖复位和以最少的软组织或骨骼损伤实现所需要的内固定治疗，并允许治疗后开展早期活动。手术入路的选择取决于多钟因素，包括骨折类型、关节受累程度、相关软组织损伤、康复方案和外科医生本人的偏好。

最复杂的肱骨远端骨折采用后路进行显露。肘部的后入路方法根据伸肌运动方式进行分类，三种分类是：①尺骨鹰嘴截骨术；②劈开肱三头肌入路，包括三头肌的反转、分开或劈裂；③肱三头肌旁入路。尺骨鹰嘴截骨术为术区关节面提供了最佳的视野，但它可引起内固定凸起和骨不愈合相关的并发症。肱三头肌劈裂的方法避免了与鹰嘴状截骨相关的并发症；然而，采用这种方法不能完全显露关节面，并且可能导致肱三头肌肌力减弱和骨折不愈合的情况。肱三头肌旁入路不能充分显露关节面，但术后可以立即开始功能锻炼，因为该手术入路不影响肱三头肌的愈合。

骨折固定的顺序包括关节表面重建，将关节面坚强固定到肱骨干。该固定需要使用至少两个 3.5 mm 骨盆重建板或骨折预制性特异性内固定板。禁止使用更薄的内固定板，例如半管板。尽管锁定内固定系统在生物力学测试中具有优势，但临床上使用锁定内固定尚未明确显示出优势。

最近，一项随机前瞻性研究比较了平行与垂直置板的临床和影像学结果，并报告了组间无明显差异，尽管该研究仍有不足。多项研究已经证实，遵循稳定的双柱内固定、关节解剖复位和早期功能锻炼原则可以获得令人满意的临床和影像学结果。

4．全肘关节置换术

治疗肱骨远端骨折首选治疗方法是切开复位内固定手术。但是，对于老年人粉碎骨折和骨量减少的患者或关节面严重受损的患者如类风湿性关节炎患者，是不可能采用这种治疗方法的。非手术治疗虽然适用于一些老年患者，但往往会导致关节僵硬与骨折不愈合，临床结果并不满意。全肘关节置换术 (TEA) 是一个可靠的选择，在不能实现切开复位内固定情况下，可以允许患者早期运动，获得良好的治疗结果。

5．并发症

肱骨远端骨折手术治疗后的并发症发生率为 25% ～48%。包括肘部僵硬、尺神经损伤、异位骨化、骨折不愈合、畸形和伤口问题。

肱骨远端骨折的显露和内固定时尺神经的处理具有争议。2012 年，研究人员对术后尺神经损伤的发病率和发病因素进行了回顾性研究。107 例肱骨远端骨折患者中，17 例 (16%) 发生了尺神经损伤。唯一能确定的风险因素是骨折的类型，与冠突或滑车骨折相比，柱状骨折的神经损伤发生率更高。该结果与尺神经是否转位无关。2010 年的研究结果得到了研究人员的支持，研究人员报告说，尺神经转位不能保护尺神经术后免于神经损伤。2010 年，一项多中心回顾性队列研究的作者比较了肱骨远端骨折切开复位内固定手术期间是否转位尺神经与尺神经损伤的发病率。尺神经转位患者术后尺神经炎的发生率为术中没有尺神经转位患者发生率的 4 倍。对于术前已有尺神经损伤的情况，文献支持术中进行尺神经前移位。

手术治疗肱骨远端骨折术后的异位骨化发生率为 0 ~ 21%。文献缺乏明确的证据表明使用药物可以预防异位骨化。然而，应用放疗方法预防异位骨化显示出具有不可接受的并发症高发生率，特别是骨折不愈合。

七、肱骨头和滑车骨折

肱骨头和滑车骨折与肱骨远端骨折明显不同。这些骨折通常不会累及到鹰嘴窝的近端或累及肱骨柱。然而，这些损伤可能与侧方副韧带断裂和肱骨髁上或桡骨头的骨折有关。这些骨折被认为是冠状剪切力的结果，可以导致前侧远端肱骨关节面的冠状面骨折。

（一）评估与分类

通常标准肘关节 X 线片足以诊断损伤。CT 检查可更好地识别伴随的关节粉碎程度、肱骨髁上受累情况、肱骨小头压缩性骨折和滑车受累程度。Hahn-Steinthal 型或 Ⅰ 型骨折累及肱骨小头关节面和软骨下骨。Kocher-Lorenz 型或 Ⅱ 型骨折比较少见，包括肱骨小头关节表面以及软骨下骨的薄壳。

（二）治疗

1. 非手术治疗

对于年轻患者的肱骨远端移位的关节骨折，很少推荐非手术治疗，保守治疗通常被认为用于不适合手术的患者。非手术治疗技术包括肘上石膏，以及用衣领和袖口帮助活动的治疗方式，也被称为“装骨袋”方法。

在麻醉下应用石膏固定的闭合复位法是用于治疗移位的肱骨小头骨折的保守治疗方法。复位操作涉及将手肘放置到完全伸直和前臂仰卧位，这通常会导致肱骨小头的复位。如果肱骨小头仍然移位，对肱骨小头按压和内翻肘部可能有助于复位。如果复位成功，则屈曲肘部，使得桡骨头对应肱骨小头。采用 X 线片检查来确认复位。

2. 切开复位内固定术

肱骨远端关节骨折最常见的治疗方法是切开复位内固定术。坚强内固定可提供骨折解剖复位并获得愈合，同时允许关节早期最大功能化的运动。对于骨折不能获得足够稳定而无法开展早期运动的患者，术者需优先重建关节表面的解剖复位和肘部的整体序列。

无论是否合并滑车侧脊骨折，术者都可以通过后侧皮肤切口或直接侧方皮肤切口来暴露肱骨小头骨折。该骨折可以通过肘部伸展、前臂旋后位以及柔软的内翻实现复位。复位骨块后，可以通过穿过关节表面的前后位埋头螺钉或后向前螺钉逆行从后外侧柱固定到骨块中进行切开复位内固定治疗。

累及大部分肱骨滑车的肱骨小头骨折也需要解剖复位和坚强内固定。通常，这些骨折需要更大范围的显露。显露较大范围的肱骨滑车骨折的选择包括松解 LCL、选择内侧入路或尺骨鹰嘴截骨术。手术治疗的并发症包括骨折不愈合、畸形、骨坏死、创伤后关节炎和肘部僵硬。

八、尺骨鹰嘴骨折

（一）流行病学

尺骨鹰嘴骨折占所有肘关节骨折的 10%，占全部骨折的 0.9%。它们通常发生在从站立高度直接摔倒撞击尺骨近端所致。在年轻患者中，骨折通常继发于较高能量损伤。在 22%的患者中伴随发生同侧上肢骨折，最常见的是合并桡骨头骨折 (17%)。开放的鹰嘴骨折约占所有鹰嘴骨折的 6%。

（二）评估与分类

应用 X 线片即可做出诊断，CT 可以进一步明确诊断，尤其是在冠突基底部存在低位的关节骨折块。

有几种分类系统来描述此类骨折。最常用的为 Mayo 分类法，其基于三个参数：肘部不稳定性、骨折粉碎程度和骨折脱位程度。Ⅰ型骨折无分离；Ⅱ型骨折分离移位，但没有相关的肘关节半脱位或脱位；Ⅲ型骨折证明肘关节不稳定。对于每种类型，存在粉碎程度的补充修饰型：其中 A 用于未粉碎的骨折，B 用于粉碎性骨折。

（三）治疗

对于尺骨鹰嘴的非移位骨折采用非手术治疗是合理的。当选择非手术治疗时，患者必须在前 3～4 周内每周进行一次随访，以确保骨折不发生移位。非手术治疗通常包括长臂石膏固定 1～3 周，然后在保护的情况下进行关节屈伸活动。在具有重大内科合并症的老年患者中，无法接受手术的情况下，即使影像学上具有较高的假关节率，非手术治疗也能获得令人满意的结果。

大多数移位的鹰嘴骨折选择采用切开复位内固定术进行治疗。治疗目标是恢复关节的一致性和伸肌装置的完整性。在尽可能不需要外固定保护的情况下，内固定应足够稳定以提供早期的功能康复。

前文已经描述了几种切开复位内固定术式治疗尺骨鹰嘴骨折的方法。文献报道使用克氏针的张力带线缆是安全有效的术式。然而，这种固定方法更适合于粉碎程度最小的鹰嘴骨折。张力带线缆术式的结果一般令人满意，75% ～87%的患者报告结果良好。与所有手术技术一样，并发症包括线缆刺激、骨折不愈合、畸形愈合、僵硬、关节炎以及需要翻修手术。在骨折粉碎和(或)伴有不稳定骨折的患者和骨质量差的老年患者中，使用内固定板可能是更好的手术治疗方案。根据传统，鹰嘴骨折内固定选用3.5 mm重建板；然而，当前应用骨折特异性预制内固定板更为普遍。

2011 年一项生物力学研究的作者对 5 个预制的尺骨鹰嘴内固定板系统进行比较得出结论，在固定骨质疏松性尺骨鹰嘴骨折中锁定板和各种螺钉均没有任何优势。此外，2012 年一项研究的作者建议限制术后康复的锻炼重量小于 1.6 kg，以减少扭转应变对鹰嘴骨折愈合的不利影响。

为了减少老年患者骨质疏松性鹰嘴高度粉碎骨折的内固定治疗失败，一个 2012 年的文章作者描述了一种减少三头肌负荷的缝合技术，用于增加内固定板固定强度。该技术使用了高强度缝线锁定方式缝合三头肌远端肌腱，然后将缝合线以足够的张力缝合到内固定板上，以减轻肱三头肌作用在近端鹰嘴骨折碎片上的拉力。

虽然可以使几种预制的内固定板系统，但并不是所有治疗方法都能实现真正的解剖学复位与固定。一项 2010 年的研究报道显示，96%的患者具有尺骨近端的矢状面成角，平均值为 5.7°，距离鹰嘴尖端的平均值为 47 mm。这种角度称为尺骨近端背侧成角，必须在解剖学上复位和固定，以防止肱桡关节的畸形和可能潜在出现的撞击。尺骨背侧成角的对侧测量可能有助于评估患者的近端尺骨严重粉碎骨折的独特解剖结构。

在各种研究结果中，78% ~93%采用内固定板治疗的患者报告了良好至优异的成果。与张力带线固定报道结果一样，在 20% ~47%的患者中出现了局部疼痛和内固定物突出。

九、前臂骨干骨折

前臂骨干骨折最常发生在年轻的男性患者中，通常由高能创伤引起。在老年患者中，伸展手臂摔倒的情况下表现为脆性骨折，女性患者发生率较高。在前臂骨折患者中，应排除神经血管性损伤、骨间膜损伤和前臂筋膜室综合征。还应评估相邻关节的情况，如肘关节、远端尺桡关节和近端尺桡关节，以便更好地识别特殊类型骨折类型或伴随损伤。

（一）治疗

成人前臂骨干骨折患者的治疗首选切开复位内固定术。只有在非常少见的非移位性骨折和健康状况不能耐受手术治疗的患者中，可以选用前臂旋转中立位、90° 肘屈曲的长臂石膏。

前臂双骨折首选内固定板的治疗方法，文献报道整体治疗效果良好。可选择的内固定物有几种，如传统固定板、动态加压板、有限接触加压板和锁定板。目前的文献没有足够的证据证实哪种固定物更具优势。新的锁定板技术虽然在理论上具有吸引力，但尚未证明其在临床或生物力学方面具有优势

关于植入物放置位置和手术入路，可以在桡尺联合处选择单切

口入路。理论上这是由背侧板的位置决定的，当使用单切口入路时需要更广泛地分离软组织。最近有尸体研究的报告说，在前臂旋转时，通过单个切口放置的内固定板与双切口方法放置的板相比，两板更靠近一起。作者对于前臂双骨折的切开复位内固定术首选双切口入路。

儿童前臂骨折经常采用髓内钉治疗，成人也有相应报道。绞锁髓内钉与内固定板相比的潜在优势是软组织损伤较少出现，而且报告显示手术时间更短。总的来说，文献报道称术后固定时间更长，但并没有出现手腕或肘部僵硬的实质性情况。使用绞锁髓内钉的早期研究显示出了令人鼓舞的结果，但文献证据水平较低。

总　结

当前对于肘关节和前臂骨折脱位的理解、评估和治疗方面已有了本质上的变化。在许多情况下，已经制订了标准化治疗方案来处理这些复杂的损伤。新的手术技术和骨折特异性植入物方面的研究已经取得快速进步。未来需要这些研究来证实技术与器械进步所产生的价值，并需要学者进一步探究肘关节复杂不稳定的类型，如内翻后内侧旋转不稳定。

（姜　宇）

参考文献

1. Duckworth AD, Clement ND, Jenkins PJ, et al. The epidemiology of radial head and neck fractures. J Hand Surg Am, 2012, 37(1):112-119.
2. Rineer CA, Guitton TG, Ring D.Radial head fractures: Loss of cortical contact is associated with concomitant fracture or dislocation. J Shoulder Elbow Surg, 2010, 19(1):21-25.
3. Guitton TG, Ring D; Science of Variation Group. Interobserver reliability of radial head fracture classification: Two-dimensional compared with three-dimensional CT. J Bone Joint Surg Am, 2011, 93(21):2015-2021.
4. Chalidis BE, Papadopoulos PP, Sachinis NC, et al. Aspiration alone versus aspiration and bupivacaineinjection in the treatment of undisplaced radial head fractures: A prospective randomized study. J Shoulder Elbow Surg, 2009, 18(5):676-679.
5. Akesson T, Herbertsson P, Josefsson PO, et al. Primary nonoperative treatment of

moderately displaced two-part fractures of the radial head. J Bone Joint Surg Am, 2006, 88(9):1909-1914.

6. Paschos NK, Mitsionis GI, Vasiliadis HS, et al. Comparison of early mobilization protocols in radial head fractures. J Orthop Trauma, 2013, 27(3):134-139.
7. Herbertsson P, Josefsson PO, Hasserius R, et al. Displaced Mason type I fractures of the radial head and neck in adults: A fifteen-to thirty-three-year follow-up study. J Shoulder Elbow Surg, 2005, 14(1):73-77.
8. Beingessner DM, Dunning CE, Gordon KD, et al.The effect of radial head fracture size on elbow kinematics and stability. J Orthop Res, 2005, 23(1):210-217.
9. Iftimie PP, Calmet Garcia J, de Loyola Garcia Forcada I, et al. Resection arthroplasty for radial head fractures: Long-term follow-up. J Shoulder Elbow Surg, 2011, 20(1):45-50.
10. Lindenhovius AL, Felsch Q, Doornberg JN, et al. Open reduction and internal fixation compared with excision for unstable displaced fractures ofthe radial head. J Hand Surg Am, 2007, 32(5):630-636.
11. Ikeda M, Sugiyama K, Kang C, et al. Comminuted fractures of the radial head: Comparisonof resection and internal fixation. J Bone Joint Surg Am, 2005, 87(1):76-84.
12. Ring D, Quintero J, Jupiter JB. Open reduction and internal fixation of fractures of the radial head. J Bone Joint Surg Am, 2002, 84-B(10):1811-1815.
13. Grewal R, MacDermid JC, Faber KJ, et al. Comminuted radial head fractures treated with a modular metallic radial head arthroplasty: Study of outcomes. J Bone Joint Surg Am, 2006, 88(10):2192-2200.
14. Dotzis A, Cochu G, Mabit C, et al. Comminuted fractures of the radial head treated by the Judet floating radial head prosthesis. J Bone Joint Surg Br, 2006, 88-B(6):760-764.

第 15 章 髋部创伤

引　言

髋部创伤种类繁多。年轻患者的髋部创伤常由高能暴力导致，年轻患者合并伤较多，且对术后髋部功能要求高，给骨科医生带来了挑战。相反，老年人创伤性髋部损伤多由低能暴力导致，老年患者基础疾病较多，围术期并发症发生率高，对术后功能的恢复产生一定影响。

一、髋关节脱位

髋关节是人体最大、最稳定的关节，同时它还有很大的活动度。为达到这一要求，髋关节有坚韧的结构维持它的稳定性。稳定装置主要包括：髋臼对股骨头的骨性覆盖、纤维软骨唇及髋周肌肉韧带等。由于髋关节稳定性高，故关节脱位所需能量较大。年轻患者创伤性髋关节脱位主要由高能暴力损伤机制引起，其中最常见的原因是机动车事故，其次是摩托车事故、行人意外事故、高处坠落和运动相关损伤。

高能暴力导致的创伤性髋关节脱位患者中，单一骨科伤患者占 33%，67% 的患者还存在需要高级创伤生命支持 (Advanced Trauma Life Support，ATLS) 的颅脑、胸腹等部位的复合伤。

髋关节脱位的方向与暴力作用方向及受伤时髋关节姿势有关。当髋关节处于屈曲内收位时，遭受向后的轴向暴力，常导致后脱位的发生；当髋关节处于外展位时，遭受外旋暴力，常导致前脱位的发生。

（一）分型

髋关节脱位可根据脱位方向，分为前脱位及后脱位。后脱位更加常见，前脱位只占髋关节脱位的 14%～18%。根据脱位程度，可分为简单脱位及复杂脱位。简单脱位无股骨近端及髋臼的骨折。复杂脱位还合并股骨头、颈或髋臼的骨折。目前后脱位较常用的分型有 Thompson-Epstein 分型及 Stewart-Milford 分型，前者主要关注是否合并髋臼后壁骨折及骨折类型，而后者关注的是髋关节稳定性。前脱位主要根据骨盆正位片股骨头的位置，分为前上脱位（骶骨型、耻骨型）和前下脱位（闭孔型）。

（二）治疗

髋关节脱位的治疗，需遵循 ATLS 原则，彻底的体格检查必不可少，神经血管查体更是重中之重。后脱位患者下肢常位于屈曲、短缩、内收、内旋位，而前脱位患者下肢常位于屈曲、内收、外旋位。髋关节脱位的诊断依赖于骨盆正位片，此外，骨科医生还需要尤为关注脱位是否合并股骨近端骨折及髋臼骨折。

由于早期准确的评估及同轴复位可使患者获得最佳预后，髋关节脱位已成为需骨科急症手术的伤病之一。当前，虽然骨科医生对复位的最佳时间存在争议，但是绝大多数学者对于早期复位降低股骨头坏死发生率持肯定态度。复位的方法多样，将骨盆固定，牵引患肢进行复位效果良好。所有闭合复位方法都需要患者足够的镇静，最初可在急诊室尝试复位。当急诊室无法满足镇静患者的要求时，需要进入手术室，加大镇静剂量，使肌肉更加松弛。闭合复位失败时，需进行切开复位。

同轴复位是髋关节复位的目标，复位后可通过骨盆 X 线和 CT 片确认成功。如果存在髋臼后壁骨折、骨折或软组织嵌顿，同轴复位困难。如果术后影像学检查显示游离体嵌顿或非同轴复位，关节软骨可能轻度损伤，在手术干预前，需要持续骨牵引。骨科医生需要早期清除游离体，固定股骨边缘骨折，重建髋臼的稳定性。复位后常规关节镜检查，可见游离体发生率约 92%。一项研究表明，9 名患者术后 X 线及 CT 片均显示轴向复位无异常，但其中 7 名患者存在游离体。这种隐性损伤的长期影响仍不明确，但是可以确定的是，任何导致髋关节负重区域不规则的因素，都是骨科医生担忧的。髋臼凹及髋臼下缘的碎骨片，仅仅是理论上能通过撞击等引起症状，并不那么令人担心。非负重区的碎骨片究竟需不需要手术，也存在争议。

髋关节脱位合并髋臼后壁骨折，如骨折小于后壁的 20%，髋关节稳定性高，保守治疗即可；骨折达到后壁 20% ~ 50%，需在麻醉透视下，检查髋关节稳定性，决定是否手术。麻醉后，患者保持睡眠及放松状态，屈髋 90°，在髋内收内旋下，施加向后作用力。透视可帮助确定有无任何髋关节半脱位、不稳定的征象。稳定的髋关节只需观察，不稳定的髋关节需要手术重建稳定性。骨折超过后壁 50% 时，髋关节稳定性差，需手术治疗。

目前，骨科医生对于髋关节复位后的康复治疗方案没有达成共识。有些医生认为，根据脱位的方向选择前路或后路来预防脱位。当股骨头出现缺血坏死的迹象时，有部分医生倾向于延长限制负重时间来预防股骨头塌陷。目前，由于并无证据表明延长限制负重时间可以影响预后，所以复位后立即负重得到大家的支持。脱位后行 MRI 检查的优势仍不甚明确，但可以肯定的是，其可在发现 X 线片异常表现及临床症状出现前确定骨坏死的存在。对于年轻患者，复位后 3 ~ 6 个月，行 MRI 检查排除亚临床股骨头坏死是合理的，若发现无症状性骨坏死，则立即早期干预，使患者获益。

（三）并发症

髋关节脱位并发症可以分为早期及晚期并发症。早期并发症包括坐骨神经损伤和盂唇撕裂。有文献报道，髋关节脱位后，有 4% ~ 13% 的患者发生坐骨神经损伤。虽然盂唇撕裂导致非轴向复位比较罕见，但也有文献报道。晚期并发症包括股骨头坏死及创伤性髋关节炎。股骨头坏死常发生在损伤后 2 年内，也有报道最晚可在损伤 8 年后出现。文献报道，股骨头坏死发生率最高达 48%。Stewart-Milford Ⅰ型及Ⅱ型脱位，创伤性髋关节炎发生率在 3% ~ 48%；严重髋关节脱位，创伤性髋关节炎发生率可高达 70%。

二、股骨头骨折

股骨头骨折发生率低，单独发生罕见，常继发于高能量暴力导致的髋关节后脱位(6%～16%)。及时准确的髋关节复位，复位后CT评估复位情况，是常用的处理方法。股骨头骨折的治疗，在手术指征及手术入路方面仍存在争议。与髋关节脱位相似，股骨头骨折并发症主要有坐骨神经损伤、骨坏死、术后创伤性髋关节炎及异位骨化等。

(一)分型

1957年，德国外科医生Pipkin在髋关节后脱位Thompson-Epstein分型的基础上，提出股骨头骨折的Pipkin分型方法。该分型方法是临床上最常用的分型方法，主要分为四型。Ⅰ型及Ⅱ型骨折分型，主要基于股骨头骨折累及中心凹的位置，累及头端为Ⅰ型，累及尾端为Ⅱ型；在Ⅰ型、Ⅱ型骨折的基础上，合并股骨颈骨折，为Ⅲ型骨折；合并髋臼骨折，则为Ⅳ型骨折。

(二)治疗

创伤后骨盆正位片的准确阅片，是股骨头骨折影像学评估及后续治疗的基础。骨科医生在阅读髋关节脱位的骨盆正位片时，应该注意观察是否合并股骨头骨折、股骨颈骨折及髋臼骨折。在确认无股骨颈骨折的前提下，可尝试急诊行闭合复位。若合并股骨颈骨折，则是闭合复位的禁忌证，需尽快行切开复位。

骨科医生在急诊室内发现患者有髋关节后脱位时，需嘱患者行髋部CT检查。为了减少患者接受的辐射量，骨科医生需与创伤科及急诊科医生共同制订处理方案，若患者病情允许，可在其他CT检查前，尝试对患者的髋关节骨折脱位行闭合复位。在阅读髋关节后脱位的片子时，骨科医生需要注意有无股骨头骨折。若合并股骨头骨折，最佳的处理方案是手术室行切开复位固定。

复位后平片及CT，评估同轴复位情况、是否存在游离体及骨折情况。对于PipkinⅠ型及Ⅱ型骨折，解剖复位后，髋关节稳定，无游离体，可行保守治疗。对于难复的PipkinⅠ型骨折，切除术及内固定术预后相同，治疗方法并不统一。Pipkin Ⅱ型骨折，若伴有影响关节稳定性的游离体及合并股骨颈骨折，年轻患者可行骨折复位内固定，小直径埋头钉是内固定的最佳选择，老年患者可行关节置换术。使用钛金属内固定，便于术后行 MRI 评估骨坏死情况。

手术入路包括 Smith-Peterson 入路、Kocher-Langenbach 入路及髋关节脱位入路等。手术入路的选择，一直存在争议。前方入路主要用于治疗 Pipkin Ⅰ型及Ⅱ型骨折，其优点是手术视野好、术后股骨头坏死率低、手术时间短、出血量少，缺点是异位骨化发生率高。后方入路，优点是后方结构显露充分、便于处理髋臼后壁及股骨颈骨折，缺点是显露股骨头骨折较困难，需术中脱位髋关节。对于 Pipkin Ⅳ型、部分 Pipkin Ⅲ型及合并股骨头粉碎性骨折的患者，可行粗隆间旋转截骨术。该术式的特点是既可从后方处理后壁骨折，也可从前方脱位髋关节，处理股骨头及股骨颈骨折。旋转截骨术主要在治疗髋臼骨折中提出，广泛用于治疗复杂骨折、肥胖患者及合并上方病变的患者。外科脱位入路，对髋臼边缘及股骨头完全显露，将股骨头坏死率降低。

（三）并发症及预后

与髋关节脱位相同，早期及晚期并发症主要包括坐骨神经损伤 (3.95%)、骨坏死 (11.9%)、创伤性髋关节炎 (20%) 及异位骨化 (16.8%)。由于发生率低，相关文献少，治疗方法多样，对于并发症及预后预测难度较大。在不考虑骨折类型及治疗方法差异的前提下，一项基于 Thompson-Epstein 标准的 meta 分析结果表明，功能预后优 (14.3%)、良 (39.8%)、中 (19.3%)、差 (26.5%)。Pipkin Ⅰ型及Ⅱ型预后较好，Ⅲ型及Ⅳ型预后差。对于老年患者及术前合并关节炎，后壁不可修复损伤，失败率高的患者，髋关节置换术是最佳的选择。

三、髋部骨折

在美国，每年大约有超过 34 000 例髋部骨折，主要发生在 65 岁以上的老年人中。预计到 2040 年，美国 65 岁以上老年人将翻倍，髋部骨折数量也会随之增长。包括以下因素在内的危险因素，如 30

岁之前高能暴力损伤史、年龄增加、骨质疏松、吸烟等，都将增加老年人髋部骨折的发生风险。1995 年，美国政府花费约 90 亿美元用于治疗髋部骨折。随着全球老年人口的增长，髋部骨折的治疗费用也将显著增长，给财政造成更大的负担。

（一）股骨颈骨折

1. 分型

髋部正位片可显示骨折的真实形态，因此骨科医生主要根据髋部正位片的表现，对股骨颈骨折进行分型。按照骨折线解剖部位，通常分为头下型、经颈型、基底型。老年人头下型骨折，按移位程度分类，通常采用 Garden 分型。Garden 分型可简化为无移位型骨折（Ⅰ型及Ⅱ型）和移位型骨折（Ⅲ型及Ⅳ型），这样可减少因观察者间差异导致的分型差异，以便于更好地指导治疗。

Pauwels 分型是基于生物力学特点的分型，用于年轻人股骨颈中部及基底部高能骨折的分类。测量骨折线与水平线成角的大小，小于 30° 为Ⅰ型，30° ~50° 为Ⅱ型，大于 50° 为三型。Ⅰ型主要为压缩暴力导致的水平方向骨折，因此不需要内固定；Ⅱ型为方向更加倾斜的骨折，剪切力有所增加，因此需要内固定来抵消剪切力；Ⅲ型骨折，骨折线更加垂直，剪切力更大，最不稳定，需要内固定治疗。

2. 治疗

股骨颈骨折，患者年龄不同，治疗方法也存在差异。老年人股骨颈骨折通常低能暴力机制导致，主要分为无移位型 (Garden Ⅰ型及Ⅱ型）和移位型（Ⅲ型及Ⅳ型）。患者的生理状态是评估手术风险的重要方面，也是选择治疗方法时必须考虑的因素。身体条件差、无移位的骨折患者，可行非手术治疗，降低手术相关并发症的发生，但有发生骨不连及再手术的风险。然而，如果保守治疗无效发生骨折移位，再手术风险加大。因此目前公认的处理方法是，对于体健和体弱的老年患者，都可以通过内固定治疗非移位型骨折。尽管多数医生倾向选择空心钉固定，有些研究建议使用滑动螺钉降低翻修手术发生率。老年患者的移位型股骨颈骨折，通常需要关节置换术处理。尽管内固定可以减少术后并发症发生率，但是翻修手术的风险较大，也不是最为经济的方式。目前骨科医生对于选择全髋抑或半髋关节置换术，是否使用骨水泥填充等，还存在一定争议。目前有证据支持，对于骨折前一般情况较差的老年患者，使用骨水泥单极或双极注入的半髋关节置换术效果较好。对于移位型股骨颈骨折的老年患者，若受伤前行走正常，则应通过手术操作熟练的医生行全髋关节置换术。

年轻人股骨颈骨折通常由高能暴力引起，保留髋关节是治疗的目标。治疗的焦点在于手术时机、复位质量及内固定的选择上。之前有文献报道，12～49 岁患者通过 8 小时内的及时复位及内固定治疗，内固定融合率可达到 100%，骨坏死率 20%。其他研究同样支持早期复位，减少骨不连及骨坏死的发生率。近期的多项研究表明，超过 24～48 小时的复位可达到同样的骨不连及骨坏死率，而质量欠佳的复位，骨不连及骨坏死率较高，说明复位时间与治疗效果无关，而与复位质量密切相关。尽管多数人采用 3 枚空心钉的术式，但动力髋的翻修率相对更低。

股骨颈基底部的骨折预后与股骨粗隆间骨折相近，骨不连及骨坏死率较低。生物力学研究表明固定角度的滑动髋部螺钉把持力优于平行空心钉，上方增加一枚平行于滑动螺钉的抗旋转螺钉有助于在滑动螺钉置入时控制旋转。

3. 并发症

老年人无移位的股骨颈骨折，骨折移位的发生率为 14%～62%，内固定治疗后降至 4.3%。体健的老年移位骨折患者，半髋关节置换存在 10% 的翻修率，主要原因是髋臼内陷，而全髋关节置换翻修率为 2%。有研究认为，治疗移位型股骨颈骨折，初始行全髋关节置换术与内固定失败后再行全髋关节置换术相比，可显著降低感染及术后脱位的发生率，可提高假体成活率，改善预后。

50 岁以下年轻患者股骨颈骨折的并发症主要包括股骨头坏死、骨折畸形愈合及骨不连。文献报道，股骨头坏死发生率可达 23%。由于年轻患者行全髋关节置换后远期失败率高，所以这部分患者的主要目标是保留髋关节。保头治疗包括中心区减压、截骨及植骨等步骤。接受螺纹松质骨螺钉内固定的患者中，股骨颈缩短的畸形愈合发生率高达 31%，功能恢复更差。术中骨折处加压，坚强稳定内固定，可在不降低愈合率的同时，预防股骨颈过度塌陷。15～50岁年轻患者骨不连发生率达8.9%。骨不连的处理方法主要为改善骨折处的力学及生物学环境。改善力学环境主要通过外翻截骨术及固定角度的内固定物，将剪切力转化为压力促进骨折愈合。Pauwels截骨术压力转化效果好，对于急性骨折及骨不连治疗失败的患者均适用。虽然股骨颈旋转截骨术也有相关报道，但其对技术要求较高，难度较大。生物学环境的改善主要通过植骨，包括不带血管的自体骨移植、带血管蒂的股方肌移植、血管化游离胫骨移植等，然而，由于技术难度大，花费高，植骨并未广泛使用。

（二）粗隆间骨折

1．分型

粗隆间骨折分型，主要基于影响骨折稳定性的因素，准确的分型是选择最佳内固定物的基础。侧壁完整，无后中部粉碎、粗隆下延长的简单骨折，可看作稳定性骨折。不包括上述征象的及反粗隆间骨折，被视为不稳定性骨折。对于不稳定骨折患者，加拍牵引状态正位片，有助于发现骨折处的真实情况。阅片时注意观察侧壁有无骨折。所有怀疑大粗隆及小粗隆骨折的患者，都应行MRI检查。大粗隆骨折可能伴有隐匿性粗隆间骨折，粗隆间骨折诊断还需要MRI，若存在骨折不稳定的征象，需手术治疗。孤立的小粗隆骨折极为少见，被认为是恶性病变的征象。孤立的小粗隆骨折患者，需行MRI检查，排除恶性病变及粗隆间骨折。

2．治疗

孤立大转子骨折的治疗，应根据粗隆间骨折的有无及程度。阅读平片时，应注意观察有无超过中线的粗隆间骨折。有研究表明，仅行平片检查可造成粗隆间骨折的漏诊，如果怀疑有问题，应行MRI检查。单纯的大转子骨折及骨折线不超过中线的粗隆间骨折，可以通过保守治疗，不需限制负重。对于超过中线的粗隆间骨折，应通过内固定防止脱位的发生。单纯小转子骨折的治疗，应根据骨折的形态及有无转子间骨折。无创伤史的小粗隆骨折，需警惕是否为病理性骨折，可行髋部MRI进行排除。病理性骨折，需要通过治疗原发病进行治疗。有创伤史的小粗隆骨折，阅片时需注意有无隐匿性粗隆间骨折的存在。

稳定的粗隆间骨折可通过动力髋及髓内钉系统固定。侧壁完整的稳定性骨折，包括后内侧壁粉碎的不稳定骨折，动力髋固定效果等同于髓内固定，且花费更低，并发症发生率更低。无论是哪种固定，只有在股骨颈内的螺钉钉尖距离股骨头顶端 (尖顶矩) 小于 25 mm 的情况下，稳定性才有保证。

侧壁骨折，反粗隆间骨折或横断骨折等不稳定骨折，单纯动力髋治疗，失败率较高。侧壁完整的 A1 和 A2 型骨折可以通过动力髋螺钉 (dynamic hip screw，DHS) 治疗。在 DHS 钻孔及安放过程中，侧壁的完整性可能破坏，导致最后的失败。当术中发现侧壁完整性破坏时，可通过安放粗隆间稳定板支撑侧壁，以防止上述并发症的产生。髓内钉是反粗隆间骨折、低位横断骨折及转子下骨折最佳的治疗方式。

3. 并发症

粗隆间骨折并发症与手术操作有关，包括影响稳定性的操作及不良的内固定置入方法等。避免破坏侧壁的完整性、保留恰当的顶尖矩、合理选择手术方式是降低并发症的基础。粗隆间骨折属于髋关节囊外骨折，对股骨头血运干扰较小，因此股骨头坏死发生率较低。

使用髓内钉的潜在并发症都是内植物相关的。主钉太短可能增加假体周围骨折的发生率，可通过长主钉补救。虽然长主钉可减少假体周围骨折发生率，但是可能增加股骨前侧皮质穿透的风险，尤其是身材矮小、股骨弓大、入钉点在大粗隆后 1/3 的患者。选用小直径主钉可减少前皮质贯穿的风险。

粗隆间骨折后骨不连罕见。双膦酸盐治疗的时机与骨折愈合及并发症无明显影响。粗隆间骨折骨不连及畸形愈合的治疗方法包括开放复位及内固定、截骨术、植骨术和关节置换术等。年轻患者，需尽量进行保髋，老年患者可根据其骨骼质量及关节面情况决定是否保髋。

骨折畸形愈合的年轻患者，可通过固定角度的内植物及适当的截骨恢复髋关节功能。内固定失败及骨不连的老年粗隆间骨折患者，可通过半髋或全髋关节置换术治疗。关节面情况好、功能要求低的患者，可行半髋关节置换术。年轻体健的患者，尽量行全髋关节置换换术。粗隆间骨折后的关节置换术，预后较好，并发症低，但是对于技术操作的要求较高。

（三）髋关节骨折预后

大部分对于髋关节骨折围术期并发症发生率，预后及功能状态的研究都以老年患者为研究对象。一项大样本前期观察研究报道，30 天死亡率为 9%，90 天死亡率为 19%，12 个月死亡率为 30%。30 天内围术期死亡率，与是否在伤后即刻或延迟 1 ~ 4 天行手术治疗无关。伤后 4 天后手术的及基础疾病较多的患者，死亡率升高。

虽然延迟手术可以增加老年患者死亡率，但是不能急于手术，必须综合患者基础疾病情况制订方案。

老年人髋关节骨折后，常失去自理能力、需要借助辅助器械行走、生活质量降低。术后 1/5 的患者可恢复至术前状态，1/3 的患者术后 4 个月内需要至少使用一个辅助器械行走。认知功能也是影响患者功能恢复的重要因素。骨折前可独立行走的认知功能障碍患者，骨折后行走能力下降更加严重，36% 的患者需借助轮椅行走或卧床 1 年。认知功能正常的髋部骨折患者，术后随访 1 年时，只有 11% 的患者不得不接受收容治疗，而认知功能障碍的患者中，39% 完全失去自理能力，70% 接受收容治疗。

四、粗隆下骨折

粗隆下骨折是指小粗隆下 5 cm 内的骨折或小粗隆至股骨近、中 1/3 处的骨折。粗隆下骨折分型较多，常用的有 Russell-Taylor 分型及 Orthopaedic Trauma Association (OTA) 分型。其中，Russell-Taylor 分型是基于生物力学稳定性和骨折延伸方向的分型，简单易懂，是临床常用来指导治疗的分型。OTA 分型相对复杂，主要用于科学研究。骨折分型主要根据是否合并小粗隆粉碎骨折及骨折是否延伸至梨状窝。累及小粗隆的骨折由于失去后内侧皮质支撑，承受压力增大。延伸至梨状窝的骨折，在应用髓内钉治疗时需要谨慎选择置钉点。

（一）病理性骨折

对于粗隆下骨折，骨科医生阅读平片时，需要谨慎观察有无病理性骨折的征象。病理性骨折多由肿瘤转移或药物引起。详细的病史采集应该包括以下方面：受伤机制、受伤前患处有无疼痛、身体一般状况、用药史等。肿瘤转移性病变通常为溶骨性病损，导致明显的骨质破坏。药物性骨折的患者，通常有以下特点：双膦酸盐用药史、受伤前患者已有疼痛、低能暴力机制、典型平片示简单横断骨折、皮质骨外侧喙状突起、皮质骨干肥大等。对于可疑病理性骨折的病例，应该按照肿瘤诊断的一般原则进行诊断，根据特定的病理学特点进行治疗。

（二）治疗

粗隆下骨折在发病年龄上呈现双峰分布，年轻患者多由高能暴力机制导致，老年患者多由低能暴力机制引起，术前需要制订最佳治疗方案，其并发症与髋部骨折相似，患者多丧失自理能力，1 年死亡率可高达 24.5%。小粗隆下骨折，髋关节可发展为典型的屈曲、外展、外旋畸形。在进行解剖复位时，要充分考虑如何抵消产生这些畸形的作用力。治疗选择包括髓外钉板系统及髓内钉等。

髓外钉板系统包括 95° 角钢板、动力髁螺钉、近端锁定钢板等。目前，锁定钢板的研究进展较多，减少了钢板设计技术上的需求，锁定钢板可经皮安放，与成角钢板生物力学性质相似。目前使用的股骨近端锁定钢板并没有达到传统髓外固定的效果，可能是技术难度大及设计缺陷的原因。后续研究应着重于如何将锁定钢板效果提升至传统角度钢板水平。

髓内钉也是治疗粗隆下骨折的可靠方法。尽管可以使用锁定钢板治疗该类骨折，但是使用贯穿股骨头及颈的髓内钉固定更为广泛。

髓内钉进钉点有股骨粗隆和梨状窝，骨科医生可根据个人的熟练程度选择。复杂骨折及导致畸形的作用力使确定最佳进钉点变得困难。股骨粗隆进钉点处的变异，可导致骨折力线对合不良，偏离最佳进钉点。单侧粗隆处进钉，可导致复位不良、畸形愈合发生率高、骨不连发生率高及固定失败等。无论选择哪种进钉点，一定要遵循的原则是：复位满意后再进钉，否则一旦扩髓并放入主钉，想再纠正复位是不可能且相当危险的。

髓内、髓外固定系统各有利弊，髓内固定系统生物力学相容性好，手术时间短，暴露范围小，而髓外固定系统透视次数少，出血量及输血需求小。究竟哪种内固定方式效果更好，还需要大样本随机对照试验进行研究。

根据内置物的不同，掌握特定操作技巧可改善手术效果。当使用髓外固定系统时，操作需要轻柔，较少软组织剥离，合理的钳夹操作，采用间接复位可提高融合率。患者侧卧位，患肢铺巾，合适垫高，可以帮助复位。典型的屈曲、外展、近端肢体外旋的粗隆下骨折，闭合复位难度较大。髓内固定系统需要解剖复位，在钻孔前确定合适的进钉点，以避免屈曲内翻畸形复位。患者侧卧位，患肢铺巾，导针置入，有助于医生确定屈曲畸形。尽管经皮技术的使用在保证良好融合率的情况下，骨科医生可更容易地选择进钉点及钻孔操作，但使用经皮技术可能导致更多的问题，所以事实上没有必要。与经皮技术相比，开放操作的皮肤切口充分，皮下暴露适当，手术难度低，瘢痕小，可获得相同的生物学效果。

（三）并发症

股骨粗隆下骨折治疗中的并发症包括畸形复位、内固定失败、骨不连。股骨近端的畸形作用力必须抵消，才能预防屈曲内翻畸形复位的产生。矫正近端畸形的失败是内固定失败及骨不连的原因。当骨不连发生时，使用髓内或髓外固定的翻修术及确切的植骨可获得较高融合率。

总　结

年轻人髋部骨折的治疗原则为尽可能保髋；老年人髋部骨折的治疗原则为减少并发症及早期活动；对生活质量要求较高的老年移位型股骨颈骨折患者，THA 为首选；在充分的骨折周围软组织保护及确切植骨的前提下，粗隆下骨折的翻修手术是可行的。

（刘　啸）

参考文献

1. Foulk DM, Mullis BH. Hip dislocation: Evaluation and management. J Am Acad Orthop Surg, 2010, 18(4):199-209.
2. Clegg TE, Roberts CS, Greene JW, Prather BA. Hip dislocations—epidemiology, treatment, and outcomes. Injury, 2010, 41(4):329-334.
3. Khan MA, Hossain FS, Dashti Z, Muthukumar N. Causes and predictors of early readmission after surgery for a fracture of the hip. J Bone Joint Surg Br, 2012, 94-B(5):690-697.
4. Falck-Ytter Y, Francis CW, Johanson NA, et al. Prevention of VTE in orthopedic surgery patients: Antithrombotic therapy and prevention of thrombosis, 9th ed: American College of Chest Physicians evidence-based clinical practice guidelines. Chest, 2012, 141(2, Suppl): e278S-e325S.
5. Ekman EF. The role of the orthopaedic surgeon in minimizing mortality and morbidity associated with fragility fractures. J Am Acad Orthop Surg, 2010, 18(5):278-285.
6. Kennedy MT, Mitra A, Hierlihy TG, et al. Subtrochanteric hip fractures treated with cerclage cables and long cephalomedullary nails: A review of 17 consecutive cases over 2 years. Injury, 2011, 42(11):1317-1321.
7. Forward DP, Doro CJ, O'Toole RV, et al. A biomechanical comparison of a locking plate, a nail, and a 95° angled blade plate for fixation of subtrochanteric femoral fractures. J Orthop Trauma, 2012, 26(6):334-340.
8. Stewart NA, Chantrey J, Blankley SJ, et al. Predictors of 5 year survival following hip fracture. Injury, 2011, 42(11):1253-1256.
9. Mortazavi SM, RGreenky M, Bican O, et al. Total hip arthroplasty after prior surgical treatment of hip fracture is it always challenging? J Arthroplasty, 2012, 27(1):31-36.
10. Poignard A, Bouhou M, Pidet O, et al. High dislocation cumulative risk in THA versus hemiarthroplasty for fractures. Clin Orthop Relat Res, 2011, 469(11):3148-3153.
11. Nowotarski PJ, Ervin B, Weatherby B, et al. Biomechanical analysis of a novel femoral neck locking plate for treatment of vertical shear Pauwel's type C femoral neck fractures. Injury, 2012, 43(6):802-806.
12. Taylor F, Wright M, Zhu M. Hemiarthroplasty of the hip with and without cement: A randomized clinical trial. J Bone Joint Surg Am, 2012, 94(7):577-583.

第 16 章
股骨骨折

引　言

股骨干骨折定义为自股骨小粗隆以远 5 cm 至股骨内收肌结节之间的股骨骨折。年轻人发生股骨干骨折多为高能量创伤，老年人发生股骨干骨折多为低能量创伤。骨折通常通过其位置 (近端、中端或远端三分之一) 和模式来描述。Winquist-Hansen 分类系统根据粉碎程度和皮质接触量对骨折进行分级，以预测其轴向稳定性。美国创伤骨科协会 (Orthopaedic Trauma Association，OTA) 的分型系统是公认的，但在指导治疗方案方面作用有限。根据骨干粉碎程度的增加，股骨干骨折分为 32-A 级、-B 级或 -C 级。在 2011 年的回顾性综述中，根据 OTA 分型增加的骨折严重程度与胸部、骨盆和上下肢损伤的可能性高度相关。研究表明，OTA 分型能够预测 70% ~ 86% 的伴随损伤的可能性

一、损伤发生机制及骨折处理

发现股骨骨折首先考虑是否有生命威胁，此时腹部 CT 及骨盆 CT 检查是必要的，其次考虑是否有其他骨科情况，影像学检查髋部、股骨及膝关节情况，尤其是检查是否有股骨颈骨折及膝关节韧带损伤，防止漏诊。老年患者低能量损伤造成股骨骨折，应考虑骨质疏松性骨折，青年人低能量损伤导致股骨骨折应考虑病理性骨折，注意是否有肿瘤、内分泌疾病及代谢性疾病。对于股骨骨折首选的治疗应该是股骨髓内钉固定，其他治疗包括切开复位钉板内固定。对于多发伤患者股骨干骨折的最佳治疗时间仍存在争议。

二、治疗时机

许多创伤中心的治疗趋势是对严重多发伤患者采用骨科损伤控制 (damage control orthopaedics，DCO) 策略。这种方法依赖于快速的早期临时固定、复苏和延迟最终固定，以减少创伤引起的全身炎症反应，即减少由于长时间的外科手术而造成的所谓二次打击。虽然早期临时固定传统上是通过外固定架实现的，但最近的一项回顾性研究发现，早期外固定架和骨骼牵引在肺部并发症、多器官功能衰竭或住院期间死亡率方面没有差异。目前缺乏支持 DCO 益处的高质量研究。一项前瞻性随机试验比较了分别进行早期髓内钉 (IM) 固定或 DCO 的两组创伤患者，未能显示两组患者中 ARDS、MOF、脓毒症或全身炎症反应综合征之间的差异。一项大型回顾性研究的作者观察了早期 (<24 小时) 与延迟稳定治疗的股骨骨折患者，发现延迟稳定组的肺炎、脓毒症、MOF 和死亡率显著增加。作者还观察到早期 (<24 小时) 接受稳定治疗的创伤患者中，呼吸机使用天数更少，并发症更少，住院和重症监护病房治疗的时间更短。目前，DCO 仅适用于不稳定和临界性患者。不稳定的患者可能无法忍受骨折手术的额外生理负担，并可能从暂时的骨折稳定中受益。当患者充分复苏时，临时固定应转变为最终固定。稳定到可以接受股骨骨折髓内钉 (IM) 固定的患者应该在入院后 24 ~ 48 小时内进行。对于合并股骨骨折和颅脑损伤的多发伤患者，也必须特别考虑手术时机。2010 年的一项研究建议，DCO 适用于中、重度创伤性脑损伤 (TBI；格拉斯哥昏迷评分 3 ~ 13) 的孤立性股骨骨折患者，以及胸部或腹部损伤或其他相关骨折的严重创伤患者。ETC 可考虑用于轻度 TBI 和孤立性股骨骨折的患者。手术时机仍然是一个有争议的话题，需要更多的高水平证据来确定颅脑损伤患者股骨骨折的最佳治疗时机，建议优先对多发伤患者的股骨骨折进行早期明确治疗，以最大限度地缩短初次手术的时间。

三、治疗方法

（一）扩髓髓内钉固定

根据多个临床研究，使用未扩髓细髓内钉进行骨折固定发生骨不连的风险是扩髓髓内钉固定的 4.5 倍。多中心研究指出使用扩髓与未扩髓髓内钉进行骨折固定并未发现呼吸窘迫综合征的发生率有明显差异，因而根据以上两项研究指标得出结论使用扩髓髓内钉治疗股骨骨折是首选最优选择。扩髓髓内钉有两种方式，一种为顺行髓内钉固定，一种为逆行髓内钉固定。

1．顺行髓内钉固定 (antegrade nail，AGN)

Winquist 等在 1984 年首先介绍使用梨状窝入点，此方法具有骨折愈合率高、骨不连和感染发生率低的优点。Gerhard 在 1939 年首先介绍使用大转子入点，此方法更常用，具有容易发现入点，有减少股骨颈骨折风险、缩短手术时间的优点。

不同入点的扩髓髓内钉固定在髋部功能评分、肌力以及 VAS 疼痛评分上都没有明显差异，在骨折愈合及并发症发生率方面没有明显不同，优点是关节外进钉减少了化脓性关节炎和关节纤维化发生的风险。潜在可能发生的并发症有异位骨化、阴部神经麻痹、髋部外展肌功能减弱以及行走耐力减退。

2．逆行髓内钉固定 (retrograd nail，RGN)

RGN 最先被描述用于同侧股骨颈和股骨干骨折的治疗。采用髁间窝入点进行逆行髓内钉固定。随着技术的改进，多个小组已经报道了与 AGN 相当的愈合率和并发症发生率。RGN 的优势在于它易于定位，能够同时准备两条下肢，并且入点是一个可靠、容易找到的起点，不会被肥胖患者的软组织遮挡。

适应证包括：肥胖患者，伴有同侧的骨盆或髋臼骨折，漂浮膝，双侧股骨骨折，骨折侧已行全膝关节置换术，同侧下肢血管损伤，孕妇。

关于骨折愈合率，有一组 meta 分析数据表明在 963 段股骨中段骨折和股骨远端骨折中骨折愈合率分别为 94.2% 和 96.9%，显示了很高的愈合率。

潜在的并发症包括：膝关节感染，发生率在 0 ~ 1.1%；关节纤维化，开放骨折中发生率可达 5.7%；膝关节疼痛，2/3 的患者会出现，随着骨折的愈合，疼痛逐渐减轻直至消失。最近的一项回顾性研究发现，较年轻的年龄是膝关节疼痛的独立预测因子，并揭示了大多数膝关节疼痛与远端交锁螺钉有关。

（二）同侧股骨颈骨折和股骨干骨折

原则上首先考虑股骨颈骨折的解剖复位，如果没有解剖复位对于年轻患者来说是会影响到预后的。我们应该如何治疗呢？首先使用加压螺钉或动力髋螺钉进行股骨颈骨折的理想复位与固定，其次使用逆行扩髓髓内钉对股骨干骨折进行复位与固定。推荐使用该方案，因为它对两种类型的骨折都显示出一致的复位成功率和高愈合率。

（三）双侧股骨骨折

双侧股骨骨折的存在表明更高的能量损伤、更多的软组织损伤以及增加的生理负担。患者几乎总是会有其他内脏和相关的骨骼损伤。在双侧股骨骨折的患者中，住院时间、ARDS、死亡率和相关损伤的可能性更大。这种增加的风险并不完全归因于损伤的双侧性，而是整个多系统损伤。一些人主张早期 (48 小时内) 使用扩髓 IM 钉固定，并且被证明是有效的，死亡率为 5.6%。其他人认为双侧股骨骨折是严重多系统创伤的先兆，而使用扩髓 IM 钉治疗的患者的发病率和死亡率会增加。虽然稳定复苏的患者可以耐受与 IM 器械相关的栓塞负荷，但在低血容量、不稳定的患者中，生理负荷可能会导致肺衰竭。一项报告了 15% 的 ARDS 患病率和 6% 的总死亡率的研究得出结论，扩髓可能导致免疫激活和全身并发症。作者建议使用 DCO 技术将手术二次打击降至最低。这仍然是一个有争议的话题，目前还没有前瞻性的高水平数据，但是建议对生理稳定的患者尽早治疗股骨骨折。

（四）股骨骨折与枪伤

枪伤造成的股骨骨折值得特别注意。低速枪伤造成的骨折通常可以认为是闭合性骨折，可以通过清创、伤口护理和即时 IM 钉进行治疗。然而，继发于高速子弹和猎枪的骨折将涉及严重的软组织损伤，并有演变的趋势。如果软组织损伤的程度需要一系列的检查，可以考虑立即使用 IM 钉，或者使用临时外固定架。一旦伤口稳定并且没有坏死组织，就应该考虑软组织重建方案。然后可以将临时固定转换为确定的骨折固定，理想的情况是随后不久进行确定的软组织覆盖。

（五）扩髓冲洗吸引系统（reamer irrigator aspirator，RIA）

RIA 系统的商业开发是为了解决 IM 扩孔过程中脂肪外渗到心肺系统的问题。然而，它的使用适应证已经大大扩大。除了在扩髓过程中降低髓腔内压力和全身炎症标志物的理论上的生理益处外，这项技术还可以用于对长骨骨髓炎患者的感染髓腔进行积极的清创，并且越来越多地被用于获得大量的自体骨。

RIA 系统使用带有连续冲洗和吸力的一次通过铰刀，以最大限度地减少热量产生，降低 IM 压力，并排出 IM 碎屑。不同性质的证据支持或驳斥其预定的生理益处。动物研究已经证明炎症标志物 (IL-6)、心肺栓塞负荷、纤溶和凝血反应降低。有研究发现对 20 例股骨骨折患者随机分为常规扩髓组和 RIA 扩髓组进行前瞻性随机对照试验，研究扩髓过程中对心肺系统的栓塞负荷。四腔经食管超声心动图被用来量化在股骨扩髓过程中呈现给右心房的脂肪量，发现使用 RIA 系统呈现给肺部的脂肪量比传统扩孔器有统计学意义的减少。然而，在现有数据中还没有证明常规使用 RIA 系统治疗创伤患者股骨骨折的临床益处。一项回顾性试验对 156 例股骨骨折患者进行了常规扩髓和放射免疫扩髓的比较，结果显示在肺部并发症、治愈率和死亡率方面没有统计学差异。目前，没有高水平的证据表明，在创伤患者股骨髓内钉固定过程中常规使用 RIA 系统会改善临床结果。

扩髓是骨髓炎外科清创手术的重要组成部分。建议使用 RIA 系统的好处是，该设备提供持续的冲洗和吸入，从而减少髓腔中的感染性碎片的数量，并防止其传播到骨骼的远端、周围组织和体循环。目前只有很少量的系列病例报告显示在采用清创、扩髓和使用合适的抗生素治疗的患者中有根除感染方面的出色结果。该技术的另一优点是微生物和病理组织样本可以使用过滤设备收集，然后用于进一步的诊断测试。

（六）并发症

多数股骨干骨折愈合好，手术并发症发生率仍然很低。这些并发症大多是轻微的，与持续的肌肉无力有关，可导致步态异常、髋关节和膝盖不适。很少有股骨干骨折发生骨不连，畸形愈合通常归因于粉碎量和骨折的近端或远端位置。

1. 骨折畸形愈合

获得足够的复位，并在整个手术过程中保持复位，有助于防止畸形愈合。尤其是股骨近端和远端骨折，成角畸形愈合往往是个问题。当有严重的骨折粉碎或骨丢失时，通常会发生旋转畸形愈合 (最常见) 和肢体长度不一致。在最近的一项研究中表明旋转畸形愈合的发生与手术时间相关，在下班后的手术中发病率增加。在担心肢体长度不均匀或旋转对齐不良的情况下可以使用 CT 平扫来确定肢体长度不一致的程度。有研究表明在多达 27% 的患者中需要使用 CT 来评估旋转不良。

如何预防骨折畸形愈合？首先术前完整评估股骨及小转子形态，测量股骨长度。其次手术中重新评估小转子形态及骨皮质厚度。手术结束离开手术室之前再次评估。应进行腿部长度和髋关节旋转的临床评估，以评估可能发生的旋转不当或缩短。如果测量到明显的肢体长度差异，应考虑立即纠正。如果范围不清楚，可以通过 CT 扫描进一步评估。观察畸形愈合患者功能结果的长期数据很少。最大的担忧涉及膝关节炎的风险。在一项有 22 年随访的研究中，虽然许多患者有膝关节不适或僵硬，但这并没有显示畸形愈合与膝关节炎之间的联系。其他关于持续性畸形愈合的长期后遗症的研究还很缺乏。

2. 骨不连

病因包括初始高能量损伤伴严重软组织损伤、感染、维生素 D 缺乏、其他代谢异常、吸烟、初始手术造成机械性不稳定导致肥厚性骨不连或者是术中剥离软组织过多。

治疗方法包括：绞锁髓内钉动力化治疗骨折不愈合，更换髓内钉，直接骨移植，钉板固定加或不加植骨及保留或不保留髓内钉，环形外固定架，无侵袭超声刺激骨生长，电或电磁刺激，应用骨形态生成蛋白(BMP)。推荐使用钉板固定加植骨及保留髓内钉治疗方法。

BMPs 在骨不连治疗中的应用频率越来越高。BMP-2 和 BMP-7 已被专门用于治疗股骨干骨不连，其中 BMP-7 更多地用于股骨干骨不连，在美国 BMP-2 已被 FDA 批准用于治疗开放性胫骨干骨折。在一项长骨骨折无菌性萎缩性骨不连的研究中，使用 BMP-7 和自体植骨可以达到 100% 的愈合率。在一项评估 BMP-7 在股骨无菌性骨不连中的应用的多中心研究中，30 名患者中有 26 名在平均 6 个月的时间里得到成功治疗。

（七）股骨远端骨折

1．损伤机制

高能损伤通常是由于在机动车碰撞过程中直接撞击弯曲的膝盖造成的。这种冲击会导致粉碎性骨折，并伴有不同程度的关节受累。这些损伤中有许多是开放性骨折，并有相关的骨丢失。传统上，这些损伤主要见于年轻患者，但随着老年驾驶人口的增加，这些高能损伤正见于老年骨质疏松症患者，其中一些人可能接受了邻近的全膝关节或髋关节成形术。股骨远端骨折老年患者的远期功能预后较差，围术期在医院死亡的风险较高。老年患者也会因低能量损伤如跌倒等导致股骨远端骨折。无论哪种情况，骨质量都会阻碍固定。应该基于 ATLS 方案进行彻底评估。

2．影像学评估

股骨正侧位 X 线片、膝关节牵引位 X 线片可有助于更好地发现骨折碎片和关节伸展程度，损伤部位的 CT 扫描可以帮助确定骨折类型，发现 Hoffa 骨折碎片，并有助于制订术前计划。在需要临时稳定的情况下，CT 扫描应该在膝关节固定后进行。侧位片上所见的每个髁突之间细微的旋转差异通常提示髁间分裂。除非怀疑肌腱或韧带有实质性损伤，否则不常规使用 MRI。

3．分型

在治疗股骨远端骨折中应用最广泛的分类系统是 AO/OTA 分类。这一分类为选择固定技术提供了指导。A 型关节外骨折，采用髓内钉固定或钉板固定。RGN 需要有 4 cm 完整的股骨远端。然而，随着较新的植入物具有更多的远端锁定孔配置，极远端的骨折也可用髓内钉进行治疗。B 型部分关节骨折，通过切开或闭合复位方法采用钢板和 (或) 螺钉进行固定。C 型关节内骨折，通常在关节受累严重时需要钢板固定 (C3 型)。如果单纯髁间劈开不伴或伴有干骺端粉碎性骨折 (C1 型或 C2 型)，待髁间部件稳定，股骨远端有足够完整的股骨可供使用交锁钉时，可使用逆行髓内钉固定。最近的一种技术可使用加压髁螺钉来稳定髁间裂开，然后进行 RGN 固定，已经取得了很好的效果。

（八）股骨髁上骨折

1．治疗

大多数股骨远端骨折需要手术固定才能最大限度地提高疗效。非手术治疗是为那些不适合做手术或不能走动的患者保留的。传统的成功固定股骨远端骨折的方法是使用侧方固定角度装置，既可以是 95° 刀片钢板，也可以是髁突螺钉。但这些方法已经被锁定钢板技术所取代，特别是对于更粉碎的关节损伤 (C3 型)。钛板微创稳定系统 (less invasive stabilization system, LISS) 是最早的植入物之一，由于微创应用和相对稳定的构造促进了二期骨愈合，其愈合率超过 90%。

2．并发症

与任何骨折一样，延迟愈合、不愈合、畸形愈合和内固定失败继续困扰着股骨远端骨折的治疗。在一项关于股骨远端骨折和胫骨近端骨折微创钢板接骨术的研究中，股骨旋转不良的发生率为 38.5%。文献中报道了高达 19% 的不愈合，高达 8% 的延迟愈合，高达 9% 的植入失败，以及高达 32% 的整体愈合问题。损伤的关节部分通常会愈合，但因为粉碎量和骨丢失的数量以及开放性骨折中暴露的区域的问题干骺端是经常发生不愈合的地方。

总　结

股骨干骨折的治疗标准仍然是扩髓髓内钉固定，具有极好的愈合率，对肺部系统的影响最小。RIA 系统的开发是为了最大限度地减少肺血管系统栓塞负荷，但也有其他有益的用途，如自体骨收集和长骨髓腔感染的清创。稳定复苏的患者应该在24～48小时窗口期内接受手术固定。对于临界性或不稳定患者的手术可能需要在适当的情况下推迟使用DCO。在文献中已经很好地确定了顺行或逆行技术的同等结果，在确定最佳入路时应考虑患者的因素和相关的损伤。增加钉板固定对于非干骺端股骨骨折骨不连并保留髓内钉固定具有良好的效果，可以从即刻负重中受益。带锁钉板系统可以治疗股骨远端骨折，要注意骨折的复位及钉板的使用，这一新技术也许可以帮助提高骨折治愈率，使患者从中受益。

随着社会的发展，高龄驾驶员日渐增多，急诊处置中还需注意老年患者高能量损伤骨折的可能性，并同时参考老年人骨质疏松的情况进行有针对性的个体化治疗。

（陈　欣）

参考文献

1. Nikolaou VS, Stengel D, Konings P, et al. Use of femoral shaft fracture classification for predicting the risk of associated injuries. J Orthop Trauma, 2011, 25(9):556-559.
2. Lefaivre KA, Starr AJ, Stahel PF, et al. Prediction of pulmonary morbidity and mortality in patients with femur fracture. J Trauma, 2010, 69(6):1527-1536.
3. Nahm NJ, Como JJ, Wilber JH, et al. Early appropriate care: Definitive stabilization of femoral fractures within 24 hours of injury is safe in most patients with multiple injuries. J Trauma, 2011, 71(1):175 -185.
4. Flierl MA, Stoneback JW, Beauchamp KM, et al. Femur shaft fracture fixation in head-injured patients: When is the right time? J Orthop Trauma, 2010, 24(2):107-114.
5. Stannard JP, Bankston L, Futch LA, et al. Functional outcome following IM nailing of the femur: A prospective randomized comparison of piriformis fossa and greater trochanteric entry portals. J BoneJoint Surg Am, 2011, 93(15):1385-1391.
6. Becher S, Ziran B. Retrograde IM nailing of open femoral shaft fractures: A retrospective case series. J Trauma Acute Care Surg, 2012, 72(3):696-698.
7. El Moumni M, Schraven P, ten Duis HJ, et al. Persistent knee complaints after retrograde unreamed nailing of femoral shaft fractures. Acta Orthop Belg, 2010, 76(2):219-225.
8. Husebye EE, Opdahl H, Røise O, et al. Coagulation, fibrinolysis and cytokine responses to IM nailing of the femur: An experimental study in pigs comparing traditional reaming and reaming with a one step reamer-irrigator-aspirator system. Injury, 2011, 42(7):630-637.
9. Streubel PN, Desai P, Suk M. Comparison of RIA and conventional reamed nailing for

treatment of femur shaft fractures. Injury, 2010, 41(suppl 2):S51-S56.

10. Zalavras CG, Sirkin M. Treatment of long bone IM infection using the RIA for removal of infected tissue: Indications, method and clinical results. Injury, 2010, 41(suppl 2):S43-S47.
11. Lindsey JD, Krieg JC: Femoral malrotation following IM nail fixation. J Am Acad Orthop Surg, 2011, 19(1):17-26.
12. Gelalis ID, Politis AN, Arnaoutoglou CM, et al. Diagnostic and treatment modalities in nonunions of the femoral shaft: A review. Injury, 2012, 43(7):980-988.
13. Hakeos WM, Richards JE, Obremskey WT. Plate fixation of femoral nonunions over an IM nail with autogenous bone grafting. J Orthop Trauma, 2011, 25(2):84-89.
14. Garnavos C, Lygdas P, Lasanianos NG. Retrograd nailing and compression bolts in the treatment of type C distal femoral fractures. Injury, 2012, 43(7):1170-1175.
15. Firoozabadi R, McDonald E, Nguyen TQ, et al. Does plugging unused combination screw holes improve the fatigue life of fixation with locking plates in comminuted supracondylar fractures of the femur? J Bone Joint Surg Br, 2012, 94(2):241-248.

第 17 章 胫骨平台骨折与伸肌装置损伤

引　言

胫骨平台骨折是一种较常见的关节内骨折，可以发生在不同的年龄段，具有两个明显的特点：高能量损伤导致的骨折常发生于骨质较好的年轻人；低能量损伤导致的骨折常发生于骨质疏松的老年人。无论是哪种特点的损伤，几乎都是直接暴力所致，因此常伴有不同程度的软组织伤。现就胫骨平台骨折的影像学表现、分型、治疗等进行解读。

一、影像学评估

（一）X 线

X 线片作为骨科最常用的影像学检查方法之一，是诊断胫骨平台骨折的首选辅助方法。临床上大多数胫骨平台骨折患者，尤其骨折比较典型时均可通过X线片影像资料明确诊断并进行准确的分型。Schatzker 将胫骨平台骨折分为 6 种类型 (图 17-1)。由于该分型临床应用广泛，且可以明确区分内、外侧平台，临床医生可以针对不同分型制订相应的手术方案。然而 X 线片在复杂胫骨平台骨折的诊断中精确性和准确度不甚理想，因为 X 线片属于二维成像，对关节劈裂移位程度和关节面塌陷的程度无法准确评估，多处骨折成像重叠会严重影响诊断。因此，X 线片上发现可疑骨折或难以确定分型时，应借助其他辅助方法进一步分析及诊断。

（二）CT 扫描及三维重建

近年来 CT 扫描及三维重建在复杂胫骨平台骨折的诊断中发挥着不可替代的作用。与 X 线片相比，螺旋 CT 扫描三维重建法诊断

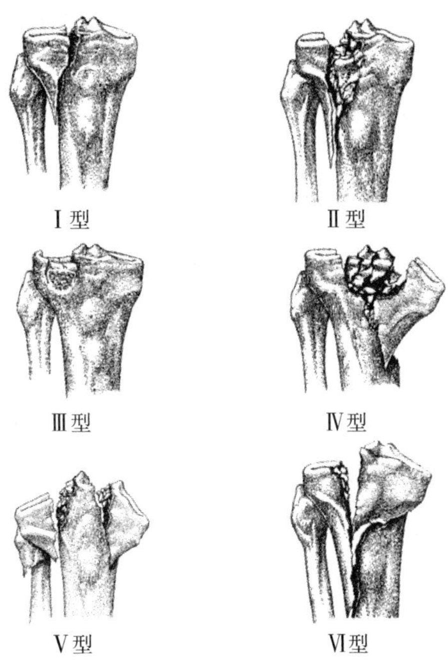

图 17-1　胫骨平台骨折

Ⅰ型，外侧平台劈裂骨折；Ⅱ型，外侧劈裂压缩型骨折；Ⅲ型，外侧中央型压缩骨折，压缩部分可涉及前方、后方或者全平台；Ⅳ型，内侧平台劈裂或凹陷性骨折；Ⅴ型，双侧平台劈裂骨折，胫骨近端干骺端连续性仍然完好；Ⅵ型，干骺端连续性被破坏

胫骨平台骨折患者准确度可达 100%。这不仅得益于 CT 扫描的分辨率高，更取决于其成像特点，CT 扫描属于横断面扫描，可以发现 X 线片中很难发现的细微骨折，为临床诊断分型提供更详细的信息，弥补了单纯 Schatzker 分型的不足。

二、胫骨平台骨折的治疗

胫骨平台骨折治疗的目的在于获得稳定的、对线和运动良好的膝关节，减少创伤后骨关节炎的发生，减慢膝关节退变。但具体治疗方法的选择与骨折分型、软组织情况、患者年龄及日常功能需求有关。保守治疗主要适用于低能量损伤的外侧平台骨折，没有移位或轻度移位，可选择控制膝关节活动的支具、石膏固定。不稳定或移位明显骨折，但患者无手术条件的，可选择床旁骨牵引治疗。

胫骨平台骨折手术的绝对指征包括开放胫骨平台骨折，合并骨筋膜室综合征，合并神经、血管损伤；相对指征包括可导致关节不稳定的外侧平台骨折(塌陷超过 3 mm)、多数移位的内侧平台骨折、多数移位的双侧平台骨折。手术入路包括：

1. 前外侧入路

前外侧入路适合于大多数胫骨平台骨折(Schatzker Ⅰ、Ⅱ、Ⅲ型)，此外在双柱骨折需要取双切口内固定时此切口依然适用。切口通常选择在胫骨外侧的 Gerdy 结节处，形状为 S 形。前外侧入路具有解剖上的优势，因为其避开了相对缺血的区域，可充分显露外侧平台，且外侧肌肉丰富发达，较为适合放置内固定物。

2. 前正中入路结合胫骨结节截骨术

前正中入路结合胫骨结节截骨术的优势在于可充分显露胫骨平台和髁间窝的结构，较适合交叉韧带的修复。但该入路方式会破坏膝前正常组织，目前应用较少，对于复杂的双髁骨折一般多采用双切口法。

3. 内侧入路

内侧入路主要适用于 Schatzker Ⅳ型骨折，切口平行于胫骨近端后内侧缘，将鹅足腱膜抬起，复位骨折，然后将内植物置于鹅足腱膜下方。其缺点为术野较局限，观察后侧平台较为困难，但必要时内侧入路可转换为后内侧入路。

4. 后内侧入路

内侧平台骨折累及后侧平台、胫骨后侧干骺端骨折或者是需要对后侧骨皮质加固的骨折多宜采用后内侧入路。当固定内侧平台特定的骨块时建议使用锁定重建装置。对于双侧平台的骨折通常建议使用双钢板固定技术，其中一块钢板固定内侧骨折块，另一块钢板固定外侧骨折块。患者可以采用仰卧位，切口位于膝关节的后内侧，充分剥离腓肠肌内侧头与半腱肌，暴露半膜肌，将半膜肌拨开即可到达胫骨的后侧。

5. 后侧入路

后侧入路通常用于后柱骨折、后交叉韧带撕脱同时伴有较大骨块或者是后侧骨折伴有明显移位者。常在后侧采用Z形切口，深部组织通常在腓肠肌内侧头和半腱肌之间或者在两腓肠肌头之间，操作中要注意保护该处神经血管组织，如为复位需要或植入内固定需要时可以适当剥离腓肠肌内侧头或者外侧头以扩大手术视野。

目前钢板内固定仍为复杂胫骨平台骨折内固定的首选器械，其中以普通解剖钢板与锁定钢板最为常用。尽管普通钢板在胫骨平台骨折中应用较早，但是随着微创技术以及锁定钢板的出现，微创经皮钢板固定术更加适合于内固定的理念。因为其核心原则在于保护骨折愈合的生物学环境，尤其是保护骨折断端周围血供，微创内固定系统应用于胫骨平台骨折后，术后可早期活动并部分负重，且软组织相关并发症较少，临床疗效满意。

而对于复杂胫骨平台骨折而言，维持平台骨折复位后的稳定性是治疗的重点和难点，为达到复杂胫骨平台骨折的解剖复位标准，近年来有学者提出采用双侧钢板内固定治疗复杂胫骨平台骨折。复杂胫骨平台骨折进行切开复位内固定术的主要目的是重建关节面、恢复下肢力线并且为膝关节早期活动提供坚强的力学基础，而双钢板固定提供的力学强度则能满足患者早期功能锻炼需要。

外固定技术主要适用于高能量创伤所致的胫骨平台骨折同时伴骨骼、肌肉、皮肤缺损者，其优势为医源性损伤小、避免加重骨折端血运的破坏、符合骨折愈合生理进程等。治疗高能量创伤所致的胫骨平台骨折时，在内固定术前暂时先用临时外固定支架处理，以促进骨折复位和固定，为软组织愈合和恢复赢得时间。

三、并发症

胫骨平台骨折的手术治疗是一个艰难而富有挑战性的工作，尽管手术治疗疗效得到了很大提高，但并发症仍然常见。关节面破坏可造成膝关节运动力学发生改变，关节面塌陷可导致软骨细胞和蛋白基质发生不可逆损害，尽管进行了精确复位和固定，仍可能存留症状，表现为剧烈体力活动时疼痛和进行性的创伤后骨性关节炎。

并发症分为两类，一类是早期并发症，包括复位丧失、深静脉血栓形成、感染；另一类为晚期并发症，包括骨折不愈合、内植物失效、创伤后骨关节炎等。

四、伸膝装置损伤

伸膝装置包括股四头肌、股四头肌腱、内外侧髌旁支持带、髌腱、胫骨结节。伸膝装置损伤主要包括股四头肌腱断裂与髌腱断裂。

股四头肌腱断裂时，体格检查时会发现不能将屈曲膝关节伸直、直腿抬高，股四头肌断裂处可触及空虚感。影像学检查 X 线会显示髌骨低位，MR 检查会发现完全、不完全断裂的股四头肌建。股四头肌腱断裂的治疗方法有保守治疗和手术治疗。保守治疗主要用于股四头肌腱部分断裂，石膏制动患膝关节于伸直位，时间为 4 ~ 6 周。手术治疗主要应用于股四头肌腱完全断裂，最常用的术式为 Scuderi 缝合技术。

髌腱位于胫骨结节与髌骨下极之间，其损伤机制主要是股四头肌收缩过程中，由于外力的作用，股四头肌被动拉长，髌腱不能承受而断裂，此时髌腱也常患有髌腱炎。查体可发现不能将屈曲膝关节伸直、直腿抬高，触诊局部空虚感。X 线显示髌骨高位，MR 可见完全、不完全断裂的髌腱。不完全断裂可保守治疗，予以伸直位石膏固定 4 ~ 6 周。完全断裂的髌腱，可予以骨槽骨道法修复。

总　结

随着现代骨科的发展，胫骨平台骨折的治疗概念不断更新。胫骨平台骨折的分型有 AO、Schatzker 分型等，但在目前以高能量所致胫骨平台骨折为主的情况下，其骨折形态已远远不能单纯使用传统分型归纳，CT 扫描检查提供了三维图像认识骨折的可能性。胫骨平台骨折的治疗原则及目标为：①保护软组织；②关节面解剖复位；③可靠内固定并恢复力线，无肢体缩短与旋转；④尽可能修复半月板与韧带损伤。最终获得稳定、对位良好、活动正常且无痛的膝关节。手术入路的选择取决于骨折形态、部位、皮肤软组织情况及术者经验。目前研究的热点在于后柱骨折手术入路，如后内侧纵形、后外侧纵形等。胫骨平台骨折的现代治疗认为任何骨折都存在独特的病理解剖特点，个体化的治疗非常重要。

（孙卓然）

参考文献

1. Ringus VM, Lemley FR, Hubbard DF, et al. Lateral tibial plateau fracture depression as a predictor of lateral meniscus pathology. Orthopedics, 2010, 33(2):80-84.
2. Crist BD, Della Rocca GJ, Stannard JP. Compartment syndrome surgical management techniques associated with tibial plateau fractures. J Knee Surg, 2010, 23(1):3-7.
3. Ehlinger M, Rahme M, Moor BK, et al. Reliability of locked plating in tibial plateau fractures with a medial component. Orthop Traumatol Surg Res, 2012, 98(2): 173-179.
4. Streubel PN, Glasgow D, Wong A, et al. Sagittal plane deformity in bicondylar tibial plateau fractures. J Orthop Trauma, 2011, 25(9): 560-565.
5. Lindvall E, Sanders R, Dipasquale T, et al. Intramedullary nailing versus percutaneous locked plating of extra-articular proximal tibial fractures: Comparison of 56 cases. J Orthop Trauma. 2009, 23(7):485-492.
6. Weaver MJ, Harris MB, Strom AC, et al. Fracture pat-tern and fixation type related to loss of reduction in bi-condylar tibial plateau fractures. Injury, 2012, 43(6): 864-869.
7. Zura RD, Adams SB Jr, Jeray KJ, et al. Timing of definitive fixation of severe tibial plateau fractures with compartment syndrome does not have an effect on the rate of infection. J Trauma, 2010, 69(6):1523-1526.
8. Matejcic A, Puljiz Z, Elabjer E, et al. Multifragment fracture of the patellar apex: Basket plate osteosynthesis compared with partial patellectomy. Arch Orthop Trauma Surg, 2008, 128(4): 403-408.

第 18 章
胫骨干骨折

引　言

胫骨干骨折是年龄 15～19 岁的青年男性发生率最高的骨折类型，第二个高峰出现在 80 岁以上的老人人群。北美年发生率约为 492 000 例 / 年，男性较之女性更为常见。

一、评估

（一）临床评估

由于胫骨干骨折常发生于高能量损伤，如交通伤、运动损伤等，因此，首先应评估患者的生命体征，其次需要确定是否为开放骨折。临床表现常有骨折特有症状，如疼痛、肿胀和畸形等。

胫骨干骨折尤其应重视神经血管情况的检查，因为没有任何一项检查能够直接反映局部缺血的情况，而胫骨干骨折恰恰是骨筋膜室综合征最常见的原因之一。发生骨筋膜室综合征早期表现并不典型，多有疼痛，但如果疼痛超出正常损伤的程度，或存在感觉异常等需引起重视。若不能早期发现，骨筋膜室综合征进一步发展则可出现瘫痪、苍白和无脉等表现。对于评估困难的患者，可尝试 ΔP 这一指标。ΔP= 舒张压 － 骨筋膜室内压，若 ΔP 小于 30 mmHg，则提示局部组织灌注不足，急性骨筋膜室综合征可能性大。需要注意的是，对于低能量损伤中可能发生的骨筋膜室综合征也不能忽视。足球等运动损伤虽然仅占胫骨干骨折的 3.1%，但却占骨筋膜室综合征发生的四分之一。骨筋膜室综合征一旦发生，应紧急行筋膜减张术，并告知患者及家属术后可能的并发症，包括感染、肌挛缩和坏疽截肢等。

（二）影像学评估

胫骨干骨折的影像学评估应包括：膝关节正侧位 X 线，胫、腓骨全长正侧位 X 线，踝关节正侧位、踝穴位 X 线及必要的 CT 检查。

二、分型

（一）骨折 AO 分型

(1) 骨折断端情况。
(2) 是否合并腓骨骨折。
(3) 腓骨骨折是否与胫骨干骨折位于同一平面。

（二）软组织损伤

(1) 闭合性骨折：Tscherne 分型。
(2) 开放性骨折：Gustilo-Anderson 分型。

三、治疗

（一）非手术治疗

(1) 指征：低能量损伤；无移位或微小移位的稳定型骨折；全身合并症较多不宜手术或对功能要求不高的患者。

(2) 禁忌证：无法完成或维持闭合复位的骨折；高能量损伤或不稳定骨折；合并中重度软组织损伤、开放骨折或骨筋膜室综合征；“浮动膝”损伤；有需要修补的神经血管损伤。

(3) 具体措施：长腿石膏维持 2～6 周，后改用髌腱支持石膏或功能支具。6 周后下肢保持功能位，膝关节、踝关节开始负重功能锻炼。

(4) 非手术治疗的功能复位标准：① 5° 以内的内、外翻畸形；② 10° 以内的矢状成角畸形；③皮质对位大于 50%；④ 1 cm 内的短缩畸形；⑤ 10°～15° 以内的旋转畸形。

（二）手术治疗

(1) 外固定：适用于局部污染严重、明显骨缺损的开放骨折的过渡性处理，为后期髓内钉创造条件。

(2) 髓内钉固定：胫骨干骨折最常用的手术方式。近年来更倾向于对闭合骨折采用扩髓髓内钉。较之不扩髓髓内钉内固定，扩髓法可获得更快的骨愈合时间、降低再手术率且更早恢复工作和体育锻炼。

(3) 切开复位内固定：并非胫骨干骨折手术治疗的首选方法，仅适用于：骨髓腔发育不成熟的患者；骨髓腔狭窄不能容纳最小号髓内钉的患者；假体周围骨折患者；合并近 / 远端关节内骨折的患者。

四、特殊类型的胫骨干骨折

（一）近、远端 1/3 的胫骨干骨折

(1) 近 1/3 胫骨干骨折：有可能合并髌腱或鹅足的损伤；髓内钉内固定的进钉点选择和操作非常重要。

(2) 远 1/3 胫骨干骨折：髓内钉内固定易发生骨折对线不佳；切开复位内固定易发生切口感染、愈合不良和内固定局部刺激。

（二）开放性胫骨干骨折

(1) 应预防应用抗生素。

(2) 注射破伤风类毒素。

(3) 尽早行清创术。

(4) 尽早稳定骨折。

（三）胫骨干骨折不愈合

(1) 胫骨干骨折骨愈合的平均时间为 16 ~ 19 周。

(2) 开放性骨折愈合时间更长，可达 1 年或以上。

(3) 骨折不愈合可分为：无菌性或感染性，肥大性，营养不足性或萎缩性。

(4) 影像学评估标准：RUST 分型。

(5) 治疗：髓内钉动力化或取出远端锁钉；更换髓内钉；环形外固定架 (Ilizarov 外固定架)；体外冲击波治疗 (extra-corporeal shock wave therapy，ESWT)。

总　结

胫骨干骨折是临床常见的骨折类型。骨折分型应遵循 AO/OTA 分型标准，应尤其重视骨筋膜室综合征的发生，凭借仔细的体格检查做到早期诊断。胫骨干骨折的治疗应力求在对位对线上实现解剖复位。由于造成胫骨干骨折多为高强度损伤，因此治疗常常需要通过带锁髓内钉、切开复位内固定或外固定治疗。胫骨干骨折由于局部血供不丰富，愈合时间较长，且易发生骨折不愈合。

(周非非)

参考文献

1. Kakar S, Firoozabadi R, McKean J, et al. Diastolic blood pressure in patients with tibia fractures under anaesthesia: Implications for the diagnosis of compartment syndrome. J Orthop Trauma, 2007, 21(2):99-103.
2. Schmidt AH. The impact of compartment syndrome on hospital length of stay and charges among adult patients admitted with a fracture of the tibia. J Orthop Trauma, 2011, 25(6):355-357.
3. Wind TC, Saunders SM, Barfield WR, et al. Compartment syndrome after low-energy tibia fractures sustained during athletic competition. J Orthop Trauma, 2012, 26(1):33-36.
4. Bhandari M, Guyatt G, Tornetta P III, et al. Randomized trial of reamed and unreamed intramedullary nailing of tibial shaft fractures. J Bone Joint Surg Am, 2008, 90(12):2567-2578.
5. Gaebler C, McQueen MM, Vécsei V, et al. Reamed versus minimally reamed nailing: A prospectively randomised study of 100 patients with closed fractures of the tibia. Injury, 2011, 42(suppl 4):S17-S21.
6. Eastman JG, Tseng SS, Lee MA, et al. The retropatellar portal as an alternative site for tibial nail insertion: A cadaveric study. J Orthop Trauma, 2010, 24(11):659-664.
7. Eastman J, Tseng S, Lo E, et al. Retropatellar technique for intramedullary nailing of proximal tibia fractures: A cadaveric assessment. J Orthop Trauma, 2010, 24(11):672-676.
8. Vallier HA, Cureton BA, Patterson BM. Randomized, prospective comparison of plate versus intramedullary nail fixation for distal tibia shaft fractures. J Orthop Trauma,

2011, 25(12):736-741.

9. Namdari S, Baldwin KD, Matuszewski P, et al. Delay in surgical débridement of open tibia fractures: An analysis of national practice trends. J Orthop Trauma, 2011, 25(3):140-144.
10. Elster EA, Stojadinovic A, Forsberg J, et al. Extracorporeal shock wave therapy for nonunion of the tibia. J Orthop Trauma, 2010, 24(3):133-141.
11. Kooistra BW, Dijkman BG, Busse JW, et al. The radiographic union scale in tibial fractures: Reliability and validity. J Orthop Trauma, 2010, 24(suppl 1): S81-S86.

第 19 章 手和腕的损伤与重建

引　言

手、腕部关节炎的首选治疗是保守治疗，当症状持续不缓解时可考虑手术治疗，常用的手术治疗包括关节成形术和关节融合术。对上肢神经压迫部位的充分认识有利于指导上肢周围神经疾病的治疗。肌腱移植技术能够重建患者丧失的功能。

一、骨性关节炎

（一）拇指腕掌关节

拇指腕掌关节骨性关节炎在手部关节炎中发生率居第二，仅次于远端指间关节。拇指腕掌关节炎分级最常用的是 Eaton-Glickel (Littler) 分期 (表 19-1)。患者的主诉包括：拇指基底部局限性疼痛和活动困难 (握拳和抓持)。主要的阳性体征：拇指腕掌关节的研磨试验阳性和局部压痛。鉴别诊断包括：拇指腱鞘炎所致的疼痛和 STT 关节 (舟骨 - 大多角骨 - 小多角骨关节) 的疼痛。拇指掌指关节半脱位是由于韧带结构不足于维持关节，同时存在骨排列异常。前斜韧带曾被认为是关节稳定的主要结构，但最近的研究表明桡背侧韧带是其主要稳定结构。

早期主要采取非手术治疗，包括 NSAIDs、活动限制、夹板固定及类固醇注射。透明质酸注射是一种非适应证使用，并且前瞻性、随机对照试验发现透明质酸、类固醇和安慰剂注射并无明显差异。

表19-1　Eaton-Glickel分期

Ⅰ	关节间隙增宽
Ⅱ、Ⅲ	关节间隙进行性变窄，骨赘，硬化和半脱位
Ⅳ	合并STT关节的骨性关节炎

根据 Eaton-Glickel 分期有很多种治疗方法。

韧带重建或掌骨截骨延长常用于Ⅰ期患者。大多角骨的部分或全部切除，加上韧带重建和肌腱填充常用于Ⅲ和Ⅳ期患者。大多角骨 - 掌骨融合不常使用，但可用于年轻 (小于 40 岁) 的体力劳动者。关节融合存在不愈合可能，也有可能加重 STT 关节的退变，导致大多角骨 - 掌骨关节屈曲和旋转受限。目前，除大多角骨切除外，没有能有效改善患者功能的方法，但韧带重建和肌腱填充仍被很多医生采用。最常见的是使用桡侧腕屈肌或拇长展肌作为悬吊，而其余的肌腱用作填充。也可使用异体材料作为填充，但并发症比较常见。继发 STT 骨性关节炎时可使用大多角骨完全切除而非部分切除，但部分医生认为无症状的 STT 骨性关节炎无需行大多角骨完全切除。如果同时合并拇指掌指关节炎最好采用关节融合术。拇指掌指关节过伸但没有关节炎应在腕掌关节成形术同时予以处理。轻到中度的过伸 (小于 45°) 可以采用软组织平衡，如掌侧关节囊固定或手内在肌的转移。但严重的过伸需要关节融合。严重的拇指掌指关节过伸可能导致握拳时腕掌关节屈曲，而影响腕掌关节成形。

（二）STT 关节（舟骨 - 大多角骨 - 小多角骨关节）

STT 关节炎通常和大多角骨 - 掌骨关节骨性关节炎同时发生。此时，STT 关节炎常用的治疗是全切大多角骨，有时需根据术中情况切除小多角骨近端 2 mm。单纯 STT 关节炎的治疗策略包括：NSAIDs、夹板、类固醇激素注射和手术切除成形术 (切除小多角骨远端极) 或关节融合术。部分的孤立性 STT 关节炎患者，如存在背侧中间段不稳定畸形 (DISI 畸形)，行舟骨远端切除可能会进一步加重不稳定。

（三）掌指关节

拇指的掌指关节炎比其他手指更常见。拇指的掌指关节活动度在人群中差异很大，范围 0° ~ 180°。关节炎的病因包括退变、创伤、炎症和透明变性。关节融合是拇指掌指关节炎治疗的一种选择，融合至屈曲角度为 5° ~ 15°。而对于其他手指，类风湿是更常见的原因，此时关节成形比关节融合更合适。类风湿关节炎时，如果存在月骨漂移，必须通过松解、重建伸展机制来纠正。关节成形术的选择包括硅胶和非限制性界面假体置换(热解碳和金属-聚乙烯)。表面置换需要有足够的骨量，轻度畸形，良好的软组织结构；否则，选择硅胶假体更合适。硅胶假体的短期效果显示患者具有较高的满意度和功能；长期随访表明假体骨折和畸形的发生率很高。骨性关节炎和早期的风湿性关节炎可考虑行非限制性假体置换，但缺乏长期随访的相关研究。

(四)近端和远端指间关节

近端和远端指间关节骨性关节炎很常见。当远端指间关节背侧的黏液囊出现症状时需要治疗，手术治疗需要彻底切除远端指间关节骨赘。退变或炎症所致的近端指间关节骨性关节炎均可采取关节融合或关节成形，关节成形术常用于中指和环指，而关节融合常用于示指和小指。示指采用关节融合主要是因为该关节面的稳定对指捏动作很重要。近端指间关节融合通常固定在屈曲 30°～45°，而尺侧手指的屈曲角度更大。与腕掌关节类似，关节成形术可选用的假体包括：硅胶假体和表面置换(金属-聚乙烯界面和热解碳界面)。硅胶假体能较好地缓解疼痛，且翻修率相对低，然而容易破裂且不能维持活动范围。目前表面假体置换的随访时间较硅胶假体短。翻修手术的指征：脱位、伸肌松弛、假体碎裂和关节挛缩。一项随机对照多中心研究对比了三种不同的假体(钛-聚乙烯、热解碳和硅胶)，结果表明：尽管表面置换术后短期的活动度最大，但相对于硅胶其术后并发症和翻修率更高。有症状的远端指间关节炎采用关节融合术，固定在中立位至轻度屈曲位。

二、腕关节创伤性关节炎

(一)腕关节舟骨-月骨进行性塌陷(SLAC)

腕关节关节炎最常见的表现是舟骨-月骨进行性塌陷(scapholunate advanced collapse, SLAC)。通常因为长久的舟骨-月骨韧带断裂造成，原因可为：创伤、透明性滑囊炎或遗传性。双侧无症状的 SLAC 可见于无创伤的患者。尽管对关节炎的进展程度仍存在争议，大部分患者可按照 Watson-Ballet 分期划分。Ⅰ期 SLAC：退变局限在桡骨茎突和舟骨关节面。Ⅱ期 SLAC：退变进展到近端的桡骨 - 舟骨关节。Ⅲ期 SLAC：关节炎进展至头状骨 - 月骨关节面，此时桡骨 - 月骨关节面未累及。Ⅳ期 SLAC：全腕关节炎。患者可表现为腕关节桡背侧关节肿胀，桡骨 - 舟骨关节压痛和腕关节活动范围减少。

SLAC 的非手术治疗：夹板、注射和物理治疗。非手术治疗失败的症状性 SLAC 的手术治疗包括关节镜治疗、腕关节去神经化、桡骨茎突切除、近排腕骨切除及部分或全部腕关节融合术。全腕关节炎时，可考虑行全腕关节成形，然而关于 SLAC 长期的临床试验研究仍未开展。关节镜清理或桡骨茎突切除 (关节镜下或开放) 对于治疗早期或进展性 SLAC 很有前景。有些学者报道了部分或全部腕关节去神经化的效果，该患者中部分患者为腕关节 SLAC。去神经化在部分或全部缓解疼痛的同时，保留了关节活动度并避免内置物和融合，然而其效果并不确切，尤其是当其与近排腕骨切除或部分关节融合术比较时。

行近排腕骨切除还是关节融合取决于医生的偏好及头状骨关节软骨是否相对完好。头状骨软骨的评价方法包括影像学 MRI、关节镜和切开直视。如果没有或仅存在轻微的磨损，可考虑行近排腕骨切除 (proximal row carpectomy, PRC)，如果磨损严重则不合适 PRC，然而 PRC 成功需要多少关节面并不清楚。当头状骨存在一些磨损而进行 PRC 时，部分医生会采用软组织填充或头状骨关节面重建。

文献中对比 PRC 和关节融合在疼痛缓解、握力和主观评分上并没有明显差异。倾向选择 PRC 的医生认为 PRC 可以避免内植骨、不愈合和月骨移位等潜在并发症。关节融合时，需要固定在中立位或轻度屈曲位避免因撞击而出现活动受限。一项系统综述指出 PRC 术后关节活动度更好，且能避免关节融合的并发症。然而一篇对 PRC 10 年以上的随访研究中，22 例患者有 4 例出现失败，所有失败患者均 ≤ 35 岁。关于这两项技术的比较在另一篇研究中做了总结。两种方法缓解疼痛效果相近，约 85%；较对侧握力改善约 80%，平均屈伸活动度为 75° ～ 80°，但关节融合较 PRC 少 10° 左右。两种术后进行全关节融合术翻修的发生率相同，约为 5%；术后骨性关节炎的发生在 PRC 更多见，但常无症状，并且症状和影像学关节间隙变窄的程度不一致。

（二）舟骨不愈合继发进行性腕关节塌陷

未经治疗的舟骨不愈合也可能造成腕关节进行性关节炎，继发进行性腕关节塌陷 (scaphoid nonunion advanced collapse, SNAC)。其分期和 SLAC 类似，但是其舟骨近端和桡骨远端关节面未受累。在 SNAC 早期，舟骨不愈合可进行治疗，可以同时行桡骨茎突切除来治疗桡骨茎突的磨损。当头状骨 - 月骨关节面没有关节炎改变时，如果一半以上的舟骨可以保留，则可以切除不愈合远端部分舟骨来治疗 SNAC 所致的桡骨 - 舟骨疼痛。一项有 13 例病例的研究指出该方法可以缓解疼痛，增加关节活动度。当 SNAC 进展时，可采用和 SLAC 类似的治疗。

（三）下尺桡关节

下尺桡关节的关节炎病因可有：创伤、退变，炎症。非手术治疗包括休息、夹板固定和类固醇激素注射；如果非手术治疗失败，则可行手术治疗，包括：尺骨头半切除，同时行软组织填充 (Bowers 半切除 - 填充关节成形术或 Watson 尺骨远端匹配性切除) 切除全部尺骨头 (Darrach 法)，切除尺骨乙状切迹近端部分尺骨行下尺桡关节融合术 (Sauve-Kapandji 法)，以及假体置换术。三角纤维软骨复合体完整且下尺桡关节稳定时，行尺骨头半切除理论上具有保留 TFCC 复合体止点的优势，但未证实，此时尺桡骨的融合仍可能发生。Darrach 术后需关注远端下尺桡关节的不稳定和尺桡骨的融合，部分医生仅在老年、要求低的，尤其是类风湿关节炎的患者使用，部分创伤性关节炎的患者也可使用。假体置换仍处于发展早期阶段，已有一些短期和中期随访报道，一项 10 年的随访表明，假体置换可以缓解疼痛，提高术后评分，但是对前臂选择和腕关节功能并无明显改善。6 年的随访假体存活率为 83%，30% 的患者常由于不稳定需要再次手术。下尺桡关节假体置换的指征和假体设计仍在探索阶段，仍需长期随访研究来充分评估临床效果和并发症、失败率。

（四）Kienböck 病（基恩伯克氏病、月骨缺血性坏死）

Kienböck 病的特征是腕关节月骨坏死，造成月骨硬化、碎裂和塌陷。其发病机制和自然病程仍不明确，可能是由于血管、机械性和全身因素所致。症状可表现为腕关节疼痛、活动度减小和腕背侧肿胀。影像学分级标准是 Lichtman 分期 (表 19-2)，包含了 MRI 信号改变到月骨塌陷和腕关节骨性关节炎。

表19-2 Lichtman分期

Ⅰ期	X线表现正常，MRI可见低信号，存在线性或压缩性骨折
Ⅱ期	X线表现可见月骨硬化而无塌陷
ⅢA期	X线片见月骨塌陷而没有舟骨旋转
ⅢB期	月骨塌陷合并舟骨旋转畸形
Ⅳ期	影像学和(或)全中掌关节病

普通 X 线表现对于进展性患者的评价已经足够，但是对于早期的病例最好通过 MRI 检查，这也有助于区别月骨腕骨撞击 (局限性而非弥漫性月骨改变)。该分期有助于指导治疗，同时考虑尺骨变异。尽管 Kienböck 病常见于短尺骨的患者，也可见于正常尺骨或尺骨稍长的患者。

初期治疗为非手术治疗，包括观察、制动和物理治疗。手术治疗方式很多，均能有效缓解疼痛。手术治疗方案包括关节平衡 (桡骨短缩或截骨)，部分关节融合 (STT、舟骨 - 头状骨，头状骨 - 钩骨)，头状骨短缩，带血管骨移植，桡骨、尺骨、月骨核心区减压。其他治疗方法：月骨切除 + 肌腱填充、近排腕骨切除和腕关节融合。一项评价不同方法治疗早期和晚期月骨坏死的研究表明没有哪种方法更具优势。最常见和研究最彻底的方法是在短尺骨的患者行尺骨短缩截骨治疗Ⅰ ~ ⅢB 期患者。

三、腕关节尺侧疼痛

（一）腕关节尺侧疼痛的鉴别

腕关节尺侧疼痛的评价包括仔细评估相关解剖，包括 TFCC、月三角背侧韧带 (LT)、腕关节尺侧屈伸肌腱，以及相关的骨性结构 (尺骨 - 腕骨，豌豆 - 三角骨、月骨 - 三角骨关节和下尺桡关节)。最常见的腕关节尺侧疼痛病因为：尺骨茎突骨折，TFCC 损伤，尺侧腕伸肌肌腱炎，月三角背侧韧带损伤，尺骨 - 腕骨撞击和豌豆 - 三角骨性关节炎。

（二）三角纤维软骨复合体 (TFCC)

TFCC 固定尺侧腕骨和下尺桡关节。创伤和退变均可影响 TFCC，导致腕关节尺侧疼痛。尺骨窝局限的压痛是 TFCC 病变敏感、特异的表现。除了腕关节标准的 X 线片，旋转中立位 PA 像、旋前 - 握位 PA 像有助于评估尺骨动态撞击。MRI 和 MRA 是诊断 TFCC 损伤最有效的方法，对中央型 TFCC 损伤具有最高的敏感、特异性，而对边缘 TFCC 损伤和月 - 三角背侧韧带撕裂的敏感度低。系统综述表明评估 TFCC 全层损伤，MRA 比 MRI 更有优势，MRI 的敏感性和特异性分别为 75% 和 81%，MRA 的敏感性和特异性分别为 84% 和 95%。另外，高场强的 MR 检查能够提高敏感性和特异性，增加对 TFCC 损伤诊断的准确性。

表 19-3 为 Palmer 分类，损伤分为创伤性和退变性。退变性或Ⅱ类损伤按韧带和关节面损伤分为不同亚型。常继发于尺骨正常变异所致的尺骨腕骨撞击，此时需要对尺骨长度进行纠正。创伤性损伤按损伤部位进一步分类。最常见的是ⅠA 型损伤 (中央型损伤)。最初是非手术治疗，包括夹板制动。最佳的制动方式是长臂夹板、短臂支具或 Munster 夹板，文献报道并不明确。部分患者经制动可以缓解，一项 2010 年的研究表明 84 例采用短臂支具或夹板制动 4 周的临床诊断 TFCC 损伤的患者中 48 例获得改善而不需要手术干预。物理治疗和类固醇注射也是治疗方法选择。非手术治疗失败时可考虑手术治疗。TFCC 仅其周围的 10% ~ 40% 部分存在血供，而其余部分均无血供，因此中央型损伤采用清理，而非采用修补，而

边缘性损伤可采用修补。可采用的入路有开放、由内及外、由外及内或关节镜下修补。

表19-3 Palmer分类

Ⅰ：创伤性损伤	Ⅱ：退变性损伤
ⅠA：中央型TFCC损伤	ⅡA：TFCC损伤不合并穿孔或关节软骨软化
ⅠB：位于尺骨茎突基底的边缘线损伤	ⅡB：TFCC损伤合并月骨或尺骨关节软骨软化
ⅠC：TFCC从尺侧外在韧带的断裂	ⅡC：TFCC穿孔合并月骨关节软骨软化
ⅠD：TFCC从桡骨远端乙状切迹处断裂	ⅡD：TFCC穿孔合并尺骨和(或)月骨关节软骨软化，以及月-三角韧带损伤并无腕关节不稳定
	ⅡE：TFCC穿孔合并月骨和尺骨关节炎，月-三角韧带损伤

（三）尺骨 - 腕骨撞击

尺骨 - 腕骨撞击或者尺骨 - 腕骨关节面负荷过大可能是先天的或后天的。这种情况最危险的因素是尺骨过长，这会导致尺骨 - 腕骨关节负荷增加。除了静态或动态 X 线检查，MRI 发现月骨近侧尺骨端、三角骨近侧桡骨端、尺骨头远端桡侧角信号改变都是诊断撞击的线索。信号改变可进展为硬化和软骨下囊性变。最初的非手术治疗包括制动、物理治疗 (避免过度尺偏)、NSAIDs 口服、注射类固醇。手术治疗包括较少关节负荷的方法 (如尺骨短缩截骨，Wafer 方法)、关节镜或开放手术。Wafer 手术最初的局限在于需要存在 TFCC 中央损伤或通过关节镜制造破损，该方法理论上能改变关节轮廓，通过短缩尺骨头远端关节软骨来减少 DRUJ 的接触面积。尺骨短缩截骨的并发症包括延期愈合、不愈合和内固定取出。研究表明关节镜下 Wafer 手术和尺骨短缩截骨在终末随访具有相同的疗效；但有些作者认为 Wafer 手术肌腱炎和再次手术率低，而且不存在不愈合的风险，而更推荐 Wafer 手术。

四、Dupuytren 病（掌腱膜挛缩症）

Dupuytren 病的典型表现为手掌或手指出现病理性结节或条索，可造成掌指关节和（或）指间关节进行性的屈曲挛缩。结节通常无需治疗，虽然部分患者可能出现痛性结节或条索，这些最终都将成为无痛性的，当结节导致疼痛超过 1 年时可以考虑手术治疗。手术治疗的经典指征为：掌指关节屈曲挛缩大于 30°，指间关节大于 0°～20°，常表现为不能将手掌在桌面上放平 (tabletop test)。然而这些参数也需结合患者的治疗目标、活动量、局限性、年龄和合并症等。

传统的开放手术包括部分筋膜切开和切除，仍在治疗进行性挛缩中扮演重要的作用。而一些新的手术技术（如通过胶原酶进行筋膜切开或经皮腱膜切开）更具有微创性。

（一）胶原蛋白酶

最近美国 FDA 批准了胶原蛋白酶的应用。胶原蛋白酶是由溶组织梭菌产生。治疗时将它注射到条索中溶解胶原，第二天活动手指来使条索破裂。一项前瞻、随机、双盲、安慰剂对比的多中心研究表明胶原注射比安慰剂具有好的短期效果，能改善关节活动度。研究中达到研究终点的 MCP 病例比 PIP 病例多，研究终点定义为患者在最后注射药物后的 30 天从最初的挛缩恢复至 0°～5° 的伸展，并且 MCP 改善的角度比 PIP 多。308 例患者中绝大部分的不良反应很小，3 例严重不良反应中，2 例出现肌腱断裂，1 例出现复杂区域疼痛综合征。另一项前瞻性、随机、双盲、安慰剂对照研究中 45 例患者治疗 66 例 Dupuytren 病同样取得成功的短期效果，仅有 1 例出现严重的并发症（肌腱断裂）。胶原蛋白酶注射后报道的严重并发症（包括肌腱断裂）最常见于小指。前期关于此治疗的研究都是短期随访，长期随访的研究仍很少。1 项 8 年的随访研究中，6 例患者中 4 例出现复发或进展，这中间分别有 2 例 MCP 和 PIP 挛缩的患者，但患者的满意度仍比较高。1 项大的近期研究表明胶原蛋白溶解治疗 3 年复发率分别为 MCP 27%，PIP 56%。初始矫正率小于 5%。尽管对于手术治疗其长期的疗效和潜在困难及并发症仍存在争议，但在 MCP 关节挛缩中仍具有重要的临床意义。

（二）经皮腱膜切开术

经皮或针刺腱膜切开术在局麻下用针头划开腱膜而不需皮肤切口。成本 - 效用分析表明针刺腱膜切开具有较好的性价比，成功率较高。文献中报道该方法可以成功运用于 MCP 和 PIP 关节挛缩，然而在 MCP 关节改善率更高。需要关注的是神经和伸肌腱损伤，然而报道的很少见，更常见的短期并发症是皮肤裂开和短暂性感觉异常；复发也是值得关注的，有文献报道其复发率高。1 项 115 例的随机对照试验比较针刺腱膜切开和有限腱膜切开，5 年后的复发率很高，针刺组 84.9%，而有限切开组仅为 2.9%。研究表明经皮腱膜切开仍是一项安全有效的治疗方法，尤其是对轻 - 中度的 MCP 挛缩的老年患者。

（三）筋膜切开术

虽然筋膜切开术历史悠久，但相关的高质量的研究较少。目前更多采用局限、部分筋膜切开而非完全切开；局限切开仅切开病变部分筋膜，手术切口有很多选择，伤口缝合可用 V-Y 延长，全厚皮肤移植或敞开 (McCash 技术)。一项系统综述仅收集 3 个 Level Ⅰ级别的研究比较不同手术治疗的效果，发现并没有具有明显优势的技术。欧洲的一项研究：中位随访时间 4 年，筋膜切开的复发率为 39% 而针刺腱膜切开为 62%，20% 的患者经历过副反应。并发症包括：血肿 (2.1%)，伤口愈合 (22.9%)，指神经损伤 (3.4%)，指动脉损伤 (2.0%)，感染 (2.4%)，潮红反应 (9.9%)。在复发的患者中并发症发生率更高。

五、神经压迫综合征

上肢最常见的神经压迫疾病为腕管综合征和肘管综合征。

（一）正中神经卡压

1. 腕管综合征

腕管综合征 (carpal tunnel syndrome, CTS) 是上肢最常见的神经

压迫性疾病，压迫部位位于腕横韧带。常为特发性，占位性病变、急慢性创伤也可导致。研究表明长期使用震动器械可导致 CTS，但并没发现其与重复性活动 (如打字) 有直接关系。

诊断需要综合病史、查体和电生理检查。CTS 的诊断标准：①正中神经分布区域的麻木和刺痛感，②夜间麻木，③鱼际肌的无力或萎缩，④ Tinel 征阳性，⑤ Phalen 征阳性，⑥两点辨别觉丧失。2007 年 AAOS 达成共识，对于临床试验阳性、拟行手术治疗的符合临床标准的患者无需进行电生理检查。然而电生理检查有助于评估是否存在多处神经压迫现象 (C6 神经根病)，也可进行术前、术后对比。有些研究试图探寻正中神经超声检查、电生理及症状严重程度的关系，但仍需更多的研究。

最初采用非手术治疗，尤其是轻 - 中度没有鱼际肌萎缩的患者。夜间腕关节夹板中立位固定能缓解夜间症状；然而关于夹板与不干预的短期或长期疗效对比仍没有。皮质醇注射也是一种治疗方法，能提供短期缓解，但不能提供长期症状缓解。注射治疗好转的患者手术效果确切。患者术前自觉症状的疼痛程度而非持续时间与手术效果相关。如果非手术治疗失败或者持续手指麻木、鱼际肌萎缩推荐采用手术治疗。腕管松解可采用切开或关节镜，但是术后 1 年的效果相当。两种方法均安全、有效。文献并不推荐附加神经松解、神经外膜切除或腱鞘切除。症状持续的常见原因是松解不彻底或瘢痕形成。

2．旋前圆肌综合征

旋前圆肌综合征最初用于描述正中神经在前臂近端旋前圆肌两头之间的压迫，目前已经扩展至前臂近端任何部位的正中神经压迫。症状：前臂近端掌侧疼痛和放射到手部正中神经分布区域的感觉异常。诱发试验可压迫旋前圆肌综合征的任何部位。临床检查包括：①前臂中立且肘关节伸直位的旋前对抗试验，②中指的指浅屈肌收缩对抗试验，③前臂旋时对抗肘关节伸直试验。

电生理检查通常阴性，但能排除其他疾病。推荐采用非手术治疗，包括：NSAIDs、夹板和物理治疗。当非手术治疗长期无效或存在占位性病变时可考虑手术减压。由于没有相关的研究，仅有部分回顾性病例分析，因此，手术减压的效果无法评价。

3. 骨间前神经卡压综合征

骨间前神经 (AIN) 为单纯的运动神经，支配拇长伸肌，示指、中指的指深屈肌和旋前方肌。临床表现：受支配肌肉的无力、瘫痪，常为不全瘫。AIN 卡压综合征理论上是由于 AIN 或正中神经受压所致，一个重要的鉴别诊断是 Parsonage-Turner 综合征 (也称为臂丛神经炎或神经痛性肌肉萎缩)，它可与 AIN 瘫痪同时存在。

电生理检查有助于诊断压迫部位。病因不同治疗的方式也存在不同。普遍认为 AIN 卡压综合征可以自行缓解，文献中有报道出现症状 1 年后缓解的病例。手术治疗在保守治疗 6 ~ 9 个月无效的患者可以考虑，手术是否有助于改善仍存在争议。

(二) 尺神经卡压

1. 肘管综合征

尺神经卡压最常见于肘部。临床表现为：手部尺神经 (背侧感觉支) 支配区域的感觉异常，无力，手内在肌的萎缩，有时表现为肘内侧至手部的放射性疼痛。诱发试验包括 Tinel 征和屈曲 - 压迫试验 (肘关节屈曲，直接压迫尺神经 1 分钟)，其敏感度为 98%，特异度为 95%。进行性肌萎缩可造成无名指和小指的爪形手。2 个最重要的体征为 Froment 征 (拇指、示指远侧指间关节不能屈曲，使两者不能捏成一个圆形的 “O” 形) 和 Wartenberg 征 (小指尺偏，内收无力而不能对抗小指伸肌)。和腕管综合征一样，目前对神经电生理检查意见并不统一，但它有助于明确诊断，评估严重程度、神经卡压的部位，并评估是否存在其他部位的卡压。

症状轻、间歇发作时，最初治疗包括物理治疗，避免肘管直接受压，限制肘关节过伸，使用夜间伸直位夹板 (45°)。一项随机对照试验指出，轻 - 中度症状的肘管综合征患者，当避免诱发时，无论是否使用夜间夹板制动或神经滑移锻炼，89.5% 的患者随访时预后较好。当非手术治疗无效或肌肉去神经化时，需要手术治疗。手术方法包括原位减压术 (开放或关节镜)、内上髁切除术，皮下移位术、肌肉下移位术等，对照研究表明这些方法效果相当。因此文献支持大部分病例采用原位减压，除非创伤后肘关节僵硬和瘢痕形成的患者。

当考虑神经移位时，最简单的是皮下前置，而部分医生推荐肌肉内或肌肉下移位。最常见的失败原因是减压不充分，未对所有可能受压的部位和周围瘢痕进行减压。另外，术中损伤前臂内侧皮神经可能造成痛性神经瘤。根据最初方式选择翻修方法，通常需要和初次方法不同，注意避免形成痛性神经瘤。

2. 尺管综合征

在腕部出现尺神经卡压较少见，造成尺管卡压的因素有神经节，占位性病变，血栓，假性动脉瘤、肌肉，急性创伤(尤其是钩状骨的骨折和不愈合)，反复创伤或长时间压迫。根据可能的病因完善相关检查(如 CT、MRI、血管造影等)。手术治疗需要探查并对整个肘管减压。

(三)桡神经卡压

1. 骨间背神经综合征

桡神经前臂的分支，可在前臂多个部位受压。表现为骨间背神经支配肌肉的无力，包括除桡侧腕长伸肌和肱桡肌以外的所有腕和手指的伸肌。体格检查和电生理检查有助于诊断。伸肌腱断裂或指伸肌的滑脱可能与部分 PIN 瘫痪的表现类似，需要进行鉴别诊断。除占位性病变外，最初的治疗均为非手术治疗，包括夹板制动、牵引和理疗。非手术治疗失败时可考虑手术治疗。手术干预的效果并不明确。

2. 桡管综合征

桡管综合征是一个有争议的诊断，有些人认为其不存在。患者常描述前臂近端外侧疼痛，这种疼痛也可见于肱骨外上髁炎，必须进行鉴别。在肘关节伸直，前臂旋前，屈腕时诱发，由于桡神经受牵拉，可以诱发症状。最初采用非手术治疗，理疗失败时可考虑皮质醇注射和局部麻醉，如非手术治疗持续无效，可考虑手术减压。

3. Wartenberg 综合征

桡神经浅支可在前臂远端肱桡肌和桡侧腕长伸肌 (ECRL) 之间受压，出现 Wartenberg 综合征(感觉异常性手痛或桡神经浅支神经炎)。病因包括钝性创伤或腕带、手铐等压迫。症状为前臂桡背侧至拇指、示指背侧的放射痛和感觉异常。Tinel 征阳性有助于诊断。

需要和拇指狭窄性腱鞘炎鉴别。治疗包括夹板、理疗、皮质激素注射，很少需要手术干预。

六、肌腱移植术

（一）原则

当神经或肌肉、肌腱功能损伤导致上肢功能受限时可考虑行肌腱移植重建主要功能。8 个基本原则：①关节被动活动度正常；②软组织平衡；③ 1 根肌腱只实现 1 个功能；④移植肌腱的方向为直线以产生最大的力量；⑤供体肌肉的支配范围相近；⑥供体肌肉的力量接近；⑦移植后不会影响原有的功能；⑧必要时可进行协同移植。

术后功能锻炼也很重要，患者术前需评估患者的依从性。

（二）桡神经瘫痪

桡神经瘫痪是上肢肌腱移植最常见的指征。低位桡神经瘫痪仅累及前臂背侧神经，而高位的桡神经影响整个桡神经，常位于肘关节或肘关节近端。低位桡神经瘫痪的典型表现为拇伸肌功能障碍、指间关节伸直受限，伸腕时桡偏（桡侧腕长、短伸肌正常，而尺侧腕伸肌肌力减弱）。非手术治疗包括关节活动度训练，静态或动态夹板，目的在于在神经修复或准备肌腱移植过程中防止挛缩，维持关节活动度。常用旋前圆肌、桡侧腕短伸肌、掌长肌移植用于重建拇长伸肌。

（三）正中神经瘫痪

低位正中神经瘫痪是上肢肌腱移植第二常见的指征。正中神经支配区的感觉丧失会影响患者的功能，感觉不能恢复时肌腱移植的效果将受影响。

低位正中神经瘫痪影响鱼际肌，由于拇短展肌功能受损导致拇指对掌不能。当患者功能受损时，多个肌腱可用于重建拇指对掌功能，包括掌长肌、指浅屈肌、示指固有伸肌、桡侧腕长伸肌(ECRL)、尺侧腕伸肌、小指伸肌和小指展肌。对掌成形术常见的指征是：进展性腕管综合征合并鱼际肌萎缩导致对掌丧失。Camitz 移植技术采用掌长肌，其他移植方法也具有成功的效果。Huber 移植技术用于先天性拇指萎缩，因为其能在恢复对掌功能的同时增加鱼际肌肉。

高位正中神经瘫痪导致拇指、示指、中指、旋前方肌 (骨间前神经支配) 功能受损。当位于肘关节或肘关节近端的完全性正中神经瘫痪，桡侧腕屈肌 (FCR)、指浅屈肌 (FDS)、旋前圆肌也将丧失功能。

对掌成形术可以通过示指固有伸肌 (EIP) 重建，拇指指间关节屈曲受限可以通过肱桡肌重建。示指和中指屈曲可以通过环指和小指的指深屈肌 (FDP) 重建。环指和小指指浅屈肌 (FDS) 和桡侧腕屈肌 (FCR) 的功能最小，因为指深屈肌 (FDP) 和尺侧腕屈肌 (FCU) 起着代偿作用。前臂旋前可通过肱二头肌旋转桡骨将其由旋后位转向旋前位。

（四）尺神经瘫痪

尺神经瘫痪对功能影响较大，导致捏钥匙动作的丧失、进行性爪形手和手内在肌萎缩而影响手的外观。捏钥匙动作的丧失是由于拇收肌和第一背侧骨间肌受损，患者通过拇长伸肌内收拇指，拇长屈肌来屈曲拇指的指间关节向示指靠拢。环指和小指的爪形手是由于内在肌瘫痪所致，示指和中指蚓状肌功能保留能预防单纯尺神经瘫痪导致的爪形手。小指外展是由于骨间掌侧肌功能丧失，不能对抗小指伸肌 (EDM)，另外，手的功能因为 MCP 关节和 IP 关节屈曲不协调而功能受限，拾物功能受限。高位的尺神经损伤导致的环指和小指爪形手更隐匿。当无法自行恢复时，可考虑肌腱移植来重建功能，纠正爪形手畸形。Bouvier 动作 (避免掌指关节伸直时让患者伸直手指，如果指间关节不能伸直意味着伸肌功能不全) 是一项重要的术前评估，判断需要静态还是动态操作来缓解爪形手。常通过桡侧腕短伸肌移植来改善捏指力量。高位尺神经瘫痪时，环指和小指指间关节屈曲可以用示指和中指的指深屈肌重建。

（五）混合型神经瘫痪

最常见的是低位正中神经和低位尺神经瘫痪，其次是高位正中神经和高位尺神经瘫痪。重建需按肌腱移植的原则进行，以最佳地重建患者的功能，感觉丧失也需要考虑，神经移植或神经血管皮瓣移植技术正在发展中。

总 结

1．三角纤维软骨复合体损伤 避免急诊漏诊三角纤维软骨复合体损伤！腕部外伤在急诊室很常见，注意以下体征：尺骨茎突是否压痛、下尺桡关节是否压痛及横向挤压痛、前臂是否存在旋转疼痛，尤其腕关节侧位片提示尺骨远端向背侧半脱位，在这种情况下更要仔细检查上述体征，若存在下尺桡关节损伤，需要长臂旋后位石膏固定患肢。

2．掌腱膜挛缩症 早期的掌腱膜挛缩症需要与掌部的腱鞘囊肿鉴别。掌腱膜挛缩症多发生于掌尺侧，早期表现为掌部肿物，但是多数存在条索。腱鞘囊肿为孤立性肿物，无条索，B 超提示肿物为囊性。

3．腕管综合征、腕尺管综合征及肘尺管综合征 需要与神经根性颈椎病鉴别。典型的神经根性颈椎病出现颈部向上肢的放射痛和麻木，查体可能有感觉、肌力和腱反射的改变，颈椎 MRI 会发现间盘突出并压迫相应的神经根。

（侯国进）

参考文献

1. Spaans AJ, van Laarhoven CM, Schuurman AH, et al. Interobserver agreement of the Eaton Littler classification system and treatment strategy of thumb carpometacarpal joint osteoarthritis. J Hand Surg Am, 2011, 36(9):1467-1470.
2. Lin JD, Karl JW, Strauch RJ. Trapeziometacarpal joint stability: The evolving importance of the dorsal ligaments. Clin Orthop Relat Res, 2013, Epub ahead of print.
3. Li YK, White C, Ignacy TA, Thoma A. Comparison of trapeziectomy and trapeziectomy with ligament reconstruction and tendon interposition: A systematic literature review. Plast Reconstr Surg, 2011, 128(1):199-207.
4. Wajon A, Carr E, Edmunds I, Ada L. Surgery for thumb (trapeziometacarpal joint) osteoarthritis. Cochrane Database Syst Rev, 2009, 4:CD004631.
5. Birman MV, Strauch RJ. Update on nonautogenous interposition arthroplasty for thumb basilar joint arthritis.J Hand Surg Am, 2011, 36(12):2056-2059.

6. Noland SS, Saber S, Endress R, et al. The scaphotrapezial joint after partial trapeziectomy for trapeziometacarpal joint arthritis: Long-term follow-up. J Hand Surg Am, 2012, 37(6):1125-1129.
7. Zouzias IC, Doft MA, Uzumcugil A, et al. Treatment of hyperextension deformity of the thumb metacarpophalangeal joint in basal joint arthritis: A novel technique based on an anatomic study. Tech Hand Up Extrem Surg, 2011, 15(2):119-124.
8. Klinefelter R. Metacarpophalangeal hyperextension deformity associated with trapezial-metacarpal arthritis.J Hand Surg Am, 2011, 36(12):2041-2043.
9. Chung KC, Burns PB, Kim HM, et al. Long-term followup for rheumatoid arthritis patients in a multicenter outcomes study of silicone metacarpophalangeal joint arthroplasty. Arthritis Care Res (Hoboken), 2012, 64(9):1292-1300.
10. Waljee JF, Chung KC. Objective functional outcomes and patient satisfaction after silicone metacarpophalangeal arthroplasty for rheumatoid arthritis. J Hand Surg Am, 2012, 37(1):47-54.
11. Daecke W, Kaszap B, Martini AK, et al. A prospective, randomized comparison of 3 types of proximal interphalangeal joint arthroplasty. J Hand Surg Am, 2012, 37(9):1770-1779, e1-e3.
12. Picha BM, Konstantakos EK, Gordon DA. Incidence of bilateral scapholunate dissociation in symptomatic and asymptomatic wrists. J Hand Surg Am, 2012, 37(6): 1130-1135.
13. Kakar S, Swann RP, Perry KI, et al. Functional and radiographic outcomes following distal ulna implant arthroplasty. J Hand Surg Am, 2012, 37(7):1364-1371.
14. Von Campe A, Mende K, Omaren H, et al. Painful nodules and cords in Dupuytren disease. J Hand Surg Am, 2012, 37(7):1313-1318.

第 20 章
踝部骨折

引　言

踝关节由胫腓骨下端与距骨组成。其骨折、脱位是骨科常见的损伤，多由间接暴力引起踝部扭伤后发生。根据暴力方向、大小及受伤时足的位置的不同可引起各种不同类型的骨折。这里主要介绍胫骨远端平台骨折和旋转型踝部骨折。

一、胫骨远端平台骨折（Pilon 骨折）

（一）受伤机制

一般来说，产生 Pilon 骨折有两种不同的损伤机制。低能量、运动相关的旋转损伤是较不常见的机制，而高能轴向负荷相关的嵌入性骨折更为常见，多是机动车事故或从高处坠落的结果。Pilon 骨折的共同特征是距骨被迫背屈，较宽的前部进入胫骨远端平台。首先，分离内踝。第二，前关节面破坏。第三，腓骨远端骨折。第四，胫骨干骺端在前唇上方横向骨折。

（二）病史和体格检查

当患者主诉重大或轻微创伤后踝部疼痛和肿胀时，在鉴别诊断中应考虑 Pilon 骨折。胫骨远端平台关节周围骨折的治疗取决于损伤机制、临床稳定性、影像学表现和相关软组织损伤。创伤后胫骨远端的初步评估包括触诊，以引起潜在骨折或韧带断裂部位的压痛。并且要对四肢进行仔细的神经血管检查。

因为这些损伤中的许多都是高能量的，应该排除骨筋膜室综合征。如果摸不到脉搏，则应尝试复位。如果脉搏没有恢复，应进行多普勒检查和踝肱指数测试。如果存在即将发生的骨筋膜间室综

合征的临床症状 (疼痛不成比例、皮肤苍白、脚趾被动伸展疼痛或神经受损)，则可以测量筋膜室压力。对脚部紧张、肿胀的昏迷患者也应测量压力。任何开放性伤口都应该评估开放性关节损伤的可能性。高度怀疑开放性关节伤口时，应在手术室探查。由于大多数 Pilon 骨折是由高能力量造成的，必须排除其他与垂直压缩相关的骨折，包括跟骨骨折、胫骨平台骨折、骨盆骨折和脊椎骨折。

(三)影像学检查

临床检查后，应进行影像学评估。踝关节创伤系列包括前后位、侧位和踝穴位。平片将用于确诊骨折类型。CT 扫描，无论有没有二维和三维重建，都有助于识别关节损伤的程度。这些研究对经皮固定时拉力螺钉置入的术前计划有很好的辅助作用。

(四)骨折分型

创伤骨科协会 (OTA) 将 Pilon 骨折分为三大类。A 型骨折是关节外骨折，分为单纯性骨折、楔形骨折和复杂性骨折。B 型骨折为部分关节内骨折，分为 B1 型 (单纯劈裂型)、B2 型 (劈裂凹陷型) 和 B3 型 (多碎片凹陷型)。C 型骨折为完全性关节骨折，也可细分为: C1 型为干骺端和关节面均为简单骨折; C2 型为干骺端粉碎性骨折，关节面简单骨折; C3 型为干骺端与关节面均为粉碎性骨折。

(五)治疗方案

较低能量的扭转骨折可以手法复位和夹板固定，而较高能量的嵌入性骨折可能需要在麻醉下复位。患肢需严格抬高，直到最终固定，以允许软组织肿胀消退。关于切开复位内固定 (ORIF) 时机的选择取决于患者的整体健康状况和胫骨远端软组织包膜的状况。对于伴有腓骨骨折的 Pilon 骨折，可通过外侧入路固定腓骨，入院当晚可在踝关节放置桥接式外固定器。应该注意的是，当使用外固定器时，关于是否需要钢板固定腓骨存在争议。接受临时外固定的高能量骨折患者可以出院回家，并在门诊随访，直到软组织问题 (如肿胀和水泡) 得到解决。在尝试进行最终手术之前等待 7 ~ 14 天已经成为护理的标准。在尝试手术干预之前，应该了解骨折的确切性质。

术前计划对于任何复杂的损伤都是必不可少的，因为它迫使外科医生了解骨折的“个性”，并在心理上为手术做好准备。当进行明确的固定时，骨折复位和固定的所有方面都应该计划好，以避免技术陷阱，外科医生必须确保所有必要的设备都可用。开放治疗这些骨折的一般原则是：恢复胫骨长度，重建关节面，填充干骺端缺损，以及提供固定装置（内固定或外固定）来稳定胫骨骨干。

（六）预后

一般来说，Pilon 骨折患者报告的功能比普通人群差，踝关节活动范围受限，并有一些慢性疼痛。糟糕的患者结局可能会给患者带来巨大的经济负担，特别是如果他们无法重返工作岗位的话。研究报告了早期 ORIF 的良好结果。因为这些结果不能复制，并且与高并发症发生率相关，外科医生正在寻求替代的治疗方法。

在最近的几项回顾性研究中，比较了两组患者，一组接受分期 ORIF 治疗，另一组接受关节跨关节外固定器有限内固定治疗，作者发现两组患者在 1 年时功能没有显著差异，尽管外固定器组在 1 年时确实有更多的关节炎改变。一项长期结果研究也表明，Pilon 骨折患者在术后 80 个月接受外固定治疗后，影像学和功能结果之间缺乏相关性。患者症状稳定，没有进展，在所研究的 32 名患者中，很少有二次手术。

（七）并发症

Pilon 骨折治疗后会出现早期和晚期并发症。伤口裂开和感染是手术固定后早期最常见的并发症。据报道，使用现代技术的比率高达 31%。几种策略已经被用来帮助降低这种并发症的发生率，包括分期内固定方案、明确的外固定、替代入路和微创入路。结果，浅表感染率降至 0 ~ 3%。然而，在其他研究中，深度感染率和骨髓炎的报道高达 25%。较长期的并发症包括畸形愈合、骨不连、创伤后关节炎和复杂区域疼痛综合征。据报道，2% ~ 42% 的患者会发生畸形愈合，2% ~ 27% 的患者会发生不愈合。复杂区域疼痛综合征被认为是由长时间制动引起的，据报道发生在 2% ~ 4% 的病例中。高达 81% 的患者在 Pilon 骨折后 1 年出现关节炎改变的影像学证据。

二、旋转性踝部骨折

（一）影像学检查

X 线平片，包括前后位、踝穴位和侧位片，为大多数踝部骨折的治疗提供了充分的放射学评估。当踝关节 X 线片显示增宽的踝穴无骨折或孤立的内踝骨折时，胫骨全长片是必要的，以确定相关的腓骨近端骨折。此外，当体格检查结果提示有骨质损伤，但没有发现踝部骨折时，应考虑其他较不常见的损伤，如距骨外侧突骨折。高质量的图像可以检查内踝、外踝和后踝是否有骨损伤。内侧间隙增宽、胫腓骨重叠和胫腓间隙对齐为三角韧带的完整性提供线索。在前后位或踝关节踝穴平面进行的外旋转应力拍片可提供有关稳定性的附加信息。近年来，远端胫腓联合的关系得到了更准确的描述，解剖正常外观有很大的变化，胫腓重叠和胫腓前间隙存在显著的性别差异。CT 扫描对后踝骨折很有帮助，因为大的骨折需要复位和固定。这些骨折可以在不同的平面上，CT 扫描将准确显示碎片的大小和损伤的平面。

（二）分型

Danis-Weber、AO 和 OTA 分型都描述了腓骨骨折的水平与关节间隙的关系。Weber A 型、B 型和 C 型骨折分别位于关节水平以下、关节水平或关节水平以上。虽然可靠且可重复性好，但骨折的这种识别特征并不能表明踝关节的稳定性，除了识别可能的联合断裂外，几乎没有什么价值。Launge-Hansen 分型旨在提高对骨折模式的理解。分类中的第一个元素是受伤时脚的位置，第二个元素是受力的方向。虽然观察者间和观察者内的可靠性受到质疑，但该系统经常被引用，并将有助于确定治疗计划。此外，骨折可能出现脱位或半脱位。在这种情况下，应力检查骨折可能是稳定的，也可能是不稳定的。骨折出现时的位置和稳定性也指导治疗。

Launge-Hansen 分型

(1) 旋后 (内翻) 内收型 (Supinated Foot-Adduction)：受伤时足呈跖屈内收内翻位，足外侧缘负重受到一个内收的力。

Ⅰ度：距腓韧带损伤或外踝撕脱骨折；

Ⅱ度：外踝骨折或距腓韧带撕裂，附加内踝骨折。

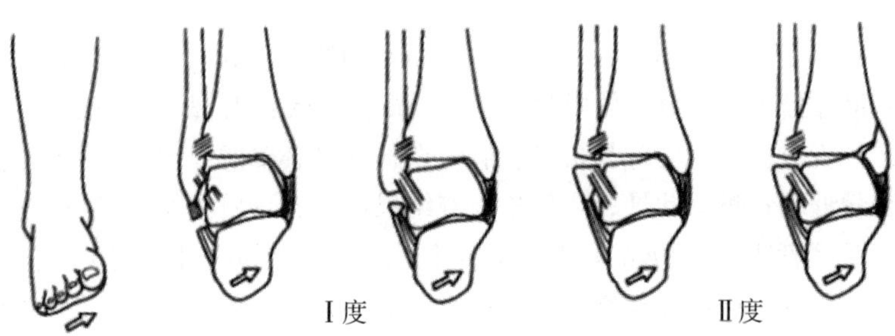

(2) 旋后 (内翻) 外旋型 (Supinated Foot-External rotation)：受伤时足呈跖屈内收内翻位，距骨外旋，胫骨内旋。

Ⅰ度：前下胫腓联合韧带撕裂，或韧带附着点撕脱骨折，或同时有骨间韧带损伤；

Ⅱ度：在Ⅰ度损伤的基础上附加腓骨螺旋形骨折，骨折线自后上方斜向前下方；

Ⅲ度：在Ⅱ度损伤的基础上附加后下胫腓联合韧带撕裂，或韧

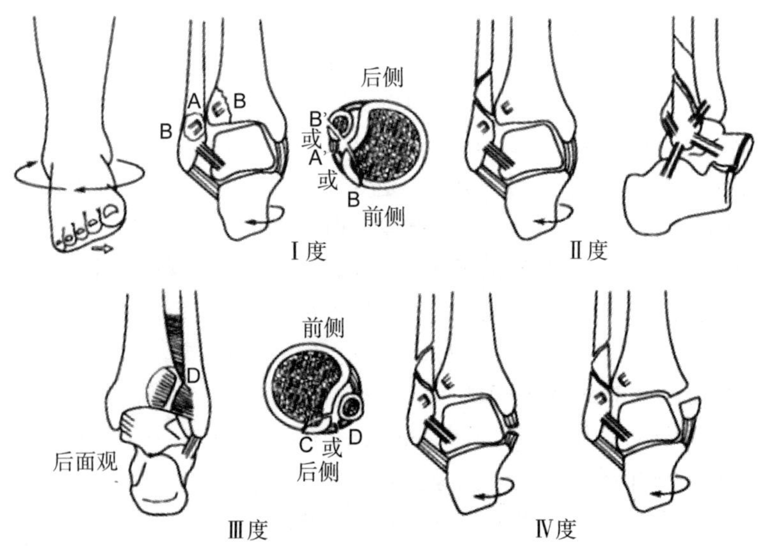

带附着点撕脱骨折；

Ⅳ度：在Ⅲ度损伤的基础上附加内踝撕脱骨折或三角韧带断裂。

(3) 旋前 (外翻) 外旋型 (Pronated Foot-External rotation)：受伤时足处于旋前背屈外展位，距骨外旋。

Ⅰ度：内踝撕脱骨折或三角韧带断裂；

Ⅱ度：除Ⅰ度损伤外，前下胫腓联合韧带和骨间韧带，或韧带附着点撕脱骨折；

Ⅲ度：除Ⅱ度损伤外，还伴有腓骨干螺旋形骨折，骨折线从前下方斜向后上方；

Ⅳ度：除Ⅲ度损伤外，还伴有后下胫腓联合韧带撕裂，或韧带附着点撕脱骨折。

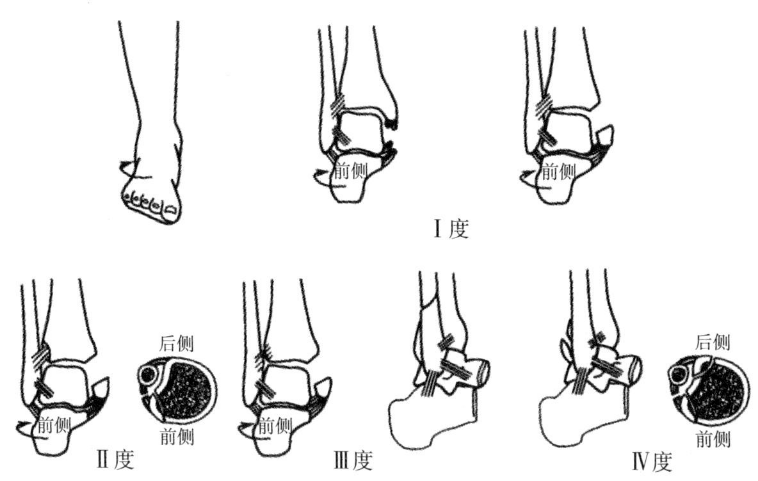

(4) 旋前 (外翻) 外展型 (Pronated Foot-Adduction)：受伤时足位于旋前背屈外展 (外翻) 位，足内侧面着地，距骨外翻。

Ⅰ度：内踝撕脱骨折或三角韧带断裂；

Ⅱ度：除Ⅰ度损伤外伴有前、后下胫腓联合韧带撕裂，或韧带附着点撕脱骨折，骨间韧带、骨间膜撕裂；

Ⅲ度：除Ⅱ度损伤外，伴有腓骨干短斜行骨折，主要骨折线基本横行。

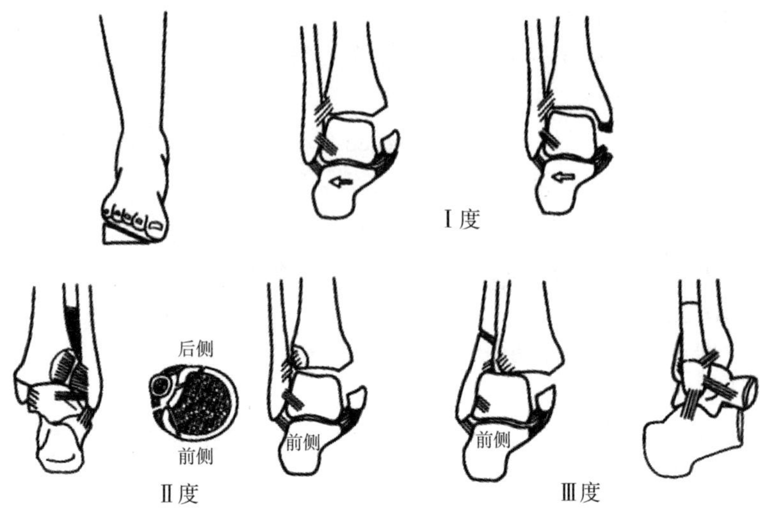

(三)治疗

踝部骨折既可以通过手术治疗，也可以保守治疗。这两种治疗方法的目的都是保持踝关节踝穴复位，直到骨折愈合。无论使用哪种方法，只要保持踝穴复位，结果都是一样的。手术治疗的适应证因骨伤部位的不同而不同。

(四)结果

在过去的几十年里，踝部骨折治疗方法的功能和影像学评价已经得到了广泛的研究。长期随访是有帮助的，因为预防骨性关节炎和恢复患者功能是最终目标。最近的一项至少 17 年的随访研究包括 276 名接受手术和 148 名非手术治疗的踝部骨折患者，报告称 93% 的患者 Olerud 评分良好。放射学关节炎优良率为 79%，内侧间隙增宽 ≤ 1 mm 者占 92%。

(五)并发症

踝部骨折通常预期结果良好。此前已有研究表明，吸烟会影响其伤口和骨质愈合。2011 年的一项研究调查了吸烟对踝部骨折患者术后并发症的影响；据报道，吸烟组的并发症发生率较高，包括

4.9% 的深部感染和 14.8% 的浅部感染。肌肉骨骼损伤后的血栓栓塞事件并不少见，并可能导致死亡。对于接受手术治疗的踝部骨折的门诊患者来说，针对这些事件的预防措施经常被讨论，并且仍然存在争议。美国胸科医师学会的指南是从关节置换或髋部骨折患者的建议中推断出来的。一项对接受踝部骨折手术的患者进行的回顾性研究报告的数据支持了美国胸科医师学会的声明，即不建议采取预防措施。

总　结

累及胫骨平台的骨折表明胫骨关节面有一定的嵌入性损伤。因为这些损伤通常是高能机制的结果，如果不遵守某些治疗原则，薄薄的软组织包膜的损害可能会导致并发症。移位的骨折应该复位并稳定，以允许早期踝关节的活动。治疗方案：要么早期跨越式外固定架，在软组织问题解决后确定内固定，要么关节外固定架结合有限关节复位和经皮固定。影像学结果一般不能预测功能结果，但并发症普遍会导致较差的结果。

旋转性踝部骨折很常见。对相关细微差别的管理可能会影响功能结果。仔细评估踝关节的整体稳定性是很重要的。避免并发症，进行准确的复位，包括联合复位，以及提供细心的随访护理对于改善长期结果是必要的。

（姜　帅）

参考文献

1. Hak DJ. Anterolateral approach for tibial pilon fractures. Orthopedics, 2012, 35(2):131-133.
2. Amorosa LF, Brown GD, Greisberg J. A surgical approach to posterior pilon fractures. J Orthoprauma, 2010, 24(3):188-193.
3. Ketz J, Sanders R: Staged posterior tibial plating for the treatment of Orthopaedic Trauma Association 43C2 and 43C3 tibialpilon fractures. J Orthop Trauma, 2012, 26(6):341-347.
4. Howard JL, Agel J, Barei DP, et al. A prospective study evaluating incision placement and wound healing for tibial plafond fractures. J Orthop Trauma, 2008, 22(5):299-306.

5. Volgas D, DeVries JG, Stannard JP. Short-term financial outcomes of pilon fractures. J Foot Ankle Surg, 2010, 49(1):47-51.
6. Davidovitch RI, Elkhechen RJ, Romo S, et al. Open reduction with internal fixation versus limited internal fixation and external fixation for high grade pilon fractures (OTA type 43C). Foot Ankle Int, 2011, 32(10):955-961.
7. Wang C, Li Y, Huang L, Wang M. Comparison of two staged ORIF and limited internal fixation with external fixator for closed tibial plafond fractures. Arch Orthop Trauma Surg, 2010, 130(10):1289-1297.
8. White TO, Guy P, Cooke CJ, et al. The results of early primary open reduction and internal fixation for treatment of OTA 43. C-type tibial pilon fractures: A cohort study. J Orthop Trauma, 2010, 24(12):757-763.
9. Boraiah S, Kemp TJ, Erwteman A, et al. Outcome following open reduction and internal fixation of open pilon fractures. J Bone Joint Surg Am, 2010, 92(2):346-352.
10. McCann PA, Jackson M, Mitchell ST, et al. Complications of definitive open reduction and internal fixation of pilon fractures of the distal tibia. Int Orthop, 2011, 35(3):413-418.

第21章 足踝外伤

引 言

足部是一个动力结构，行走时足跟先着地，然后前足受力，腓肠肌、比目鱼肌和胫骨后肌收缩，使附中关节锁定并产生与跟骨相反方向的动作，形成一个刚性的杠杆作用，形成肢体前进的动力。当躯体的轴线随着中足前移时，足尖又产生一个动力，驱动前足和躯体进一步向前移动。当这一单步动作结束时，跗骨解锁，同侧足部向前摆动，并使对侧足部开始产生同样的动作。

足部外伤的严重程度取决于受伤时足部所承受的能量大小、骨及软组织受伤程度以及它们最终对下肢功能的影响。所有的足部外伤治疗，都是为了保护关节的运动功能以及维持正常步态所需要的稳定性。这一目标可通过骨折固定、软组织管理、后足和中足解剖复位等技术的进步来实现。这对于恢复患者受伤以前的运动功能是至关重要的。

一、距骨骨折

距骨骨折、脱位的诊治对骨科医师来讲仍是一个挑战，一方面因为骨折移位本身的特点，另一方面因为距骨被周围的骨质所掩盖，位置较深。从临床情况看，这类骨折不是很常见，但有移位的距骨骨折通常都需要切开复位内固定手术治疗，以解剖复位骨折并允许早期活动。距骨骨折的治疗效果与损伤的严重程度有关，并发症可能有踝关节和距下关节僵硬、创伤后骨关节炎以及距骨坏死。

（一）解剖

距骨的血供来自于足踝部的三条主要血管：胫后动脉、足背动脉、腓动脉。距骨血供的破坏与骨折移位、关节脱位、开放损伤有关，这会增加距骨坏死的风险。2011 年有学者用乳胶灌注法在尸体上进行了研究，先用钆剂对比增强 MRI 检查评估距骨的血供，然后进行大体标本解剖，结果显示，腓动脉供应 17% 的血供，胫前动脉供应 36%，胫后动脉供应 47%。这项研究揭示了距骨后部存在的重要血供，可能这就是距骨颈骨折并不一定会导致骨坏死的原因。

了解距骨的血供对于确定手术入路具有十分重要的意义。治疗距骨头、距骨颈、距骨体骨折时，前内侧加前外侧双切口入路是一个很好的选择。有些医师可能会感觉这种入路忽视了距骨的生物学特点和骨外血供，但其实此入路既没有破坏足背侧血供也没有破坏跖侧血供。如果距骨顶骨折需要内固定，可能还需要经内踝截骨，以充分暴露距骨顶并保护经距骨顶供应跖骨的血管。

（二）影像学检查

距骨骨折常规需要拍摄踝关节 X 线片、足线片。此外，微小移位的距骨骨折可以加拍 Canale 位片，即足内旋 15°，X 线束向头侧倾斜 15°，以观察距骨颈的对位情况。距骨后内侧骨折还需要加拍 30° 足外旋位 X 线片。

除了 X 线片以外，可用 CT 检查，CT 被认为是最精确的评估方法，当选择非手术治疗时，可以用 CT 检查来确定距骨颈没有移位，距骨体骨折需要手术时也可以用 CT 检查来进行术前评估。研究表明，CT 是评估骨折畸形愈合以及距骨颈旋转畸形最精确的检查手段。

（三）距骨骨折的紧急处理

需要紧急处理的情况有：所有的开放性距骨骨折、神经血管损伤、严重软组织损伤、后足皮肤软组织高压。闭合性有移位的距骨骨折只需早期闭合复位、夹板固定就行，无需特殊紧急处理。对于距骨脱位的治疗，目前还没有专家共识，这是一类并不常见的损伤，预后较差，距骨原位移植并行外固定是一种有效的紧急处理方法。

（四）距骨颈骨折

距骨颈骨折是指骨折线位于距骨外侧突之前的骨折。Hawkins 根据距骨颈骨折时血供破坏的程度对距骨颈骨折进行了分类，分型级别越高，提示骨坏死风险越高。Ⅰ型：无移位骨折；Ⅱ型：移位骨折，距骨体后部半脱位，距下关节半脱位 / 脱位；Ⅲ型：移位骨折，距骨颈横行骨折，距骨体脱位；Ⅳ型：距骨颈骨折脱位，距舟关节脱位。

无移位骨折（Ⅰ型）可予石膏固定，免负重条件下活动，也可以手术治疗，从后向前经皮用螺钉固定，手术治疗可以避免骨折再移位并允许患者早期进行活动。有移位骨折（Ⅱ～Ⅳ型），可采用双切口或前内侧切口，行切开复位内固定术 (ORIF)，固定器械可用埋头骨螺钉或微型距骨颈钢板。

（五）距骨体骨折

距骨体骨折是指骨折线位于外侧突之后的骨折。一般推荐行切开复位内固定术 (ORIF) 治疗，采用双切口入路，加内踝截骨，内固定器械可用埋头拉力螺钉或无头螺钉。

（六）外侧突骨折

距骨外侧突骨折最好用双皮质螺钉加压固定，粉碎性外侧突骨折，建议用支撑钢板、螺钉固定，以防骨折再移位。

（七）距骨体后部骨折

关节外小撕脱骨折，一般采用石膏固定 4 周，免负重条件下活动，然后开始关节活动功能锻炼，保护性负重活动 3 周。对于累及关节面的大块骨折，最好采用手术治疗，可先用外固定架牵开踝关节和距下关节，然后复位骨折，用支撑钢板、螺钉固定。

（八）距骨骨折术后管理

无移位距骨体骨折，短腿石膏固定 8 周，免负重条件下活动。单纯外侧突骨折，石膏固定 4～6 周，免负重条件下活动，之后改为骨折靴逐步负重活动。

手术治疗的患者，术后应佩戴骨折靴 8 周，免负重条件下活动。伤后 6 ~ 8 周拍 X 线片，若出现 Hawkins 征 (踝关节正位片上，距骨体软骨下透亮线)，则提示有可能出现骨坏死，其预测骨坏死准确率可达 75%。如果未出现，则不能确诊骨坏死。距骨颈骨折术后 8 周后可逐渐负重活动。距骨体骨折免负重时间需要延长至 12 周。总体来说，负重活动对于骨坏死的影响尚不明确，暂没有证据支持已发生部分骨坏死患者需要延长免负重时间。

(九)距骨骨折疗效

研究表明，手术时机的推迟与骨坏死之间没有必然联系，但仍推荐早期复位。影响功能恢复的危险因素有：骨折粉碎程度、Hawkins 分型、开放骨折、同侧下肢合并其他损伤。不良结局包括：距骨坏死、创伤后关节炎、关节僵硬、足内翻畸形。有研究显示，距骨颈骨折时骨坏死率约 50%，发生骨坏死的患者，有大约 30% 会发生距骨顶塌陷，距骨体骨折时骨坏死发生率与骨折严重程度密切相关。创伤后关节炎更多见于距骨颈骨折，主要受累关节为距下关节，踝关节单独受累少见，常与距下关节同时受累。

二、跟骨骨折

跟骨是足部最大的骨骼，跟骨骨折通常是由轴向暴力和剪切暴力所致，比如高空坠落伤、车祸等。首次评估跟骨骨折患者时，尤其要关注中轴骨骼的情况，比如是否合并下胸椎和上腰椎的压缩骨折。跟骨的解剖特点是，在负重和支持区域骨皮质较厚，比如跟骨结节、后关节面下方、载距突等，这些结构在骨折手术中都是重要的解剖标志，需要重点重建的部位。

(一)跟骨骨折分型

跟骨骨折常用的分型有 Essex-Lopresti 分型和 Sanders 分型。Essex-Lopresti 分型是基于 X 线片的分类方法，根据骨折是否累及距下关节面分为两型：Ⅰ型未累及距下关节；Ⅱ型累及距下关节。

根据Ⅱ型骨折继发性骨折线的走向，又将其分为舌形骨折和关节面塌陷型骨折。根据骨折移位程度又可将这两种类型的关节内骨折分成三度。Sanders 分型是基于 CT 的分类方法，主要用于关节内骨折，包括：Ⅰ型，无移位的关节内骨折；Ⅱ型，跟骨后关节面为二部分骨折，移位 ≥ 2 mm，根据原发骨折线的位置又分为ⅡA、ⅡB、ⅡC 三个亚型；Ⅲ型，跟骨后关节面有 2 条骨折线，为三部分移位骨折，又细分为ⅢAB、ⅢBC 及ⅢAC 三个亚型；Ⅳ型，跟骨后关节面为四部分及以上的移位骨折。

（二）跟骨骨折的治疗

1. 非手术治疗

适用于后关节面骨折移位小于 2 mm 的骨折，以及有手术禁忌证的患者，比如神经病性足踝、严重的外周血管病、后足感染、吸烟。年龄不应该成为决定是否手术的因素，有人研究了 50 岁以上患者非手术治疗的临床效果，50 岁以上的患者也可能比 50 岁以下患者获得更好的足踝功能。非手术治疗患者可在敷料保护下石膏夹板固定 2 周，并抬高患肢，然后换成可拆卸夹板固定 8 ~ 12 周，可在绝对避免负重条件下适当活动。有长期随访研究表明，大约有 53% 的非手术治疗患者远期结果较差。也有研究发现，非手术治疗的患者有 17% 会发生距下关节融合，而在手术治疗患者只有 3% 会发生距下关节融合。

2. 手术治疗

手术治疗适用于移位的关节内骨折。行 ORIF 的患者，骨折复位、功能恢复均优于非手术治疗者，但是，切口并发症发生率明显高于非手术治疗者，软组织保护在手术过程中格外重要，若使用扩大的手术切口，并发症发生率可达 25%。生物力学实验研究表明，使用锁定钢板或者非锁定钢板，两者没有明显差别。

舌形骨折通常可以进行闭合复位螺钉固定，即使是切开复位也不一定能获得解剖复位。2012 年有研究报道，可以经后上方舌形骨块截骨将舌形骨折变成压缩性骨折，这样后方的舌形骨块就可以被移开，将后关节面解剖复位以后，再将舌形骨块复位。对于 SandersⅡB、ⅡC、Ⅲ型骨折，与钢板固定相比，闭合复位单纯螺钉固定，并不能有效减少切口并发症、提高骨折复位效果。有人将ORIF不植骨的患者与闭合复位螺钉固定、硫酸钙人工骨植骨的患者进行对比研究，结果显示闭合复位组出血量更少，24个月足踝功能评分更高，在切口并发症、Bohler角恢复、跟骨长度和宽度恢复等方面没有显著差异。

总体上，ORIF更有利于骨折复位、功能恢复，应用闭合复位螺钉固定需要严格掌握适应证。

三、中足骨折

中足的骨折和脱位不是十分常见，关于这方面的文献也较少。中足损伤最常受累的是舟骨，单独中足骨折脱位是比较罕见的，为了避免漏诊，需要多角度X线检查、仔细查体，查体时对于有肿胀、足底瘀斑、疼痛的患者要格外小心，合理应用CT检查，可获得更多有价值的信息。

四、舟骨骨折

舟骨与4块跗骨相关节，包括距骨和跟骨，具有广泛的关节软骨覆盖，因此骨折时经常受累的内侧面、跖侧面、背侧面血供都比较少。舟骨骨折可分为三个类型：Ⅰ型，冠状面的横行骨折；Ⅱ型：骨折线从跖内侧延伸向背外侧，背侧骨折块向内侧移位，中足内侧柱短缩；Ⅲ型，舟骨粉碎性骨折，中足内侧柱短缩，常累及骰骨，导致外侧柱也短缩。Ⅰ型舟骨骨折，背侧骨块若有移位，则可能导致局部软组织高压，需警惕，简单骨折一般不会导致中足内侧柱的短缩，只需有限切开复位螺钉固定即可。Ⅱ型、Ⅲ型舟骨骨折时中足骨骼排列错乱，常导致严重肿胀，因而不宜早期行ORIF，可采用跨越距骨颈到第一跖骨基底的外固定架外固定，待肿胀消退、软组织条件改善后进行内固定手术。可选用微型钢板螺钉或内侧桥接钢板内固定。术后10～12周应避免负重，可以穿底部向上凸出的矫正鞋对中足内侧柱提供适当支撑。发生创伤性骨关节炎的，可以行关节融合术。

近期有学者报道了用微钢板固定的舟骨骨折的研究结果，发现全组 24 例患者均顺利愈合，未发生深部感染，未发生需要关节融合的骨关节炎。

五、骰骨骨折

骰骨与跟骨、舟骨、外侧楔骨、第 4 ~ 5 跖骨相关节，是构成中足外侧柱的唯一骨骼，是稳定外侧纵弓的重要结构。骰骨骨折的受伤机制为来自前足外侧的暴力或内侧柱的外展暴力挤压。骰骨骨折常规用 X 线片诊断，斜位片最有意义，若计划手术，建议行 CT 检查。波及关节面的移位骨折是手术适应证。由于骰骨骨折通常肿胀明显，一般建议分期治疗，可先用跨越式外固定架固定，二期 ORIF，骨折愈合后取出内固定，也可以选用外固定架固定作为最终治疗手段。

骰骨骨折并发症包括：腓肠神经炎、切口延迟愈合、内固定相关的局部疼痛、骨关节炎、骨折不愈合、中足外侧柱短缩等。腓肠神经炎通常无需治疗，也可局部应用镇痛药物，严重者可行神经切断术。切口延迟愈合局部切口护理即可，门诊患者不建议负压吸引。有内固定相关疼痛者，建议取出内固定。骨折不愈合时需要翻修手术、植骨。关节炎主要为跗跖关节炎，难以处理，应尽量避免跗跖关节融合，如果存在外侧柱短缩，行内侧柱融合、骰骨截骨延长外侧柱的手术是很有意义的，可以明显地缓解患者症状。

六、跗跖关节骨折脱位

跗跖关节损伤又被称为 Lisfranc 损伤，过去成人跗跖关节损伤被认为发生率极低，年发生率大约为 1/55 000，现在有人认为这种损伤被低估了。跗跖关节损伤类型可从单纯扭伤，韧带损伤性脱位，直到难复性骨折脱位，均可发生。不论是半脱位还是完全脱位的跗跖关节损伤均需要手术治疗，如果处理不当，将影响到中足横弓的完整，将给患者造成难以忍受的痛苦。

（一）解剖

三柱结构：内侧楔骨、第1跖骨构成了内侧柱；中间楔骨、外侧楔骨、第2～3跖骨构成了中柱；骰骨、第4～5跖骨构成了外侧柱。

跖骨间有复杂的韧带将各骨连接成一个功能上密切联系的整体，包括骨间韧带、背侧韧带、跖侧韧带，骨间韧带最坚强，第1～2跖骨基底之间没有骨间韧带连接，第2～5跖骨基底之间有骨间韧带连接，跖侧韧带比背侧韧带坚强，因此跗跖关节损伤脱位主要发生在背侧。除了上述韧带还有关节囊、肌腱、内在肌、筋膜等加强跗跖关节的稳定性。

（二）受伤机制

跗跖关节损伤有两种受伤机制，即直接暴力损伤和间接暴力损伤。直接暴力损伤一般是中足背侧受到高能量的钝性暴力冲击，间接暴力损伤一般是跖屈位后足受到轴向暴力或者后足固定前足受到外展暴力。

（三）分型

跗跖关节损伤分型方法有多种，最早的分型是在1909年被提出的，它把跗跖关节损伤分为发散型、孤立型、同侧型。目前多用三柱结构损伤来描述不同损伤类型，即内侧柱、中柱、外侧柱损伤。这些分型方法清晰地描述了损伤的类型，但是对治疗和预后几乎没有指导意义。

（四）诊断

急性高能量跗跖关节损伤，会表现为中足严重肿胀、疼痛，局部畸形。X线片可见第2～4跗跖关节侧向移位的骨折脱位，第1跗跖关节可向内或向外移位，楔骨之间损伤可表现为内中楔骨见扩大的间隙，严重肿胀疼痛的患者，若存在跖侧感觉减退、足趾被动牵拉痛，则要考虑骨筋膜室综合征。

急性低能量跗跖关节损伤，虽然肿胀可能不明显，但患足不敢负重，会有足底瘀斑。X 线检查需拍前后位、侧位、30° 斜位片，前后位 X 线片可评估第 1 ~ 2 跗跖关节，正常情况下第 1 跖骨应完全正对内侧楔骨，第 2 跖骨基底内侧皮质与中间楔骨内侧皮质应完全对位，斜位片可评估第 3 ~ 5 跗跖关节，正常情况下第 4 跖骨基底内侧皮质应精确地对准骰骨内侧缘，侧位片上正常情况下第 2 跖骨背侧面应完全对准跗骨的背侧面。轻微的韧带损伤需要负重双足对比 X 线检查，必要时行 CT 检查，以避免漏诊。

（五）治疗

跗跖关节损伤的治疗目标是解剖复位、恢复功能、消除疼痛。延迟治疗将会导致不良预后，因此跗跖关节损伤需要积极早期治疗。手术治疗可行切开复位内固定，第 1 ~ 3 跗跖关节可用螺钉固定，第 4 ~ 5 跗跖关节可用克氏针固定，若能解剖复位，大多数人可获得良好的结果。

术后用短腿石膏固定 4 ~ 6 周，外侧克氏针可 4 ~ 6 周后取出，改为可拆卸的骨折靴，免负重条件下活动，10 ~ 12 周后逐渐开始负重，1 年左右取出螺钉，如果不取的话以后将必然断钉。

跗跖关节损伤后有可能发生有症状的骨关节炎，尤其是韧带损伤者，对于术后疼痛性关节炎，有人主张进行一期内侧柱融合。有前瞻性随机对照研究显示，一期行内侧柱融合的患者可能获得更好的功能评分 (AOFAS 中足评分)，尤其是单纯韧带损伤者。2012 年一项回顾性研究分析了一期行内侧柱融合术的单纯韧带损伤以及合并骨折的跗跖关节损伤患者的治疗效果，结果显示有 85% 的人能恢复到受伤前的状态，有 84% 的人对临床效果满意，不同损伤类型的患者之间，生活质量评分 (SF-36) 没有显著差异。因此单纯韧带损伤、韧带损伤合并骨折的跗跖关节损伤被认为都是内侧柱融合的指征。

七、前足骨折

前足的功能是在迈步和行走时提供一个支撑和杠杆作用，第 1 跖骨和第 1 跖趾关节承受身体三分之一的负荷，第 2 ~ 5 跖骨承受身体三分之二的负荷。前足损伤主要由直接暴力和间接暴力导致，由于保护靴的使用，与工业外伤相关的前足直接暴力损伤已明显减少，但与交通意外相关的前足高能量间接暴力损伤有所增加。

（一）前足骨折的治疗

跖骨骨折合并下肢多发伤、开放性足部骨折、明显移位的跖骨骨折都需要手术治疗。第 1 ~ 2 跖骨骨折累及关节面时，需要评估跗跖关节的稳定性，最好行 ORIF。第 1 跖骨骨折手术必要性最大，因为此处骨折最容易再移位。第 2 ~ 4 跖骨、第 5 跖骨干骨折多可闭合复位石膏固定。

跖骨颈骨折，移位小于 4 mm，成角小于 10°，仍可保守治疗，更大程度的移位和成角则需要手术治疗，可用 T 形钢板固定。

（二）第 5 跖骨近端骨折

第 5 跖骨骨折占所有跖骨骨折的 25%，第 5 跖骨骨折 90% 会累及第 5 跖骨粗隆。其治疗方式可根据骨折类型进行选择。Ⅰ区骨折：第 5 跖骨粗隆骨折，石膏靴固定，逐步恢复负重。Ⅱ区骨折：干 - 骺连接处骨折，即 Jones 骨折，需要与第 5 跖骨的疲劳骨折鉴别，非手术治疗有延迟愈合 / 不愈合的风险，早期治疗需要短腿石膏固定、避免负重 6 周，运动员、希望早期活动者、非手术治疗失败者，可选择手术治疗，手术可用扩髓髓内加压螺钉固定。Ⅲ区骨折：干骺端远段骨折，大多是疲劳骨折，患者有足外侧疼痛病史，X 线片上表现为干骺端间隙，无骨痂形成，短腿石膏固定、避免负重 6 周，髓内螺钉固定，必要时可局部植骨。

总　结

过去 10 年里，学者们对足踝外伤的兴趣以及诊治足踝外伤的技术水平有了提高，在重建足的生物力学功能和重建足踝部特定关节功能方面的技术有了进步，但是有些领域仍存在争议，比如，跟骨骨折，使用经皮螺钉固定或微创技术时可接受的关节面骨折移位程度，使用直接或扩大的切口时可接受的关节面骨折移位程度；下肢或足部多发伤时，前足或中足损伤如果不处理，有可能成为慢性疼痛及远期功能丢失的主要原因。足部外伤的治疗原则和技术应该致力于改善患者远期疗效。所有的足部外伤治疗，都要立足于保护关节的运动功能、维持足踝关节的稳定性，要达到这一目标就需要骨科医师根据患者的具体情况，结合软组织条件制订综合管理策略，良好复位骨折并坚强固定，保护软组织，术后合理地进行功能锻炼，尽可能恢复患者受伤以前的运动功能，预防并发症的发生。足部外伤的手术治疗效果可受多种因素影响，比如患者自身对治疗方案的选择、外伤的复杂程度、固定方式的选择，因此不同的患者最终可能获得不同的治疗效果。

（郝有亮）

参考文献

1. Miller AN, Prasarn ML, Dyke JP, et al. Quantitative assessment of the vascularity of the talus with gadolinium-enhanced magnetic resonance imaging. The Journal of Bone and Joint Surgery American Volume, 2011, 93 (12): 1116-1121.
2. Rammelt S. Secondary correction of talar fractures: asking for trouble?. Foot & Ankle International, 2012, 33 (4): 359-362.
3. Hawkins LG. Fractures of the neck of the talus. The Journal of Bone and Joint Surgery American Volume, 1970, 52 (5): 991-1002.
4. Vallier HA, Nork SE, Barei DP, et al. Talar neck fractures: results and outcomes. The Journal of Bone and Joint Surgery American Volume, 2004, 86-A (8): 1616-1624.
5. Gaskill T, Schweitzer K, Nunley J. Comparison of surgical outcomes of intra-articular calcaneal fractures by age. The Journal of Bone and Joint Surgery American Volume, 2010, 92 (18):2884-2889.
6. Allmacher DH, Galles KS, Marsh JL. Intra-articular calcaneal fractures treated nonoperatively and followed sequentially for 2 decades. Journal of Orthopaedic Trauma, 2006, 20 (7): 464-469.
7. Csizy M, Buckley R, Tough S, et al. Displaced intra-articular calcaneal fractures: variables predicting late subtalar fusion. Journal of Orthopaedic Trauma, 2003, 17 (2): 106-112.
8. Jiang N, Lin QR, Diao XC, et al. Surgical versus nonsurgical treatment of displaced intra-articular calcaneal fracture: a meta-analysis of current evidence base. International Orthopaedics, 2012, 36 (8): 1615-1622.
9. Blake MH, Owen JR, Sanford TS, et al. Biomechanical evaluation of a locking and nonlocking reconstruction plate in an osteoporotic calcaneal fracture model. Foot & Ankle International, 2011, 32 (4): 432-436.
10. Sanders R. Turning tongues into joint depressions: a new calcaneal osteotomy. Journal

of Orthopaedic Trauma, 2012, 26 (3): 193-196.
11. Chen L, Zhang G, Hong J, et al. Comparison of percutaneous screw fixation and calcium sulfate cement grafting versus open treatment of displaced intra-articular calcaneal fractures. Foot & Ankle International, 2011, 32 (10): 979-985.
12. Evans J, Beingessner DM, Agel J, et al. Minifragment plate fixation of high-energy navicular body fractures. Foot & Ankle International, 2011, 32 (5): S485-492.
13. Kuo RS, Tejwani NC, Digiovanni CW, et al. Outcome after open reduction and internal fixation of Lisfranc joint injuries. The Journal of Bone and Joint Surgery American Volume, 2000, 82-A (11): 1609-1618.
14. Reinhardt KR, Oh LS, Schottel P, et al. Treatment of Lisfranc fracture-dislocations with primary partial arthrodesis. Foot & Ankle International, 2012, 33 (1): 50-56.

第22章 足踝重建术

引　言

踝部创伤种类繁多。年轻患者的踝部创伤常由高能暴力导致，年轻患者合并伤较多，且对术后踝部功能要求高，给骨科医生带来了挑战。每一个患者的足踝病变都要求采用个性化的治疗方法，最大程度地恢复功能和矫正畸形。

一、关节炎

关节炎来自于关节软骨的破坏，多是外伤导致，也可能是自身免疫性疾病、关节内感染、恶病质导致。滑囊炎和距下关节的损伤将限制关节的正常活动，导致正常关节的改变和错位，最终导致关节畸形。

二、胫腓韧带损伤

胫腓韧带撕裂常由外伤导致，可通过影像学对比健侧肢体来发现。术前及术后的 CT 可以明确，但对于二次手术的指征只有影像学是不够的，胫腓韧带外伤造成的疼痛和背屈受限是手术指征。在严重的关节炎患者中关节融合术可以延缓关节的活动度的下降，并且提高生活质量，但对于此类手术也有临床报道效果不佳，其作用还仍存在争议。

三、胫距关节损伤

踝关节骨折的长期影响可能以前被低估了，胫距关节损伤的病因主要包括外伤和关节软骨的损伤。80% 的患者有外伤史，其临床症状可能持续 20 年，软骨损伤后发生创伤性关节炎的患病风险增加 5 倍，而关节软骨损伤的患者如果合并三踝骨折则其预后更加糟糕。胫距关节损伤的临床表现中最常见的是外伤后的关节炎，例如 Pilon 骨折即累及胫距关节面的胫骨远端损伤，在胫距前侧形成骨赘，将会导致背屈时的撞击。如果撞击的出现没有关节炎疼痛，则距骨骨赘切除可改善症状。该病的治疗包括骨赘切除术、踝上截骨术、关节融合术和踝关节置换术。其中远端胫骨冠状面错位易诱发踝关节的不对称载荷，踝上截骨术能纠正冠状面的关节面失稳。尽管关节融合术是终末期治疗的金标准，该术式具有 26% ~49%的并发症发生率，在多达 60%的患者中出现了邻近关节的关节炎，另外步态障碍和腿长不等也是典型的并发症。而踝关节置换术和关节融合术相比而言其术后疼痛、活动度及步态都无明显区别，全踝关节置换术可以减轻终末期踝关节炎和踝关节固定术导致的功能限制，选择适当的患者对于最大限度地减少术后并发症、提高患者满意度而言至关重要。这些治疗有着相对应的并发症，需要引起重视。骨赘切除术后容易出现胫距关节前侧的半脱位，关节融合术后可能出现关节不融合、关节面失稳、关节感染、相邻关节的关节炎等，而胫距关节置换术后可出现大于 10° 的内翻及外翻畸形，以及胫距韧带松弛和关节脱位。

四、距下关节

距下关节常见的损伤原因是关节内的骨折，临床症状常为距跟关节、距舟关节、跟骰关节的三踝损伤。对于损伤后移位较轻的患者可以选用切开复位内固定，对于术后预后不良甚至畸形愈合的患者可选用关节融合术。尤其当患者合并糖尿病、Charot 神经性关节病，造成关节肥大甚至全距关节炎，可考虑使用距下关节融合术和胫距关节融合术。

五、中足损伤

中足的第 4 和第 5 跖骨骰骨关节是对足的正常运动至关重要的，中足可以被归为没有活动性的关节，对这些部位的关节固定术对运动的影响很小，具有重要意义。中足损伤的病因包括足踝部韧带源性和骨性的紊乱，常见于舟楔关节、楔间关节和跗趾关节的损伤，例如 Lisfranc 受伤可能发生在在任何情况下，但往往失去正常关系的都是中间楔骨和第 2 跖骨，临床上常见于站立时疼痛，软组织肿胀和畸形。但中足损伤常常不易发现，在关节平片上常常显示为正常结构。在这些情况下，应该拍摄负重位 X 线片或 MRI，明确是否存在不稳定因素。保守治疗主要是镇痛与改善功能障碍，保守治疗不佳的患者可选用切开复位内固定的方法，其长期预后更为满意。

六、足部畸形

获得性足的畸形可能大致可分为严重或轻微类型。严重型畸形的临床描述为痛苦的、无法排除的结构病理，无法进行正常的步态模式。严重畸形可能是先天性的，创伤后或神经性起源。轻微的畸形是指足部的病理结构可能会通过非手术管理或简单手术进行治疗。尽管被认为是轻微的，但其病理过程的意义不容忽视，此种类型往往因为不及时治疗可能会导致永久性的畸形和残疾。

（一）踇外翻

整体而言，踇外翻在女性中的发生率是男性的 10 倍，其病因有很多，包括踇囊炎、穿着不合脚的鞋造成的磨损、先天性畸形、扁平足、神经性疾病、创伤和感染造成的骨关节病。临床表现上主要为踇趾外翻 (Hallux valgus angle，HVA)，第 1、2 跖骨成角畸形 (1-2 intermetatarsal angle，IMA)，足外侧的籽骨半脱位。要了解踇外翻畸形和潜在的手术矫正方法，必须了解第 1 跖趾关节解剖结构的微妙平衡。内侧囊是短而结实的结构，可产生关节的静态偏差，并由外展动态辅助。籽骨在跖骨头下方滑动，内收肌拉动侧囊和籽骨复合物。所有跗外翻畸形的初始治疗都包括鞋的磨损改进，但是美国骨伤足踝协会认为，美容并不是有效的手术指征。如果患者无痛并且能够毫无不适地工作，则不建议手术矫正。对于没有疼痛或者没有功能障碍的患者可以选用保守治疗，对于跗外翻严重的患者可以选用手术治疗。对于 IMA＜15°、HVA＜30° 的患者可行远端趾骨截骨术；对于 IMA＞15°、HVA＜40° 的患者可行远端软组织剥离和近端趾骨截骨术；对于 IMA＞20°、HVA＞40° 的患者可行远端软组织剥离和第 1 跗趾骨融合术。目前许多不同类型的手术矫正，成功率在 75% ~95%的范围内。不论技术如何变化，修复的原则都必须包括内侧软组织的拉紧，内侧突出的去除，外侧软组织的释放，骨间角的矫正以及骨下方的籽骨异位的重新定位。籽骨复位不完全被认为是术后跗外翻复发的危险因素。矫正的一般准则取决于畸形的数量，截骨术的选择会因外科医生的喜好而异。一项研究表明，经皮技术不可靠，不建议用于 30° 以上的跗外翻。另一项研究表明，年龄小于 60 岁的患者的预后评分明显更高。使用局部麻醉可以大大改善术后疼痛控制和患者康复。

（二）三角韧带缺损

造成三角韧带缺损的常见原因是内踝骨折，临床上常表现为内踝不稳，甚至是后足外翻畸形合并关节炎。治疗方法包括充分的软组织修复；针对严重的踝关节炎可采取关节融合；针对严重的三角韧带缺损需要重建的患者，也可以选全踝关节置换。不仅大多数慢性踝关节不稳病例是由外侧韧带不稳引起的，三角韧带不稳和慢性变化也可能与外侧不稳相关。尽管罕见，但在创伤后或慢性损伤后仍可能发生轻微的三角肌不稳定。胫骨外翻畸形可能导致内侧下陷或踝关节旋转。当从后面观察患者时，将能明显看到后足外翻增加，而没有可见的扁平足或内侧足塌陷。如果没有踝关节关节炎则踝关节镜检查有助于诊断。在重度踝关节炎的情况下，三角肌不稳除融合术外几乎没有其他手术治疗选择。可靠的全踝关节置换术的出现使三角肌同种异体移植得以重建，从而成功地维持了踝关节的对位。

（三）弓形足

术语“弓形足”用于描述一系列具有共同高弓形的足形。由于后脚的俯仰角度高，前脚的足底弯曲过度或中脚的过度弯曲，足弓可能很高，同时有后足的节距和内翻增加，中足的足底屈曲以及前足的内翻和内收。对于正常人的足弓，内踝至第 1 跖骨小头内侧划一连线，正常应通过舟骨结节；如果舟骨结节上移，则可诊断为弓形足。弓形足的病因有很多，包括神经源性、外伤性损害，残余畸形足以及特发性畸形。临床上弓形足患者的中足有过高的俯仰角度、前足过度跖屈、中足过度弯曲。同时可能出现足踝和后足不稳，腓侧肌腱损伤，以及压力性骨折。对于挛缩的软组织可行松解术，对于严重的弓形足可行截骨术，对于肌腱损伤严重的患者可行肌腱移植术。每种手术都有很多术式，可根据不同患者的情况作出不同选择。在过去的几年中，人们对微细的穴状足（一种不太严重的畸形）的诊断和治疗越来越感兴趣。穴状足常见于踝关节或后足不稳、腓骨腱损伤和外侧柱疼痛的患者。通常会在踝关节正位 X 线片显示第 2～5 跖骨的基底部重叠，而在侧视图上则显示内侧楔骨的高度增加。距骨第 1 跖骨角通常为正，表明足中部有足底屈曲。

根据畸形的严重程度和柔韧性，需要结合手术治疗来实现以下目的：创建中立的后足，降低足弓高度和矫正前足内收肌。软组织和挛缩释放的术式将包括腓肠肌 - 比目鱼肌复合体延长，足底筋膜释放，趾长屈肌 / 蹈长屈肌延长或转移，后踝 / 内侧踝囊释放，距骨关节释放和外侧韧带稳定。截骨术可包括跟骨外侧截骨术，第一跖骨背屈截骨术，远端跖骨截骨术，以及前足内翻的外侧柱缩短术。另外还有肌腱转移，其包括腓骨长肌到短肌的转移，伸肌的蹈趾长肌与蹈趾指间融合，以及胫骨后肌腱的转移。

（四）跟骨畸形愈合

外伤常常导致跟骨的畸形愈合。首先，侧壁的突出导致腓骨腱在腓骨下空间的撞击。慢性刺激可能导致肌腱鞘内的肌腱退行性变或瘢痕化。临床上常表现为退行性的改变和腓骨肌腱的瘢痕，同时可合并胫后神经的损伤。对于跟骨畸形愈合的患者，可刮除跟骨外侧壁；对于有神经根症状的患者可行外科的神经根松解术；对于跟骨畸形愈合严重的患者可行跟骨截骨术。

骨折后可观察到神经卡压，通常而言是胫骨后神经。一项含有54例患者的研究报道，足跟内侧疼痛和胫后神经分布感觉异常相关。如果非手术支持措施失败，那么手术减压可能会缓解疼痛。如果使用外侧鞋楔的非手术治疗不成功，则可能需要进行矫正截骨术。

（五）跟腱疾病

跟腱功能障碍已被证明为一个独特的疾病过程。跟腱的疾病常见原因是跟腱血供的不足，可能导致足部退变性的外翻畸形。发生跟腱断裂的部位一般是位于靠近内踝 2 ~ 3 cm 处。对于无需手术的患者可考虑行力量训练和支具固定治疗，对于症状轻微的患者可予腱鞘切除和跟腱的修复，对于病情较重的患者可行肌腱移植术和跟骨截骨术。部分患者可通过延长趾屈肌或通过胫骨前裂转移至内柱治疗，与休息位的前脚掌仰角超过 15° 的畸形也应进行跟骨截骨术来治疗。对于病情非常严重的患者可行截骨纠正对位或者三踝融合术，对三踝关节病患者进行的长期随访研究表明，许多人在脚踝或中足处发展为邻近关节的关节炎。一般而言，选定患者的双踝或改良双踝关节固定术可以纠正刚性畸形并且预后良好。腓骨肌腱病发生在腓骨尖端。过度使用和距下骨脱位等创伤性病因是最常见的原因。 内部撕裂和直接断裂通常涉及腓骨短肌，因为它更加靠近远端腓骨。急性创伤性损伤通常与腓骨骨膜从腓骨外侧缘撕脱有关，这个症状可通过影像学检查发现。慢性的腓骨腱的半脱位可能与腓骨浅沟有关，应加深腓骨沟以使肌腱移位。跟腱炎是患者的另一个常见问题根源，常常表现为跟腱插入跟骨的部位发生各种不适。应提醒患者，既往已有腱跟腱炎可导致跟腱再次破裂。在没有肌腱功能不全的情况下，首先采取非手术方式。伸展跟腱的活动是初始治疗的主要内容。病情更重的患者可能需要清创术。目前，关于跟腱断裂的确切治疗方案尚无共识。手术干预会带来更高的手术并发症发生率，例如伤口边缘坏死或化脓。但是非手术治疗的肌腱再断裂率更高。前瞻性地接受外科手术或非手术治疗的肌腱断裂的患者转归几乎一致。孤立的腓肠肌的紧密度可以通过 Silverskiold 动作来确定。

踝关节负重的患者易患许多继发性疾病，例如足底筋膜炎、扁平足畸形、踇外翻或足底溃疡。在没有痉挛的情况下最好的解决方案是预防。不负重的患者应在中立脚踝位置佩戴夹板，并强烈建议进行被动伸展运动。背屈锻炼应在全膝关节伸展的情况下进行，以影响腓肠肌。如果非手术措施失败，则患者可以选择单纯腓肠肌释放或跟腱延长来缓解病情。

（六）神经性疾病

与神经相关的疼痛源于多种原因。神经性疾病内源性的病因包括足部关节的损伤及骨质破碎，外源性的病因包括外伤性的瘢痕形成。特别是跗管综合征，在临床上的表现是可变的，容易导致病情的误诊。临床上可表现为跗管综合征和足底外侧神经的功能障碍，表现为患者无法外展第 5 足趾，其治疗可对损伤神经及韧带行解压术。

（七）距骨软骨损伤

距骨软骨损伤是晚期踝关节疾病的主要原因。足外侧韧带的急慢性损伤是导致距骨软骨损伤的常见原因，临床上最高达 69% 的距骨损伤的患者有软骨的损伤，常规 X 线检查可能无法识别清楚距骨软骨损伤，但是 MRI 对诊断的敏感性更高，可以为可能的手术做准备。距骨软骨损伤的保守治疗包括支具固定制动 6 周，保守治疗失败的患者可行关节镜下破碎的软骨切除术，关节镜检查适用于不稳定的病灶和非手术治疗失败的患者。微骨折后，85%的人疼痛得到改善。虽然钻孔和微骨折的目的是刺激愈合和恢复透明软骨，但是伤口通常是通过纤维软骨得到愈合。术后持续疼痛和肿胀的患者应该进行 6 个月的康复和物理治疗，并通过重复 MRI 进行评估并考虑手术治疗，例如同种异体移植，或骨软骨栓或自体软骨细胞植入。基于基质的软骨细胞植入后无需再进行内踝截骨术，国外已经具有类似于自体软骨细胞免疫的结果报道。

七、术后血栓预防

2012年，美国胸科医师学院的循证临床实践指南（第9版）建议，对仅有小腿受伤的患者进行预防性固定。对于术后发生下肢静脉血栓形成的患者，可行下肢静脉B超明确诊断后，予抗血栓药物治疗。

总 结

足踝专业目前是热门专业，因足踝承担人体的重量，解放了上肢，是人类发展的基石。足踝重建可以恢复患者肢体的功能，但是需要高超的手术技巧。对于不同的病情和患者，可选用关节融合术、关节置换术、关节镜、自体软骨细胞移植等不同的治疗方案。在手术过程中，对于足踝关节的复位应该放在至关重要的地位。北医三院的足踝外科也在不断发展之中。

（欧阳汉强）

参考文献

1. Hahn ME, Wright ES, Segal AD, et al. Comparative gait analysis of ankle arthrodesis and arthroplasty: Initial findings of a prospective study. Foot Ankle Int, 2012, 33(4):282-289.
2. Queen RM, De Biassio JC, Butler RJ, et al. Changes in pain, function, and gait mechanics two years following total ankle arthroplasty performed with two modern fixed-bearing prostheses. Foot Ankle Int, 2012, 33(7):535-542.
3. Ryssman DB, Myerson MS. Total ankle arthroplasty: Management of varus deformity at the ankle. Foot Ankle Int, 2012, 33(4):347-354.
4. DeOrio JK. Peritalar symposium: Total ankle replacements with malaligned ankles. Osteotomies performed simultaneously with TAA. Foot Ankle Int, 2012, 33(4):344-346.
5. Pentikäinen IT, Ojala R, Ohtonen P, et al. Radiographic analysis of the impact of internal fixation and dressing choice of distal chevron osteotomy: Randomized control trial. Foot Ankle Int, 2012, 33(5):420-423.
6. Bluman EM.Deltoid ligament injuries in ankle fractures: Should I leave it or fix it? Foot Ankle Int, 2012, 33(3):236-238.
7. Raikin SM, Winters BS, Daniel JN. The RAM classification: A novel, systematic approach to the adult-acquired flatfoot. Foot Ankle Clin, 2012, 17(2):169-181.

8. Gentchos CE, Anderson JG, Bohay DR. Management of the rigid arthritic flatfoot in the adults: Alternatives to triple arthrodesis. Foot Ankle Clin 2012; 17(2):323-335.
9. Choi WJ, Kim BS, Lee JW. Osteochondral lesion of the talus: Could age be an indication for arthroscopic treatment? Am J Sports Med, 2012, 40(2):419-424.
10. Guyatt GH, Akl EA, Crowther M, et al. American College of Chest Physicians Antithrombotic Therapy and Prevention of Thrombosis Panel: Executive summary: Antithrombotic Therapy and Prevention of Thrombosis, 9th ed: American College of Chest Physicians Evidence-Based Clinical Practice Guidelines. Chest, 2012, 141(2, suppl):7S-47S.
11. Olson KM, Dairyko GH Jr, Toolan BC. Salvage of chronic instability of the syndesmosis with distal tibio-fibular arthrodesis: Functional and radiographic results. J Bone Joint Surg Am, 2011, 93(1):66-72.
12. Lee W-C, Moon JS, Lee K, et al. Indications for supramalleolar osteotomy in patients with ankle osteoarthritis and varus deformity. J Bone Joint Surg Am, 2011, 93(13):1243-1248
13. Lee W-C, Moon J-S, Lee HS, Lee K. Alignment of ankle and hindfoot in early stage ankle osteoarthritis. Foot Ankle Int, 2011, 32(7):693-699.

第 23 章
下肢截肢

引　言

截肢手术是最古老的外科手术之一。早期的截肢术是在无麻醉状态下进行的，死亡率高，即便患者存活下来，残端往往处理不理想，难以匹配合适的假体，功能较差。美国每年约进行 18 500 例截肢手术，2005 年统计美国共有约 160 万肢体残障人士。需要进行截肢的病因包括：创伤、感染、肿瘤、先天畸形、烧伤、冻伤、糖尿病性截肢……

截肢手术的目的是挽救生命，创造良好的残肢以佩戴假肢，恢复肢体功能。然而，截肢术后患者的康复往往困难重重，需要处理诸如感染、疼痛、残端形态不理想等并发症，而且也给患者和社会带来巨大的经济负担。因此，外科医生进行截肢手术应慎之又慎，必须对患者病情、康复及假肢有全面的了解。

一、术前评估与处理

(1) 如患者生命体征不平稳，需先进行急救与复苏

(2) 病史采集：应详细充分，多种因素可影响患者预后，如受伤前的健康状况、伤前肢体功能、合并症等，均可影响手术决策。下肢评估项目 (Lower Extremity Assessment Project，LEAP) 是一项多中心的关于下肢损伤的研究。这项研究为下肢损伤的治疗决策、预后及影响因素提供了依据。

(3) 查体：软组织情况，神经血管损伤情况，踝肱指数。影像学检测应至少包括损伤上下的关节。

(4) 营养状况与免疫力：在非紧急截肢情况下，应做到白蛋白 >35 g/L、淋巴细胞计数 $>1.5\times10^9$/L。

(5) 心理评估与指导：越早的心理评估与指导，越能帮助患者平稳度过截肢后的悲伤阶段。

(6) 疼痛管理：术前疼痛评估与镇痛有助于减轻术后疼痛。

(7) 假肢制作师术前评估：时间允许的情况下请假肢制作师提前教育患者假肢应用和设计。

(8) 充分的病情交代，知情同意签字，必须有第三方见证。

二、手术指征

1. 急诊手术截肢的绝对指征

(1) 钝性离断伤或污染严重的离断伤 (Blunt or contaminated traumatic amputation)。

(2) 严重碾轧伤 (mangled extremity) 伴创伤性休克。

(3) 挤压伤，伴动脉损伤，热缺血时间 > 6 h。

2. 急诊手术截肢的相对指征

(1) 严重软组织缺损。

(2) 运动神经主干横断。

(3) 严重多发开放性胫骨骨折或同侧足损伤。

(4) 预计远期软组织覆盖较差。

3. 截肢前，对有严重污染的伤口，应先分期、逐步清创，剔除全部坏死组织，伤口局部可应用抗生素预防感染，也可应用负压疗法控制伤口深部感染。

三、截肢平面的选择原则

1. 尽可能保留肢体长度

(1) 步行速度：膝下截肢 > 膝上截肢。

(2) 能量消耗：膝下截肢 < 膝上截肢。

(3) 截肢患者步行速度比正常人平均慢 21%，能量消耗平均多 49%。

(4) 截肢平面越高，行走时维持平衡和姿势消耗的能量越多。

2. 残端要有良好的软组织覆盖。

3. 截肢平面的确定就是在尽量多的肢体长度与尽量多的软组织覆盖之间平衡点 (tradeoff)。

四、截肢类型

大体上分为经骨截肢与关节离断。

(一)足中部截肢(Midfoot Amputation)

经跖骨截肢 (Transmetatarsal)，经跗跖关节离断截肢 (Lisfranc)。

(1) 目前已较少应用。

(2) 不足以为行走提供有效的杠杆作用。

(3) 术后易形成马蹄足畸形。

(二)足后部及踝部截肢(Hindfoot & Ankle)

Syme 截肢(经踝关节)，Chopart 截肢(经距舟关节及跟骰关节)。

(1) 拥有良好的负重残端。

(2) Syme 截肢可适用于儿童，保留骨骺，不影响骨生长延长；若幼儿会走前手术，远期适应性好；翻修率低。

(3) 足跟部无毛皮肤覆盖残端；耐摩擦，可不佩戴假肢行走；处理不当可致皮肤坏死。

(三)经胫骨截肢(Transtibial)

(1) 最常见、预后较好，假肢可选性多。

(2) 标准胫骨截肢(保留胫骨 12 ~ 15 cm)。

(3) 短胫骨截肢(至少要保留胫骨结节)。

(4) 当胫骨近端损伤严重或大面积软组织缺失不能保留胫骨足够长度时，可应用骨皮瓣(一种后足的旋转皮瓣)覆盖。

(四)膝关节离断(Knee Disarticulation)

(1) 良好的负重残端。

(2) 保留股四头肌组织。

(3) 生活质量优于膝上截肢。

(4) 不良的软组织覆盖及不合适的假肢可使预后变差。

（五）经股骨 / 膝上截骨（Transfemoral）

(1) 走路时比经胫骨截骨和经膝关节离断消耗更多能量；股骨越短，行走消耗能量越大。

(2) 应保留并固定大收肌以维持股骨残端在中立位置。

(3) 旋转成形术 (rotationplasty) 是一种对膝上截肢的重建手术：适用于胫骨近端、股骨肿瘤，无法保留膝关节的患者，手术将小腿残端旋转 180° 再与大腿残端连接，踝关节代替膝关节，背伸替代屈膝，跖屈替代伸膝；2/3 的患者术后能参加体育活动，总体上满意。

五、术后管理

截肢术后的管理需要多学科共同协作，包括手术医生、假肢制作师、心理治疗师、康复师等等，涉及的方面包括伤口包扎、疼痛管理、心理干预、假肢佩戴及术后随访；截肢术后不要忽视整体治疗原则，例如术后抗凝，有文献报道创伤性截肢患者肺栓塞概率显著高于长骨骨折未截肢患者 (5.7% vs 1.9%)，2011 年研究建议积极抗凝，下肢深静脉血栓筛查，必要时应用下腔静脉滤网。

（一）残端的包扎

(1) 软性包扎 (soft dressing)：即术后用无菌敷料覆盖，弹力绷带，抬高患肢；优点是费用低，简单，易于护理，容易观察伤口，缺点就是包扎过紧会影响愈合，膝关节屈曲挛缩风险，卧床时间长，并发症发生率相对较高。

(2) 硬性包扎 (rigid dressing)：即术毕将一石膏管型固定在截肢端，优点是能够预防膝关节屈曲挛缩，保护伤口，缺点是不易更换敷料及观察伤口，不能早期活动膝关节，制作及应用较复杂。也有研究表明，硬性包扎能够减轻术后水肿、疼痛，减少愈合时间，但缺少Ⅰ级证据支持。

(3) 术后即刻假肢 (immediate postoperative prosthesis，IPOP)：在硬性包扎的基础上，用高分子材料 / 可充气式系统连接临时假肢。

优点是可以使患者早期下地，术后并发症发生率低，加快康复速度，术后患者心理上易接受，减少残肢痛、幻肢痛，利于心理康复。缺点是费用高，不易观察伤口，包扎不当易组织坏死，对假肢制作人要求也较高。

（二）疼痛控制

(1) 残肢痛 (residual limb pain, RLP)：肢体残端的疼痛，多由残端伤口炎症因子刺激引起，远期的残肢痛多由残端瘢痕中的神经瘤、异位骨化等引起。

(2) 幻肢痛 (phantom limb pain, PLP)：截肢后患者的大脑皮质仍留有感到已失去的肢体某一部分的疼痛，是术前疼痛对大脑皮质刺激所形成的记忆，术前慢性疼痛持续时间越长，术后 PLP 越易发生。

(3) 46% ~ 90% 的截肢患者术后 1 年仍感疼痛，其中 69% 有幻肢痛，42% 有残肢痛。

(4) 截肢前长期疼痛、术后即刻疼痛是慢性疼痛的预测因素。

(5) 疼痛的治疗：有研究表明术前镇痛有助于缓解术后疼痛。首先排除处理局部原因 (手术时将切断的神经残端包埋入肌肉内，或切除神经瘤，切除骨刺、瘢痕等)；应用不同等级的镇痛、镇静药物；物理治疗 (针灸、理疗、封闭、按摩等)；对于长期幻肢痛患者应进行心理干预，包括术前心理指导及术后心理指导。

六、社会心理学治疗

(1) 2012 年的研究表明，43% 的下肢截肢患者有心理问题，推荐截肢术前及术后进行心理干预。

(2) 心理障碍包括：抑郁、焦虑、躯体化障碍、社交障碍……

(3) 截肢后心理变化 5 个阶段：否定→愤怒→妥协→抑郁→接受；研究表明，截肢后抑郁虽常见，但大多数在术后 2 ~ 10 年缓解。

(4) 影响心理预后的因素：截肢类型、时间，疼痛，假肢类型，婚姻状态，教育水平，收入水平，性格，工作……

七、假肢

假肢 (Prosthesis) 包括残端接受腔、连接与支撑部件、功能部件 (假脚、假膝、关节等)，按照使用目的分为四个等级：K1—满足室内活动；K2—部分受限的社区内行走；K3—社区内正常行走；K4—超过正常行走，可跑跳等。

八、术后随访

截肢术后步态和身体姿势的改变，使邻近关节的负荷和力学特性改变，需骨科医师及假肢制作师随访残肢的状态及假肢的磨损程度。若患者因内科疾病 (如糖尿病) 截肢，则仍需内科医师长期随访控制相关疾病。

总　结

截肢术虽是一种毁损性手术，但在急救或肿瘤治疗中是必须掌握的一种术式，截肢术的关键是截肢平面的确定。本文做了详细介绍，对普通骨科医生来说是必须了解的内容，以便将来应急应用时不出现原则性错误。截肢术的具体执行需设计皮瓣、软组织及神经血管束的处理及骨骼残端的处理。手术设计合理则便于后期假体的安装及康复。除此之外，截肢术执行者需要全面考虑，不仅仅是完成手术，还包括术后早期并发症的处理，患者躯体及心理的康复。假体的安装及适应是一个系统工程，需要多学科合作，术者既要考虑手术的安全可行又要考虑后期的康复。

(郭新虎　姬洪全)

参考文献

1. Campbell WC, Canale ST, Beaty JH. Campbell's Operative Orthopaedics, 12ed. Philadelphia, PA, Mosby/Elsevier, 2013.
2. Ziegler-Graham K, MacKenzie EJ, Ephraim PL, et al. Estimating the prevalence of limb loss in the United States: 2005 to 2050. Arch Phys Med Rehabil, 2008,

89(3):422-429.

3. Harris AM, Althausen PL, Kellam J, et al. Lower Extremity Assessment Project (LEAP) Study Group: Complications following limb-threatening lower extremity trauma. J Orthop Trauma, 2009, 23(1):1-6.
4. MacKenzie EJ, Jones AS, Bosse MJ, et al. Health-care costs associated with amputation or reconstruction of a limb-threatening injury. J Bone Joint Surg Am, 2007, 89(8):1685-1692.
5. Higgins TF, Klatt JB, Beals TC. Lower Extremity Assessment Project (LEAP)—the best available evidence on limb-threatening lower extremity trauma. Orthop Clin North Am, 2010, 41(2):233-239.
6. Stannard JP, Volgas DA, McGwin G III, et al. Incisional negative pressure wound therapy after high-risk lower extremity fractures. J Orthop Trauma, 2012, 26(1):37-42.
7. Kirkup J.A History of Limb Amputation. London: Springer, 2007.
8. Dougherty PJ.Transtibial amputees from the Vietnam War: Twenty-eight-year follow-up. J Bone Joint Surg Am, 2001, 83(3):383-389.
9. Vallier HA, Fitzgerald SJ, Beddow ME, et al. Osteocutaneous pedicle flap transfer for salvage of transtibial amputation after severe lower extremity injury. J Bone Joint Surg Am, 2012, 94(5):447-454.
10. Penn-Barwell JG. Outcomes in lower limb amputation following trauma: A systematic review and metaanalysis. Injury, 2011, 42(12):1474-1479.
11. Gillern SM, Sheppard FR, Evans KN, et al. Incidence of pulmonary embolus in combat casualties with extremity amputations and fractures. J Trauma, 2011, 71(3):607-613.
12. Smith DG, McFarland LV, Sangeorzan BJ, et al. Postoperative dressing and management strategies for transtibial amputations: A critical review. J Rehabil Res Dev, 2003, 40(3):213-224.
13. Gallagher P, Allen D, Maclachlan M.Phantom limb pain and residual limb pain following lower limb amputation: A descriptive analysis. Disabil Rehabil, 2001, 23(12):522-530.
14. Nunes MA, de Barros N Jr, Miranda F Jr, et al. Common mental disorders in patients undergoing lower limb amputation: A population-based sample. World J Surg, 2012, 36(5):1011-1015.
15. Pasquina PF, Cooper RA. Care of the Combat Amputee. Falls Church, VA, Washington, DC, United States Department of the Army, Office of the Surgeon General Borden Institute, 2009.

第六部分

脊柱创伤

第 24 章
颈椎外伤

引　言

颈椎外伤在骨科急诊中较为常见，如处理不当，可造成灾难性的后果。诊治颈椎损伤的关键在于及时准确的识别和快速科学的评估。目前的现实却是多数有关颈椎外伤的指南和临床决策是基于临床经验，而非 Level Ⅰ（高等级）临床实验证据而建立的。因此，对于颈椎外伤诊治的经验分享、专科培训是非常有必要的。

一、初始处理和评估

根据高级创伤生命支持 (Advanced Trauma Life Support) 指南，在对颈椎外伤进行初始处理和评估时，需要给予必要的保护。包括佩戴颈托、平躺或用胶带固定额头，头两侧放置毛巾等物品提供侧方支持，防止头颈活动。枕部放平，不要垫太高的枕头，使头身保持同一水平。对于儿童、强直性脊柱炎以及其他平卧困难患者，要因人而异，采用最有利于固定颈椎的方式，不可千篇一律，强制要求平卧。

初始评估有赖于全面、细致、准确的查体和适当的影像学资料。

（一）查体

按照骨科标准的查体流程进行。需重点检查感觉平面、括约肌功能等。对于高位颈脊髓损伤的患者，要注意关注患者的呼吸情况。对于高处坠落者，查体时需关注胸腹脏器的情况。

（二）影像学检查

需要筛查全脊柱可能的损伤，不能仅关注受伤最重的部位而忽略其他部位的影像学检查。近期的一项调查研究显示，57% 的颈椎外伤患者合并脊柱以外的创伤，而 19% 为非连续型脊柱创伤。X 线片为常规检查，优点是快速、摄取相对方便，缺点是仅对明显的骨折脱位敏感，容易遗漏细微骨折和无移位的骨折。因此，CT 已成为重要的筛查手段，尤其是上颈椎和颈胸交界处骨折，对于无明显移位骨折的识别率显著高于常规 X 线片。MRI 检查可显示间盘 / 韧带源性损伤，也可以对围领固定后自发复位者进行筛查。对于伴有颈脊髓损伤节段，MRI 对于确定损伤节段尤为重要。伸屈位 X 线片对于判断部分颈椎外伤和颈椎不稳定有重要意义，但对于急性期的重症患者需慎重选择。

在合理的评估、正确的诊断后方可给予有效的治疗。对于症状轻或无明显脊髓功能损伤和颈椎不稳者，给予保守治疗即可，包括佩戴合适的颈椎围领或支具、适当减少或避免颈部过度活动、对症止痛等。症状重、脊髓功能损伤重和明显颈椎不稳者，需进行手术，恢复稳定、解除压迫。目前，对于颈椎损伤治疗的原则是：稳定颈椎的同时尽量减少对日后颈部活动度的影响。所以采取手术需要慎重，尤其是不要轻易采用固定、融合关节的手术治疗。下面将对不同的颈椎损伤类型分别进行说明。

二、枕骨髁骨折

枕骨髁骨折常为高能量损伤所造成，可合并其他部位脊柱骨折 (30%)，椎外损伤 (85%)，低组脑神经损伤，以舌下神经常见。

治疗以恢复枕颈稳定为主。枕颈关节对位正常者，给予颈部固定。存在枕骨骨折，影响稳定，需手术内固定。

三、枕颈脱位

该类型颈椎外伤通常由高能量损伤造成，具有高致死率、高致残率的特点。早期识别和治疗是关键。CT 矢状位重建有利于诊断。在重建像上测量枕骨底到齿突尖或齿突后壁距离，如大于 12 mm，提示脱位。对于仅有 MRI 提示异常时，可作牵引后，观察枕寰关节

是否牵开 ≥ 2 mm。

枕颈脱位较为凶险，需急诊手术固定。如无法实现，可应用额颈胸支具或 Halo 架固定。固定节段以 C0-C2 为宜。

四、齿突骨折

齿突骨折好发年龄呈双峰分布模式，通常为低能量摔伤造成。通常采用基于解剖学的 Anderson-D'Alonzo 分类法进行描述。大多数外科医生都认为 Anderson-D'Alonzo Ⅰ型或Ⅲ型骨折采用外固定治疗是有效的。65 岁或 65 岁以上的患者使用 Halo 架时，死亡率和并发症发生率都很高。对于这些类型的Ⅲ型齿突骨折，建议采用围领固定，有良好的愈合率。由于寰枕韧带骨性撕脱可能存在枕颈脱位的风险，在诊断孤立型Ⅰ型齿突骨折之前需要仔细评估。

Ⅱ型齿突骨折，因血供和小梁骨有限，其愈合潜力降低。治疗方案包括经前或后方进行外固定或手术固定。目前，Ⅱ型骨折处理方法存在争议，尤其是在老年人中。现有的证据多是低质量或极低质量的。实行非随机选择进行非手术或外科治疗的研究是不合适的。许多已发表的研究仅集中在影像学表现的分析上，如骨愈合，但对稳定纤维愈合患者的神经后遗症和继发性疼痛的发生率并不确切知道。最近的系统回顾将现有的最佳证据与专家意见结合起来，为最佳临床护理提供基于证据的建议。

对于神经功能损伤者，手术的必要性通常是无可争议的。手术也适用于有骨不连危险因素的患者(例如高龄)、后骨折移位大于 5 mm、骨折粉碎或吸烟者。非手术治疗通常有效，但部分患者常不耐受，尤其是 65 岁以上的患者。内固定技术的进步，致使手术内固定逐渐成为趋势。目前的固定方法包括使用单一的前齿突螺钉或对后路结构 (C1-C2 经关节或节段) 进行关节融合术。现仅有低质量的证据可以帮助确定最佳的手术策略。前路螺钉固定适用于急性、可复位的单纯性骨折(很少或没有粉碎性骨折)，该骨折从前上到后下倾斜，这样螺钉插入可以产生垂直压缩。患者必须具有良好的骨质量和颈部解剖结构，有助于实现良好的钻钉轨迹和术中成像。前齿突螺钉可以保持 C1-C2 的运动，但在一些研究中，特别是老年患者的研究中，后入路可带来更高的愈合率。前路和后路手术导致的并发症的总发生率相当，但并发症的内容并不相同。前路手术可能会并发螺钉错位、复位困难的脱位、吞咽困难或吸入性肺炎。后路手术易导致失血、C2 神经根损伤、椎动脉损伤或术后疼痛。患者的个体情况和意愿以及外科医生的经验、可获得的医疗资源在治疗选择中亦具有关键作用。

随着人口的老龄化，65 岁以上的患者在齿突骨折群体中占比逐渐增多。据统计，无论采用何种治疗方法，65 岁以上患者Ⅱ型齿突骨折后 1 年总体死亡率为 31%。齿突骨折后的高发病率和死亡率在治疗前和治疗的整个过程中需充分告知患者或家属。患者意愿、预期寿命、受伤前功能状态和手术适宜性等因素往往决定了最佳治疗方式的选择。越来越多的 65 岁以上的Ⅱ型齿突骨折患者被推荐手术治疗。尽管前路螺钉固定已成功应用于这些患者，但由于融合率高、手术并发症少，许多外科医生更倾向于后路手术。如果选择非手术治疗，颈椎围领优于 Halo 架，因为硬领的并发症发生率较低，融合率相当。

五、枢椎创伤性脱位（Hangman 骨折）

枢椎的创伤性滑脱，也称 Hangman 骨折，是由双侧 C2 上下关节突间骨折引起的。依据创伤机制和程度不同，可合并前纵韧带和（或）后纵韧带和 C2-C3 椎间盘有不同程度的破坏。Levine-Edwards 分型较为流行，是在 Effendi 分型基础上改进，分型基础是第 2 和第 3 颈椎之间的平移、成角和关节突关节脱位的严重程度。该系统强调了 C3 上 C2 成角严重但很少或没有移位的骨折这一类型的特点(Levine-Edwards Ⅱa 型损伤)。由于这种损伤模式的机制涉及屈曲分离，对这类患者做牵引可能加重损伤。

Hangman 骨折的移位常会导致椎管扩张，因此大多数 Hangman 骨折神经功能完整。但累及椎体后部的神经弓骨折是例外，这种不典型骨折半脱位有可能造成椎管损伤并导致神经后遗症。

目前对于 Hangman 骨折的最佳治疗策略和手术指征的认识并不统一。对于 Levine-Edwards Ⅰ型和许多Ⅱ型损伤，给予可靠的外固定即可。如果有明显的 C2-C3 椎间盘破裂、明显成角和伴有 C2-C3 小关节脱位的骨折 (Levine-Edwards Ⅲ 型损伤)，则考虑手术治疗。前路或后路均可。前路手术包括 C2-C3 椎间盘切除、钢板固定和融合术。后路手术通常包括 C1-C3 固定和融合，或者为了保持运动，单独使用拉力螺钉 (对于最小的 C2-C3 椎间盘损伤)，必要时固定到 C3 节段。

六、枢椎下颈椎外伤

2007 年，脊柱创伤研究小组 (Spine Trauma Study Group) 引入了一个相对简单而全面的枢椎下颈椎外伤分类 (Sub-axial Injury Classification, SLIC) 量表。这是一种简单而全面的评估系统，对下颈椎损伤进行评估。SLIC 分三个方面的变量：损伤形态、椎间盘复合体的完整性和神经系统状态。每个变量都有一个与严重性相关的评分，总评分用于指导治疗。SLIC 系统简单、可靠，贴合临床实用，并充分考虑临床医师的偏好，使得它被广泛采用。

对于常见的下颈椎损伤类型，构建了基于 SLIC 评分系统的循证学诊疗流程，有利于手术方法的制订 (前、后或联合)。该流程推荐前路椎体切除、融合和钢板内固定，用于治疗爆裂型骨折压迫神经，造成脊髓损伤者。屈曲牵拉损伤造成单侧关节突关节半脱位、双侧无关节脱位或骨折者，可采用前路或后路固定。如出现创伤性椎间盘突出，建议采用前路椎间盘切除术和融合术。伸展性损伤主要导致前方间盘韧带复合体破裂，首选前路。如果这种损伤发生在强直性脊柱炎者，可能需要多节段后路结构固定。对于导致相对于相邻椎体平移 (如双侧小关节脱位) 或旋转 (如单侧小关节骨折或脱位) 的损伤，通常需要手术治疗。

(一) 颈椎脱位

颈椎单侧或双侧关节突关节脱位的治疗目标是及时进行复位、减压和手术固定，更好地恢复神经功能。但并无普遍适用的诊疗流程，如复位前 MRI 是否应用、闭合还是开放复位和手术方法的选择方面就有很大变数。其决定因素亦包括患者的意识水平、患者的神经功能状态、是否方便摄取磁共振成像和手术室是否可用。

每种治疗方法都有优缺点。通过恢复脊柱序列，闭合复位可以实现脊髓减压、阻止进一步损伤。但是，操作过程中可将脱出的椎间盘进一步挤入到椎管内，加重神经损伤。如果复位前 MRI 发现创伤性椎间盘突出，建议行开放性前路椎间盘切除术，以减少进一步移位的风险。它的缺点包括所需的时间、转运风险和 MRI 的正确研判。世界范围内的经验表明，闭合复位加序贯牵引对于清醒、依从性好的患者是有效和安全的，患者可以在操作过程中报告神经功能的改变。

患者的神经功能状态在病情评估和诊治中至关重要。无神经功能损伤者在做闭合复位之前需行 MRI 检查。相比之下，神经功能损伤严重者，相较于去做 MRI 检查，及时的闭合复位以达到间接减压更为重要。对一个不完全神经缺损的患者，究竟先做 MRI 还是直接闭合复位，并无定论。后续治疗的话，如手术室可用，需直接进行开放性前路椎间盘切除术和小关节脱位复位术。

手术复位后加内固定融合术已成共识，但入路选择并不统一。开放性前路复位不成功后，可能需要后路手术；如果存在双侧小关节骨折或上终板骨折，则需要后路入路作为前路固定的补充。最后选择的方法往往受到外科医生的培训和经验以及患者具体病情和意愿的影响。与前路相比，后路手术部位感染和节段性后凸的风险更大，术后疼痛也更严重。前路手术的风险包括语音和吞咽功能障碍以及与生物力学改变相关的并发症。

泪滴状骨折通常建议采用前后联合固定，其特征是明显的椎体骨折，包括前下角的三角形碎片、后椎体皮质的后移位和后方结构的损伤。

（二）单侧关节突关节损伤

单侧小关节损伤种类多样，包括骨折、半脱位和脱位，以及涉及同侧椎板和椎弓根并导致侧块与椎体分离(或“漂浮”)的骨折。对于半脱位或脱位者，一般建议手术治疗。相反，一个神经功能完整的无移位或微小移位骨折、稳定骨折、有根性症状但逐渐好转的骨折可以用支具治疗 6～8 周。密切随访，及时发现迟发半脱位、新发或进展性神经症状。高度超过 1 cm 或占整个侧块 40% 的单侧小关节骨折是非手术治疗失败的危险因素。涉及单侧小关节面骨折、半脱位和脱位的最大报告包括了 90 例患者。结论是，对于所有关节面损伤，手术治疗都应该得到高度重视，因为在长期随访 (超过 18 个月) 中，非手术治疗的患者比手术治疗的患者有更严重的疼痛和残障，尽管非手术治疗的患者几乎完全是非移位上关节突关节骨折。

（三）椎动脉损伤

颈椎外伤可导致椎动脉损伤，范围从管壁破损到完全闭塞。CT 血管造影和磁共振血管造影能够准确识别相关损伤。最近的一项前瞻性研究发现，小关节半脱位 (31%)、上颈椎损伤 (24%) 和横孔骨折 (20%) 引起的椎动脉损伤的发生率特别高。这些损伤的预后差异巨大，许多患者无临床症状。但侧支供血不足的患者可能有一系列神经症状，从头痛、头晕、眩晕、视觉障碍到严重的后循环卒中和死亡。

筛选高危患者和治疗椎动脉损伤患者的原因，是要预防迟发性椎基底动脉缺血。对于哪些无症状的患者应进行筛查，以及如果发现椎动脉损伤，是否应进行观察、抗凝治疗或血管内治疗，仍有许多争论。系统性抗凝治疗的不利影响，特别是合并损伤的出血风险，如脊髓损伤或颅内出血，需充分考虑。当选择抗凝治疗时，选择治疗剂 (抗血小板剂、肝素或华法林) 和治疗持续时间 (1 ~ 6 个月) 存在差异。至少，椎动脉损伤的存在可被纳入手术策略，以确保对对侧椎动脉的保护。

（四）颈脊髓损伤

由于颈椎脊髓损伤的严重后果，外科干预和护理方面的首要目标是获得最佳神经恢复结果。

1. 手术

颈椎外伤后的早期手术减压对神经功能的收益和适用性仍然不确切。一项对全世界 971 名脊柱外科医生的调查显示，超过 80% 的人倾向于在颈椎损伤后 24 小时内减压，甚至对不完全性脊髓损伤

(中央脊髓综合征除外)进行早期干预(12 小时内)。急诊复位双侧小关节脱位是一种广泛的做法。近年来，认为早期减压可以改善神经系统的预后是基于生物学原理、动物研究、低质量临床研究的证据和个案报导。在 2012 年出版“急性脊髓损伤的手术时机研究”(一项前瞻性北美多中心非随机研究，包含 313 名急性颈脊髓损伤和脊髓压迫者)之前，缺乏高质量人类研究的肯定。在 6 个月的随访中，在 24 小时内接受减压治疗的患者中，美国脊髓损伤协会 (American Spinal Injury Association, ASIA) 评分有两个或两个以上等级的改善者达 19.8%，高于 24 小时后接受减压的 8.8%。即使在控制了患者组的基线差异后，接受早期减压的患者至少有两级 ASIA 改善的概率仍然高出 2.8 倍。

2. 脊髓中央损伤综合征

早期手术减压渐成共识。例外的是，有颈椎管狭窄症病史、没有急性骨折或不稳定的证据、神经功能稳定或改善的患者的中央脊髓损伤。中央脊髓综合征 (central cord syndrome) 是最常见的不完全型脊髓损伤，主要发生在老年患者退变性狭窄椎管的过伸伤。中央脊髓综合征包括不完全性四肢瘫痪，其特征是上肢重于下肢，伴有不同程度的感觉和骶神经根受累，导致膀胱、肠道和性功能障碍。

尽管中央脊髓综合征患者神经功能损伤多能自发恢复，但如有持续的运动缺陷、痛觉过敏、肠和膀胱功能障碍以及手活动不灵活，仍可致残。ASIA 运动评分低者预后差。目前尚不清楚对合并有基础的椎管狭窄者，是在 24 小时内行手术减压，还是等神经功能恢复达到平稳期后再进行手术治疗。最近，脊柱创伤研究组将现有的低质量研究与前瞻性观察队列研究，与专家意见结合，得出结论：对于有严重神经功能缺损 (ASIA C 型) 的患者，24 小时内手术减压是“一个合理和安全的选择”。对于最初神经系统受累较轻 (ASIA D 型) 的患者，建议进行观察。

3. 药物治疗

在脊髓受到创伤后，一系列的继发性病理生理变化开始，进而导致神经功能损伤。通过抑制病生理改变、促进轴突再生或再髓鞘化来保护神经组织是神经保护和神经再生治疗的目标。这些干预多通过静脉给药，直接应用于受伤的脊髓或硬膜者较少。早期的治疗策略包括甲泼尼龙，但目前更多的干预措施包括抗 Nogo 抗体、米诺环素、利鲁唑、镁剂、人胚胎干细胞衍生的少突胶质细胞祖细胞和低温治疗。

国家急性脊髓损伤研究 (NASCIS) 在 20 世纪 80 年代和 90 年代进行的人体研究中评估甲泼尼龙的神经保护作用。尽管甲泼尼龙最初被认为是一种标准的治疗方法，但独立审查发现其有严重的并发症和临床获益有限。在许多实践指南中，甲泼尼龙随后被放弃或降级为治疗选择之一。尽管如此，在最近的急性脊髓损伤多中心手术时间研究中，62% 的患者接受了甲泼尼龙。因此基于神经损伤缓解的获益的可能性，仍建议使用甲泼尼龙。

和受伤的大脑一样，受伤的脊髓也容易受到低灌注造成的缺血性损伤。非对照临床研究发现，脊髓损伤后低血压的预防和积极治疗与良好的神经功能预后相关。理想的平均动脉压和血流动力学支持的持续时间尚未确定，但脊髓灌注优化改善神经功能预后的信念已得到广泛支持。

4．强直性颈椎

强直性脊柱疾病，如强直性脊柱炎、弥漫性特发性骨质增生症和终末期退行性脊柱炎，常造成颈椎骨质疏松，其生物力学特性改变，使其易于骨折。当颈椎强直的患者在受伤后出现颈部疼痛时，需考虑颈椎损伤。即使是一个小的或被认为是微不足道的事件，例如平地摔倒，也有可能造成灾难性后果。尤其易受伤害的是下颈椎 (C5-C7)，其中以过度伸展型损伤为主，相应节段的脊髓损伤很常见。误诊漏诊、迟发症状、不适当的固定或硬膜外血肿的形成，可造成脊髓损害。CT 或 MRI 是必需的，因为损伤通常在平片上无法识别。非连续性骨折也很常见 (8%)。不能只看颈椎序列，需要注意，即便微小移位的骨折也可能造成颈椎不稳。

已有的研究报告了与这些损伤的治疗相关的并发症发生率高，此类损伤多见于高龄且有多种合并症的患者。神经完整者或手术风险高者的非移位骨折，可使用支具固定。但在这些患者中，Halo 架的耐受性差。需要密切随访。

手术稳定具有及时恢复稳定性、保护神经功能和利于早期活动的优点，但手术并发症较多。手术可以矫正颈椎骨折部位的严重后凸畸形，但一般来说，首选恢复损伤处的稳定性。在骨折上方和下方至少延伸三个水平的后路固定有利于抵消长杠杆臂的作用和常见于融合脊柱特有的骨质疏松。异常的解剖结构会使内植物植入困难，可应用术中导航。多用后路，前入路很少单独使用，但如果需要补充固定或实现腹侧减压则应考虑。

总　结

本章介绍了颈椎损伤和颈脊髓损伤的相关治疗原则和争议。目前缺少高质量的研究证据指导颈椎外伤的治疗，故治疗方式多样。需要强调的是，对于颈椎损伤治疗的原则是：稳定颈椎的同时尽量减少对日后颈部活动度的影响。所以采取手术需要慎重，尤其是不要轻易采用固定、融合关节的手术治疗。

大多数上颈椎损伤可以保守治疗，包括：多数寰枕关节损伤（成人除外）；几乎所有寰椎骨折；Ⅰ、Ⅲ型齿突骨折；Ⅰ、Ⅱ型枢椎峡部骨折；绝大多数枢椎体骨折。

仅有少数上颈椎损伤可能需要急诊手术：Ⅱ型齿突骨折（即便如此，该型的保守治愈率仍有 75%）；ⅡA、Ⅲ型枢椎峡部骨折。

怀疑寰枢关节不稳定者（横韧带断裂损伤、横韧带止点的撕脱骨折、寰椎粉碎骨折），严格保守治疗 3 个月以上，确诊寰枢关节不稳后再手术。多数情况下，此类损伤 3 个月后枕颈区稳定性良好，并非需要手术干预。

影像学上的所谓颈椎不稳，大多数并没有神经症状和临床意义；根据影像学的不稳去融合颈椎关节是不合理的。

手术时，尽量保留枕颈区、颈椎的关节：尽量实施非融合手术（我们的经验，伤后 3 个半月后行齿突螺钉固定、齿突骨折获得愈合）；不得已，实行最短节段固定；尽量避免长节段的枕颈固定术（保留寰枕关节和下颈椎活动度）。

（胡攀攀）

参考文献

1. Miller CP, Brubacher JW, Biswas D, et al. The incidence of noncontiguous spinal fractures and other traumatic injuries associated with cervical spine fractures: A 10-year experience at an academic medical center. Spine (Phila Pa 1976), 2011, 36(19):1532-1540.
2. Harrop JS, Hart R, Anderson PA. Optimal treatment for odontoid fractures in the elderly. Spine (Phila Pa 1976), 2010, 35(21, suppl):S219-S227.
3. Stiell IG, Wells GA, Vandemheen KL, et al. The Canadian C-spine rule for radiography in alert and stable trauma patients. JAMA, 2001, 286(15):1841-1848.
4. Como JJ, Diaz JJ, Dunham CM, et al. Practice management guidelines for identification of cervical spine injuries following trauma: Update from the Eastern Association for the Surgery of Trauma practice management guidelines committee. J Trauma, 2009, 67(3):651-659.
5. Hohl JB, Lee JY, Horton JA, Rihn JA. A novel classificationsystem for traumatic central cord syndrome: Thecentral cord injury scale (CCIS). Spine (Phila Pa 1976), 2010, 35(7):E238-E243.
6. Li XF, Dai LY, Lu H, Chen XD. A systematic review of the management of hangman's fractures. Eur Spine J, 2006, 15(3):257-269.
7. Fehlings MG, Rabin D, Sears W, et al. Current practice in the timing of surgical intervention in spinal cord injury. Spine (Phila Pa 1976), 2010, 35(21, suppl):S166-S173.
8. Schoenfeld AJ, Harris MB, McGuire KJ, et al. Mortality in elderly patients with hyperostotic disease of the cervical spine after fracture: An age-and sex-matched study. Spine J, 2011, 11(4): 257-264.
9. Whang PG, Goldberg G, Lawrence JP, et al. The management of spinal injuries in patients with ankylosing spondylitis or diffuse idiopathic skeletal hyperostosis: A comparison of treatment methods and clinical outcomes. J Spinal Disord Tech, 2009, 22(2):77-85.

第 25 章 胸腰椎骨折

引　言

在全世界范围，胸腰椎骨折每年发生约 700 000 例，骨折包括低能量损伤的骨质疏松压缩骨折至高能量的脱位损伤，美国每年有 15 000 例胸腰椎骨折手术患者，其中大约 1/3 的患者有明显的神经症状，上胸椎 (T1-T9) 约占 16%，胸腰段 (T10-L2) 约占 52%，下腰椎 (L3-L5) 约占 32%。目前关于胸腰椎骨折的治疗存在着一些争议，包括手术治疗的指征、时机、手术入路及并发症处理等方面。

一、流行病学特点

脊柱骨折占全身骨折的 6%，其中 90%的脊柱骨折发生在胸腰椎。大部分胸腰椎骨折发生在胸腰段，其中 40%的骨折有脊髓损伤。爆裂骨折发生率呈双峰分布，分别为年轻患者的高能量损伤以及大于 70 岁的患者的骨质疏松骨折。其中发生率最高的为 10 ~ 30 岁的男性患者。

二、解剖

正常胸椎的后凸是由 T1-T10 后高前低的楔形椎体所维持，上胸椎由于与肋骨及胸骨相连，所以要比下方椎体坚固许多，在冠状位平面上胸椎关节突大约有一个向前 20° 的角度，且在矢状位上轻度外旋，胸椎小关节起源方向为冠状方向，抗旋转稳定性差。

腰椎关节突在冠状面上基本是垂直的，而在矢状位上大约外旋 45°，腰椎脊柱典型表现是小关节呈矢状排列，因此其旋转运动下降而矢状面运动增加，腰椎椎体较大，其横径及矢状径自上而下逐渐增大，这与椎体负荷自上向下逐渐增加有关，椎体前缘高度逐渐递增，后缘逐渐递减，L3 椎体前后高度大致一致，腰椎椎体在腰椎的功能中占核心地位。

胸腰段是脊柱活动度的转换区域，由相对固定的胸椎到活动度较大的腰椎过度，关节面由冠状面至矢状面，胸腰段节段的关节突结构介于胸椎、腰椎之间，胸腰段易受伤害的原因为肋骨限制的减少，屈曲和旋转活动的改变，间盘体积和形态的改变，这些改变在胸腰段非常明显，胸腰段脊柱处于两个生理弧度的交界处，从上胸椎至中段腰椎，屈伸活动明显增大而轴向旋转明显减小。

三、临床评估

脊柱损伤应遵循 ATLS (Advanced Trauma Life Support) 原则，即高级创伤生命支持，包括 A——气道维持及颈髓保护，B——呼吸和通气，C——包括循环维持及出血控制，D——残疾评估：神经系统，E——状况暴露 / 环境控制 (将患者衣服完全脱去，但要避免低体温) 五个方面。

另一方面我们需要关注的是病史的收集，现病史中应特别关注受伤机制，疼痛和不舒服的部位，注意特定的骨折，如跟骨骨折常常要引起有无脊柱骨折的注意，安全带引起屈曲损伤时会造成腹部脏器的损伤，既往史要特别注意任何有关弥漫性特发性骨质增生症 (diffuse idiopathic skeletal hyperostosis，DISH) 或强直性脊柱炎 (ankylosing spondylitis，AS) 的病史，DISH 或 AS 患者可能会由屈曲分离机制造成不稳定的微小或无移位的骨折，这类骨折在初诊时经常会被遗漏，但是不稳定、神经压迫和硬膜外血肿 (特别是有凝血障碍的患者) 会造成神经症状，脊柱病史，有无心脏起搏器后其他影响 MRI 检查的金属内置物。

查体应从脊柱的完全暴露开始，背部检查要注意瘀斑、硬结等脊柱不稳征象的体征，完整的神经查体包括肌力、针刺觉和轻触、反射、肛门区检查，受伤后 72 小时至 1 周的时间骶部感觉是对神经功能最好的预测指标，完好的骶部感觉预示着膀胱功能的恢复。由脊髓损伤或一过性的脊髓休克会造成完全性的神经功能丧失或躯干和四肢的传导中断，以上病理机制会造成软瘫。脊髓休克的恢复首先是球海绵体反射的恢复，说明骨盆穿入神经和骶髓的恢复，要注意区分神经性休克与低血容量休克，要保持血压在 85 mmHg 以上。

对于神经功能的分级，早在 1969 年，Frankel 根据脊髓损伤患者损伤平面以下感觉和运动存留情况将脊髓损伤的程度分为 5 个级别：A 级，损伤平面以下感觉及运动功能完全消失；B 级，损伤平面以下无运动功能，仅存某些感觉功能；C 级，损伤平面以下仅存一些无用的运动功能；D 级，损伤平面以下存在有用的运动功能，但不完全；E 级，感觉、运动及括约肌功能正常。该分级比较简单，只需要作一般的感觉和运动功能检查就可以完成。然而 Frankel 分级不是很严谨，C 级和 D 级包含的损伤范围较大，对变化的观察缺乏敏感性，对感觉和括约肌功能状况的表达也不详细。目前，Frankel 分级无论是作为脊髓损伤急性期的诊断标准还是功能结果的判断标准在很大程度上已被弃用。

ASIA 标准是 1982 年由美国脊髓损伤协会 (ASIA) 制定的一种脊髓损伤神经功能评定标准。最初的标准包括以下的定义和分级：神经损伤平面、损伤带、基于皮区图描述的感觉平面的定义、基于肌节并使用关键肌描述的运动平面的定义和运动评分、Frankel 分级及不完全性损伤综合征分型。ASIA 标准的关键肌有 10 组，运动评分总分为 0 ~ 100 分。ASIA 标准提出之后经过了多次修订。1989 年的修订包括使用关键感觉区的概念来定义感觉平面，使用肌力分级来判断不完全性脊髓损伤的运动平面并确定 Frankel 分级，重新定义损伤带为感觉及运动的部分保留带 (zone of partial preservation, ZPP)。1992 年 ASIA 与国际截瘫医学会 (IMOP) 合作提出了新的 ASIA 标准。新标准增加了通过关键感觉点检查的感觉评分，引入骶段保留 (sacral sparing) 的概念来定义完全性或不完全性脊髓损伤，制定了 ASIA 损伤分级取代原来的 Frankel 分级作为脊髓损伤功能能力的测试工具。感觉评分检查每侧 28 个关键感觉点 (C2 ~ S5，S4 和 S5 作为一个平面) 的针刺觉和轻触觉(每一点分 3 级，得 0 ~ 2 分)，针刺觉和轻触觉分别评分，总分为 0 ~ 112 分。1996 年修订了 ASIA 损伤分级，明确了区分运动不完全性损伤 (C 和 D 级) 的关键肌的数量。2000 年更进一步明确了运动不完全性损伤的定义，运动不完全性损伤必须要有自主的肛门括约肌收缩，或者有骶段的感觉保留与运动平面以下存在三个节段以上的运动功能残留。

当有脊髓损伤时，需要进行全脊柱的影像学检查，一项最近的研究显示，当发生神经损伤时，漏诊胸腰椎骨折的可能性要比在首诊时诊断出高 10 倍，DISH 和 AS 患者的屈曲分离骨折的早期诊断对于预防由不稳定骨折和迟发血肿所引起的灾难性的神经功能损害是很重要的。需要对患者进行影像学检查的标准有：(1) 高能量致伤 (高处跌落、车祸、汽车撞伤等)；(2) 由头颅损伤或中毒导致的意识水平变化；(3) 其他的大型非脊柱创伤；(4) 已知的任何部位的脊柱骨折 (在钝器伤中患者往往存在多阶段的非连续性骨折)。此外，当患者在体检时主诉脊柱疼痛或压痛，应当接受进一步的影像学检查。尽管这些指标尚缺乏专科性，阳性预测的价值低，但研究证明其对于发现胸腰椎骨折具有很高的敏感性。CT 已经取代 X 线片成为了首选检查，对于高能量致伤的患者，CT 是较为理想的检查方法。通过胸腔、腹腔和盆腔 CT 扫描以排除脏器损伤的同时，可以得到较为满意的轴位及矢状位、冠状位重建图像，而不需要进行额外的影像学检查，节省了时间且避免了接受不必要的辐射，大多数诊断分型基于对骨折形态的准确评估，因此通常需要对患者进行 CT 检查。X 线平片检查可能使很大一部分的爆裂性骨折被误诊为单纯压缩性骨折，因此患者同样需要接受进一步的 CT 检查。MRI 是诊断中间结构 (脊髓、马尾和神经根) 以及硬膜血肿诊断的最佳方式，MRI 可用于鉴别压缩性骨折的类型是急性、亚急性或慢性。MRI 对于间盘韧带结构、后方韧带复合体 (posterior ligament complex, PLC)、硬膜血肿以及病理性骨折的检出有很高的敏感性，MRI 对于棘上韧带和棘间韧带损伤的敏感性和特异性均高于 90%。PLC 的完整性是实施手术决策的重要指标。MRI 是评估 PLC 状态的最佳检查方法。

四、分型

理想的胸腰椎骨折分类系统应该能够简化骨折损伤患者病史，方便脊柱外科医生交流并指导治疗。同时分类体系应该全面、直观、使用方便。目前，还没有一种分类方法能够达到以上标准。

1929 年 Boehler 第一次对胸腰椎骨折分类，他把胸腰椎骨折分成五类，其中包括压缩骨折、屈曲 - 伸展骨折 (包括椎前的压缩骨折和过伸引起的后部结构的损伤)、过伸性损伤 (包括前后纵韧带的损伤)、剪切应力引起的骨折、旋转损伤引起的骨折。1938 年，Watson-Jones 是第一个提出 PLC(后韧带复合体) 的完整性在脊柱的稳定性中起重要作用的人。1949 年，Nicoll 试图利用胸腰椎的解剖分类来对胸腰椎的稳定性作进一步的阐述，他认为脊柱的生物力学稳定性是由下面四种结构来决定的——椎体、间盘、椎间关节、棘间韧带。1974 年，Holdsworth 对谢菲尔德医院的 1000 名胸腰椎骨折患者进行了回顾性研究，他将胸腰椎骨折的分类中引入了“柱”的概念，Holdsworth 将每个节段分为前后两柱，前柱包括椎体及间盘，后柱包括横突关节及 PLC，进入 80 年代以来随着 CT 技术的发展，对胸腰椎骨折有了更深的认识。

Denis 在 1983 年通过对 412 例胸腰椎骨折病例 (其中 53 例进行了 CT 扫描成像) 的观察后提出了新的脊柱稳定概念，他认为脊柱临床稳定性由三柱维持，他从解剖学角度把三个柱解释为：前柱包括前纵韧带、前半部分椎体及间盘；中柱包括后半椎体及间盘、后纵韧带；后柱包括后纵韧带后的所有结构。Denis 把脊柱不稳分为三度：1 度为单纯的解剖序列的异常、2 度为解剖序列正常但有神经功能的异常、3 度为解剖序列和神经功能均不正常。应该说提出脊柱生物力学稳定性与神经功能稳定性并将两者结合应用于胸腰椎骨折的分类是 Denis 最大的贡献。Denis 骨折分类法过分简化地认为涉及双柱的骨折均需行手术治疗。但长时间的随访研究表明：累及双柱的爆裂骨折经保守治疗的效果不错，同时其区别稳定和不稳定骨折的方法也遭到质疑，进而使分类法应用的可信度大大降低。

AO 分类法是五个研究机构汇集 10 年 1445 例胸腰椎骨折病例后总结而成。分类法继承了 AO 应用于四肢骨折的骨折分类原则，由轻到重分为 ABC 三种类型，AO 分类中也是按椎体稳定性和神经损伤程度对损伤严重度进行分级。A 型骨折指压缩骨折，B 型骨折指牵张型骨折，C 型骨折指旋转不稳定型骨折或多方向不稳骨折，每型骨折又分为 3 种亚型，每个亚型又分为三个组，每组下还有三个小组。AO 分类按其损伤程度分为 53 种，其中 A1 损伤程度最轻、C3 损伤程度最重。

五、治疗

对于压缩骨折，从历史上看，孤立的椎体压缩骨折均采取保守的支具固定治疗，类似低能量的椎体压缩骨折的非骨质疏松的病理骨折有可能是由原发或转移瘤所造成的，对于该类骨折，CT 或 MRI 会有典型的骨溶解 (经常侵犯椎板)，以及与非病理性骨折所不同的椎旁组织或骨髓侵犯，如果患者为良性的骨质疏松压缩骨折，则应对患者进行进一步的病史询问以及制订恰当的治疗方案 (手术及骨质疏松治疗)。而在《脊柱外科学》(陈仲强等主编) 中，关于压缩骨折是这样描述的："椎体压缩骨折是指椎体前柱压缩，中柱结构保持完整。椎体前柱压缩超过 40%，或者后凸角度超过 25° ~ 30° 时应考虑手术治疗。对于椎体损伤处于临界状态的患者，如果是年轻人，高能量的损伤，则首先选择手术治疗，严重的椎体压缩骨折可以选择后路椎弓根固定系统进行固定和融合。对于老年患者，低能量所造成的椎体压缩骨折，特别是伴有骨质疏松的椎体压缩骨折，后路固定选择应当慎重，因为较差的骨质量会影响固定的强度，可考虑椎体成形术"。

脊柱骨折治疗的目标我们认为是保护或对神经进行减压，固定早期活动，预防远期畸形。胸腰椎爆裂骨折的绝对手术指征为进行性神经损伤，马尾综合征，明显的脊柱不稳，由于造成支具的使用困难，多系统损伤可以作为手术的相对适应证。爆裂骨折中，后移进入椎管的碎片会造成神经症状，特别是胸椎，脊髓压迫不是直接与后凸相关，一篇 15 年随访的数据显示，对骨折时没有神经症状的患者，手术和支具固定的治疗在影像学和临床疗效方面均无显著差异，非手术治疗包括使用支具或不使用支具 10 ~ 12 周。

关于后凸，椎体高度丢失和后凸对于脊柱稳定性的影响尚存争议。后凸范围的手术指征尚存争议，PLC 损伤与不稳和后期后凸有关，有研究显示后凸与患者术后生活质量有一定的相关性 (保守治疗的 21 例患者，62% 的患者疗效较好，38% 不好，疗效较好组后凸较小)，疗效与脊柱骨盆角度及后凸的进展相关，如果骨折后凸不能被腰椎前突和胸椎后凸在骨盆入射角的允许范围内所纠正就会造成不良的预后。

关于急性脊髓损伤的激素使用尚存争议，并发症的高发生率，缺乏一致的证据以及神经功能康复的不一致，都使得激素治疗难以成为治疗的金标准。一般来说，大剂量甲泼尼龙伤后 8 小时内应用，具有稳定溶酶体膜，抑制脂质过氧化，减轻脊髓水肿，改善血液循环的作用，用量为 15 分钟内按 30 mg/kg 体重的剂量泵入，间隔 45 分钟后，按 5.4 mg/(kg · h) 持续输注 23 小时。

手术的介入要考虑骨折的稳定性、脊柱序列、患者神经功能和一般情况，胸腰椎骨折的手术优势包括功能最大化，住院及护理，预防畸形、不稳、神经功能下降和长期疼痛。后路、前路和前后路联合手术的选择要根据手术医师的经验以及关于各个术式优缺点的理解。后路手术的优势包括：易于骨折的复位，畸形整复，解除由背侧骨性结构所造成的神经卡压，后方血肿的清除。后路相对于前路的优势包括：内固定生物力学，内脏及血管损伤风险较低，易于复位，多数手术医师熟悉该术式，椎板骨折造成的神经根损伤和硬膜撕裂是必须要从后路手术的，患者骨质较差时也因为需要长节段的固定来降低内固定失败的风险而选择后路手术。骨折的复位可以通过后路多节段整复术来完成，如果存在严重的后方移位，可以通过后路经椎弓根椎体次全切手术进行直接的减压。有研究表明，术后 CT 显示后方存在间接或直接的压迫时，再次行前路手术可以改善患者的远期神经功能。后路手术的优势在于可以通过椎弓根螺钉系统进行有力的复位。后方短节段固定试图保留腰椎的活动度，但是会造成难以接受的内固定高失败率及脊柱序列的改变。McCormack Load-Sharing Score 评价不稳定爆裂骨折使用前路、后路固定的风险，评分包括椎体骨折粉碎的程度、骨折块的位置、骨折畸形，各分项为 3 分，如果小于 6 分可选择后路手术，如果 ≥ 6 分可选择前路手术。

非融合手术可以作为关节融合术的补充，虽然非融合术有更高的术后畸形和内固定失败可能，但目前该术式仍是研究的热点，最近的前瞻随机研究和回顾研究均显示后路短节段固定手术中，融合与非融合的临床效果没有差别，在美国，由于会增加内固定失败的风险，所以对肥胖患者的应用是受到限制的，对于多发伤的患者，后路经皮固定手术可以达到骨折的早期固定，该方法可以减少出血及伤口并发症。

前路手术可以最大化地完成神经减压和前方椎体支撑。L1 以下腹膜后入路，T11-L1 胸 - 腹膜后入路，T11 以上经胸入路，对于有 PLC 损伤的患者只进行前方减压融合的疗效尚不明确。前路手术的劣势包括出血增加、骨质疏松患者内置物沉降风险。

平移旋转损伤一般通过后路手术治疗，胸椎和上腰椎的平移旋转骨折经常伴有完全或不完全的神经功能损伤，开放后路复位和固定时是理想的治疗方式。

牵张性损伤表现为由于骨性及韧带损伤所造成椎体结构的分离，屈曲分离损伤 (Chance 骨折) 发生在旋转轴位于椎体前方时，由后方向前方传导的张力使得脊柱所有部件受到损伤，造成后方破坏 (韧带、骨性结构或均包括)、前方椎间盘和 (或) 椎体终板或椎体的损伤。如果只有骨性损伤，TLICS 将其评为 4 分，因为该类损伤可以选择保守治疗或手术治疗，由于软组织损伤很难预测，所以通常需要手术介入，研究表明该类损伤有 25% 的患者有神经损伤，30% 合并腹部损伤，由于前方承载能力并没有显著受损，所以一般后方固定就足够了。仰伸分离损伤经常合并有 DISH 或 AS，典型表现为前方韧带撕裂损伤，后方压缩力量会导致后方结构破坏 (椎板、关节突、棘突)，头端椎体的后滑脱与椎间盘和尾端椎体的损伤相关，会造成成角畸形。手术常采取后方入路。

六、手术时机

目前没有公认的最佳手术时间，一项关于 361 名患者的回顾性研究显示，伤后 24 小时内手术的患者死亡率要高于 24 小时后的死亡率 (7.6% *vs* 2%)，大部分死亡患者为颈椎损伤，另一项研究结果则显示，胸椎骨折在 24 小时内手术神经功能康复好。在一项前瞻性多中心研究中，83 名脊柱骨折患者 (65% 为胸腰椎)，患者均无神经损伤，患者分为 24 小时内、24 ~ 72 小时、3 ~ 7 天、7 天以上手术四组，结果显示，大于24小时手术会增加7.7倍的关于长期卧床的并发症，其他并发症的发生率也增加了1.8倍。所以，总体来说，在患者病情平稳后，应尽早手术。

七、预后

脊髓不完全损伤的患者比脊髓完全性损伤的预后好，有研究表明，44%完全性脊髓损伤的患者和73%不完全脊髓损伤的患者在术后在ASIA分级上一个等级的改善。

总　结

胸腰椎骨折是脊柱外科最常见的创伤性疾病，其治疗的核心原则在于骨折的临床评估、分型。要特别注意患者的全身状态和合并损伤，有些合并损伤往往比胸腰椎骨折更需要紧急处理。另外，对于骨折是否合并神经损伤也要明确，这对治疗方案的制订有指导意义。骨折的分型有多种方法，目前最常用的是AO分型，根据其具体类型选择保守治疗或手术治疗，以及具体手术方式。骨折手术需要根据其类型、对稳定性的影响、是否合并神经压迫、患者的全身状况等因素综合考虑，并选择合适的手术时机施行。治疗的目的在于改善神经功能，维持脊柱稳定，尽可能地预防远期的功能障碍和畸形。

（王　程）

参考文献

1. Harbrecht BG, Djurasovic M. Thoracolumbar spine trauma: Diagnostic and therapeutic considerations for the general surgeon. Am Surg, 2009, 75(3):191-196.
2. Ulrich J Spiegl, Klaus Fischer, et al. The conservative treatment of traumatic thoracolumbar vertebral fractures. Dtsch Arztebl Int, 2018 Oct 19, 115(42): 697-704.
3. Wood KB, Bohn D, Mehbod A. Anterior versus posterior treatment of stable thoracolumbar burst fractures without neurologic deficit: A prospective, randomized study. J Spinal Disord Tech, 2005, 18(suppl): S15-S23.
4. Caffaro MF, Avanzi O. Is there a difference between narrowing of the spinal canal and

neurological deficits comparing Denis and Magerl classifications? Spinal Cord, 2011, 49(2):297-301.

5. Alpantaki K, Bano A, Pasku D, et al. Thoracolumbar burst fractures: A systematic review of management. Orthopedics, 2010, 33(6):422-429.
6. Lakshmanan P, Jones A, Mehta J, et al. Recurrence of kyphosis and its functional implications after surgical stabilization of dorsolumbar unstable burst fractures. Spine J, 2009, 9(12):1003-1009.
7. Koller H, Acosta F, Hempfing A, et al. Long-term investigation of nonsurgical treatment for thoracolumbar and lumbar burst fractures: An outcome analysis in sight of spinopelvic balance. Eur Spine J, 2008, 17(8): 1073-1095.
8. Bailey CS, Dvorak MF, Thomas KC, et al. Comparison of thoracolumbosacral orthosis and no orthosis for the treatment of thoracolumbar burst fractures: Interim analysis of a multicenter randomized clinical equivalence trial. J Neurosurg Spine, 2009, 11(3): 295-303.
9. Kerwin AJ, Frykberg ER, Schinco MA, et al. The effect of early surgical treatment of traumatic spine injuries on patient mortality. J Trauma, 2007, 63(6):1308-1313.
10. Cengiz SL, Kalkan E, Bayir A, et al. Timing of thoracolomber spine stabilization in trauma patients; impact on neurological outcome and clinical course: A real prospective (rct) randomized controlled study. Arch Orthop Trauma Surg, 2008, 128(9):959-966.
11. Pakzad H, Roffey DM, Knight H, et al. Delay in operative stabilization of spine fractures in multitrauma patients without neurologic injuries: Effects on outcomes. Can J Surg, 2011, 54(4):270-276.
12. 陈仲强，刘忠军，党耕町. 脊柱外科学. 北京：人民卫生出版社，2013.

第 26 章
椎体压缩性骨折

引　言

压缩性骨折是绝经后妇女常见的一种骨折类型，大于 65 岁的男性相比于女性则发生率要低一些。在美国每年约有 500 000 例压缩性骨折发生，然后大概只有 30% 的压缩性骨折得到了临床上的重视。原发性骨质疏松是造成该病的主要原因。压缩性骨折患者的临床表现包括腰背痛、功能障碍、生活质量下降。未经治疗的压缩性骨折可能会导致后凸及侧凸畸形，同时会引起肺功能的下降及限制性的肺疾病。在 2005 年，该病在美国造成的经济损失达到 10 亿美元。椎体压缩性骨折最常发生在绝经后的女性中，原发性骨质疏松是最可能的病因。孤立的椎体压缩性骨折通常是良性的，并且大多数患者随着骨折的愈合可以缓解症状。有症状的椎体压缩性骨折的患者可能会出现背痛，丧失活动能力，并最终损害功能和生活质量。从长远来看，骨折会增加椎体压缩性骨折的风险。最高风险一般在初次受伤后的第一年内。多发性未经治疗的椎体压缩性骨折可导致脊柱后凸或脊柱侧凸畸形。多发性骨折引起的进行性畸形可导致肺容量减少和肺功能受损。未经治疗的椎体压缩性骨折患者的死亡风险增加。

一、病理

随着年龄的增长，破骨细胞与成骨细胞功能的脱钩会导致原发性骨质疏松，并导致破骨细胞介导的骨吸收增加。骨质疏松常导致压缩性骨折。在骨质疏松患者中骨小梁减少，同时产生大量的椎体微骨折。绝经后的雌激素下降加速了破骨细胞 - 成骨细胞的失衡，所以在绝经妇女中常见到压缩性骨折。同样在 80 岁以上的男性中因为睾酮水平的下降，也会引起骨质疏松。松质骨通过垂直的骨小梁撑起椎体的上下终板，而骨质疏松的椎体中骨小梁减少，从而降低了椎体在力学上的牢固性。健康的椎间盘通过其髓核和纤维环的黏度缓冲相邻节段的压力。椎体前缘负重增加导致的压缩性骨折，继而导致的后凸及侧凸最常见于腰椎。同样，肿瘤也容易导致压缩性骨折。原发或者继发的骨肿瘤都会导致骨溶解，放疗等治疗也会降低骨骼的强度。例如多发性骨髓瘤，是一种溶骨性的肿瘤，常见的首发症状就是压缩性骨折，其他转移瘤包括来自乳腺、肺和前列腺的肿瘤。另外，药物导致的骨质疏松也会导致压缩性骨折，例如糖皮质激素、化疗药物、促性腺激素释放激素拮抗剂以及芳香化酶抑制剂。

二、临床评估

压缩性骨折患者在低能量创伤事件 (例如从站立位置跌落) 后可能会有急性的疼痛。患者经常报告受伤部位附近的局部背痛。骨折可能表现为顽固性背痛，没有可供判断的外伤事件。这种情况下的骨折可能继发于广泛的骨质疏松椎体，从而导致缓慢的进行性塌陷。临床评估的一个重要目的就是评估是否有肿瘤和炎症。一些全身性的症状例如无法解释的体重下降、发热、呼吸困难，都有可能提示病理性骨折。完整的查体应该包括腹部、肌肉骨骼、胸部和神经系统。实验室的检查包括血常规、红细胞沉降率测定、C 反应蛋白、血浆电泳，而钙离子、维生素 D、甲状旁腺素等可以用于判断其他骨骼疾病。压缩性骨折经常是偶然间被发现，对于怀疑有压缩性骨折的患者应行脊柱平片检查。椎体前柱常常会丢失 50% 的高度，而平片就能看到前柱高度丢失、矢状位的顺列和后柱的结构，包括椎弓根、关节突和椎板。对于后凸患者，影像学也会发现棘突骨折等后柱不稳定的因素。而更细微的骨折则需要更加精准的影像学检查。T2 加权像的脊柱 MR 能提示椎体的骨折，T2 加权倒置恢复 (STIR) 序列信号强度增加证实了这一发现，高信号影像提示了椎体的水肿和细微的骨折。另外，MR 还用于区分骨折和感染。感染的脊柱其椎间盘也呈高信号影，而因为椎间盘乏血供所以肿瘤并不侵犯椎间盘。MRI 也能显示对于神经根的压迫。

三、保守治疗

压缩性骨折的保守治疗包括镇痛、早期活动和康复锻炼。NSAIDs 类的药物可用于急性期镇痛，但对于老年患者应慎重。由于其镇静作用和成瘾性，应尽量减少麻醉性止痛药的使用。压缩性骨折患者应注意早期活动以避免长期制动带来的并发症，例如骨量丢失、压疮、肺功能下降。康复锻炼应该加强核心肌群的锻炼，尤其是伸肌。支具通过支撑前柱并在理论上最大程度地减少受伤部位的脊柱活动来达到效果。定制成型的胸腰 S 型矫形器或 Jewett 过度伸展型矫形器，常用于处理急性骨折。但即使使用现代的低矮型矫形器，患者的依从性也难以预测且通常较差。在肥胖患者中，支具通常是无效的，并且对于功能受限的患者而言，戴上或取下它可能很困难。证据不足以显示支具治疗在骨质疏松性椎体压缩性骨折患者中的疗效。但是，一项前瞻性随机对照研究发现，在接受骨质疏松性椎体压缩性骨折支具的患者中，其核心肌肉力量增强，疼痛减轻，姿势改善。骨质疏松症的预防和治疗是椎体压缩性骨折患者医疗管理的主要目标。没有高能外伤史的这种脆性骨折的存在可诊断为骨质疏松症，并显著增加了其他脆性骨折的风险。因此，在这些患者中及时治疗骨质疏松症显得至关重要。

四、手术治疗

关于保守还是手术治疗，依然存在很多争论。对于不同的骨折形态、骨质疏松、年龄等因素应该综合考虑。有大量的压缩性骨折患者有着明显的临床症状，需要手术治疗，大部分都适合椎体成形术。椎体成形术即在透视下将骨水泥注入塌陷的椎体中，1987 年首先见于报道用于治疗椎体血管瘤。早期的椎体成形术通过稳定微骨折，恢复椎体高度，最终达到缓解疼痛。1998 年出现了后凸成形术，后凸成形术在注入骨水泥之前先通过气囊在压缩的椎体间膨胀。通过在松质骨中撑出一个空间从而方便注入骨水泥，也降低了渗漏风险，同时也恢复了椎体高度。

对于保守治疗 6 周没有效果的患者建议手术治疗，早期手术治疗可以获得很好的疗效。术前应该仔细核对 T2 加权像的 MRI。查体时应该触诊棘突，后凸成形术通过球囊恢复脊柱的顺列，避免了脊柱畸形的发生。2009 年的一篇 131 例的前瞻性随机对照研究表明，经过椎体成形术的患者和对照组在术后 6 个月的生活质量并没有显著性的差别。同样，另一组 78 人的随机对照研究也表明椎体成形术在第 1 周及第 1、3、6 个月都没有明显优于对照组。然而近期的一些报告表明手术治疗后的疼痛评分下降分数达 5.7 分，远超过保守治疗的 3.7 分。其他两项近期的研究也支持椎体成形术优于保守治疗，尤其是在术后镇痛上效果明显，同时恢复了椎体的高度，且并未引起相邻节段的退变。椎体成形术也适用于脊柱肿瘤。病理性的骨折有时候不适合开放性的手术，但椎体成形术能解决这个问题。脊柱肿瘤首先要明确诊断，通过经椎弓根的病理活检即可明确。对于病理性骨折引起椎体后壁破损的患者，是否能用骨水泥仍然充满争议。对于这样的患者可能适合用椎体成形术、化疗、放疗或者开放性手术，取决于患者本人。但对于有脊髓压迫或者神经症状的患者要避免使用椎体成形术。对于后壁破损或者高位胸椎病灶患者，一定要慎用椎体成形术。有人提出，伴有椎体后壁骨折的骨质疏松椎体压缩骨折，应用经皮邻椎临时椎弓根螺钉撑开结合椎体后凸成形术治疗，恢复椎体高度满意，骨水泥渗漏发生率低，可获得良好的临床疗效。

对于椎体成形术的应用也在逐步明确。2010 年 9 月，AAOS 发表了关于椎体压缩性骨折的临床指导。这份指导是基于大量的、高质量的临床研究得出的结果，推荐了椎体成形术和后凸成形术，并得到了大多数医生的支持。对于单节段的压缩性骨折很少使用开放性手术治疗。而对于部分神经损害的患者，骨水泥可以提高内固定的牢固程度。而对于这样的患者提前使用促进代谢的药物，例如特立帕肽，可以提高骨质的融合率。对于压缩性骨折，中国医学界有最新的指导文件。2015 版的中国骨质疏松性骨折诊疗指南中提到压缩性骨折的临床分型：椎体压缩呈楔形骨折、双凹骨折和垂直压缩性骨折。Genant 影像把椎体压缩性骨折分型为：轻度压缩骨折（在原椎体高度上压缩 20%～25%)；中度压缩骨折(在原椎体高度上压缩 25%～40%)；重度压缩骨折(在原椎体高度上压缩＞40%)。压缩性骨折发生生物力学改变，重心前移，脊柱前屈增大，椎体前柱承受压力增高，导致再骨折危险性增加。而对于压缩性骨折行微创手术治疗包括如下信息：①适应证：非手术治疗无效、疼痛明显、不宜长期卧床、不稳定压缩骨折、骨折块不愈合或内部囊性变、椎体坏死、能耐受手术。②绝对禁忌证：无法耐受麻醉、手术；无痛的骨质疏松性脊柱骨折；相对禁忌证：有出血倾向、身体其他部位有活动性感染；椎体严重压缩骨折。③手术方式：经皮椎体后凸成形术(percutaneous kyphoplasty，PKP)和经皮椎体成形术(percutaneous vertebroplasty，PVP)。经皮椎体成形术优点是，快速缓解疼痛，打断恶性循环，即刻固定，早期活动，改善生活质量。椎体压缩性骨折的治疗随着理论、器械及内植物的发展将会有较大的飞跃。

总 结

椎体压缩性骨折是骨质疏松症的常见结果。骨折有时是由于肿瘤、感染或外伤引起的。对评估椎体压缩性骨折的患者进行全面的病史检查和影像学检查以及适当的血液检查非常重要。骨质疏松症的药理治疗对于预防骨质疏松性骨折的后遗症至关重要。对于不宜长时间进行非手术治疗的患者，PKP 可以减轻疼痛并改善其功能。

(欧阳汉强)

参考文献

1. Mao H, Zou J, Geng D, et al. Osteoporotic vertebral fractures without compression: Key factors of diagnosis and initial outcome of treatment with cement augmentation. Neuroradiology, 2012, 54(10):1137-1143.
2. Kim KH, Kuh SU, Chin DK, et al. Kyphoplasty versus vertebroplasty: Restoration of vertebral body height and correction of kyphotic deformity with special attention to the shape of the fractured vertebrae. J Spinal Disord Tech, 2012, 25(6):338-344.
3. Ma XL, Xing D, Ma JX, et al. Balloon kyphoplasty versus percutaneous vertebroplasty in treating osteoporotic vertebral compression fracture: Grading the evidence through

a systematic review and meta-analysis. Eur Spine J, 2012, 21(9):1844-1859.

4. Blasco J, Martinez-Ferrer A, Macho J, et al. Effect of vertebroplasty on pain relief, quality of life, and the in cidence of new vertebral fractures: A 12-month randomized follow-up, controlled trial. J Bone Miner Res, 2012, 27(5):1159-1166.
5. Edidin AA, Ong KL, Lau E, Kurtz SM. Mortality risk for operated and nonoperated vertebral fracture patients in the medicare population. J Bone Miner Res, 2011, 26(7):1617-1626.
6. Aghayev K, Papanastassiou ID, Vrionis F. Role of vertebral augmentation procedures in the management of vertebral compression fractures in cancer patients. Curr Opin Support Palliat Care, 2011, 5(3):222-226.
7. Orcel P, Funck-Brentano T. Medical management following an osteoporotic fracture. Orthop Traumatol Surg Res, 2011, 97(8):860-869.
8. Esses SI, McGuire R, Jenkins J, et al. The treatment of symptomatic osteoporotic spinal compression fractures. J Am Acad Orthop Surg, 2011, 19(3):176-182.
9. Farrokhi MR, Alibai E, Maghami Z. Randomized controlled trial of percutaneous vertebroplasty versus optimal medical management for the relief of pain and disability in acute osteoporotic vertebral compression fractures. J Neurosurg Spine, 2011, 14(5):561-569.
10. Muijs SP, van Erkel AR, Dijkstra PD. Treatment of painful osteoporotic vertebral compression fractures: A brief review of the evidence for percutaneous vertebroplasty. J Bone Joint Surg Br, 2011, 93(9):1149-1153.
11. Eleraky M, Papanastassiou I, Setzer M, et al. Balloon kyphoplasty in the treatment of metastatic tumors of the upper thoracic spine. J Neurosurg Spine, 2011, 14(3):372-376.
12. Masala S, Anselmetti GC, Muto M, Mammucari M, et al. Percutaneous vertebroplasty relieves pain in metastatic cervical fractures. Clin Orthop Relat Res, 2011, 469(3):715-722.
13. Goz V, Koehler SM, Egorova NN, et al. Kyphoplasty and vertebroplasty: Trends in use in ambulatory and in patient settings. Spine J, 2011, 11(8):737-744.

第七部分

脊柱退行性病变与畸形

第27章 颈椎间盘疾患

引　言

颈椎间盘疾患引起的最主要疾病为一种慢性进行性的非创伤性脊髓压迫疾病——颈脊髓病，随着时间进展，可能会导致神经功能障碍和生活质量下降。脊髓型颈椎病是目前导致脊髓神经功能紊乱最常见的病因，在男性中更常见。亚洲人群后纵韧带骨化 (ossification of the posterior longitudinal ligament, OPLL) 发病率高，因此亚洲人群患颈脊髓病的风险也较高。脊髓型颈椎病 (cervical spondylotic myelopathy, CSM) 自然病程为进行性的神经功能恶化，通常非手术治疗的效果有限，而手术治疗能防止患者神经功能进一步恶化，甚至有可能逆转患者的病情，因此，手术治疗是目前中重度颈脊髓病患者的标准治疗方法。关于手术方案的选择较为复杂，要根据患者个体的症状、影像学表现以及手术风险等因素来决定。

一、病理生理

颈脊髓病是椎管狭窄引起的脊髓压迫所导致的一种临床综合征，由发育性椎管狭窄、退行性改变和(或)OPLL 等引起。椎管直径 <13 mm 的先天性颈椎管狭窄患者的颈椎间盘病理性改变风险更高，因此会加快颈脊髓病的病程进展。在颈椎管狭窄发展过程中，最先表现为椎间盘的退行性改变，之后颈椎生物力学的改变导致黄韧带肥厚和关节突关节松弛。随着患者年龄增加，可能会出现骨赘形成、脊椎半脱位、小关节骨性关节炎和钩椎关节增厚等，进一步加重颈脊髓压迫。尽管在高龄患者中颈椎退行性改变很常见，但退行性改变与髓性症状的关系仍不清楚。有研究对 200 名没有临床症状的 60 ~ 65 岁患者进行 X 线检查，发现 95% 的男性和 70% 的女性

都有退行性改变。除了神经组织直接受到压迫之外，关于脊髓病的临床体征和症状的产生原因，还有其他几种不同的假说，包括：(1) 血供破坏；(2) 血 - 脊髓屏障的破坏；(3) 神经炎症；(4) 缺氧诱导的神经元和少突胶质细胞凋亡。

二、自然病程

Less 和 Turner 的早期文献中描述脊髓病时，体现的主要特点是长期稳定的功能障碍伴间断性加重。Nurick 关于疾病自然史的回顾性综述也表明在保守治疗过程中存在较长的疾病静止期。有假说认为这种加重可能是由微小创伤引起，关于 OPLL 患者的研究支持这种假说，但最近的一个系统性综述发现在有无症状退变性脊髓压迫或者非 OPLL 的脊髓病的患者中，目前支持或者否定这种假说的证据都不足。

有症状的颈脊髓病患者一般推荐手术治疗，以防止疾病进一步进展，而对于症状较轻的患者，非手术治疗有可能是合理的选项。在 2013 年 Rhee 等的系统综述中提出，考虑到疾病进展性的自然病程，强烈建议不要将非手术保守治疗作为中重度脊髓病患者的首选治疗。综述中还提醒对于选择保守治疗的轻度脊髓病患者，应该密切随访，及时发现轻微的神经功能恶化。而且，对于接受保守治疗的患者，还应该注重疾病进展率的宣教，让患者理解长期随访观察细微症状学进展的重要性。保守治疗后 3 ~ 6 年的随访中，有 20% ~ 62% 的患者发生神经功能减退。一个随访 6.5 年的回顾比较性研究表明，37% 的患者因非手术治疗失败而需接受手术治疗。

三、疾病分级

目前关于颈脊髓病的研究的主要限制之一是缺乏理想的分型或分级标准。历史上，Nurick 将脊髓型颈椎病患者按症状和下肢功能状态进行分级，这种分级系统的缺点包括缺乏上肢功能障碍评估，而且较难适用于老年人群。Ranawat 改进了 Nurick 的分级，既关注患者的主观感受，也强调了客观所见的重要性，但是这种分级的问题在于只有三个等级。日本骨科协会 (JOA) 评分将功能量化为连续性变量，因此可用于发现细微的神经功能恶化或者改善。JOA 评分自评问卷包含 24 个题目，这个问卷是根据一项早期的更大规模的调查结果的统计分析而制定的。最后的评分系统根据患者的神经功能状况分成了 6 个部分，分别为：上肢运动功能、下肢运动功能、上肢感觉功能、躯干感觉功能、下肢感觉功能以及膀胱功能。症状无变化患者在 4 周以后进行再次评估所得到的结果是可接受的。

四、病史和查体

CSM 患者的健康调查简表 (SF-36) 评分结果表明其生活质量较普通人群严重减低，而且，健康相关生活质量中下降最明显的是 SF-36 评分中躯体功能、情绪角色和社会功能的部分。颈脊髓病患者四肢的症状和体征可有多种表现，主要是由脊髓受压迫的位置决定的。在问诊时，需要详细了解病史，准确评估患者目前的功能障碍程度以及其中较可能由 CSM 引起的部分。颈脊髓病患者经常以上肢灵活度下降、步态不稳和 (或) 非特异性的乏力为表现，较少情况也以大小便功能异常作为主诉，对于患者症状的持续时间、神经功能障碍严重程度和疾病进展情况的理解可帮助进行临床决策。颈脊髓病的临床表现常为根性症状 (下运动神经元) 和锥体束症状 (上运动神经元) 同时存在。通常，下运动神经元表现如根性疼痛和无力位于推测的颈椎管狭窄产生临床意义的水平，而上运动神经元表现如反射亢进和痉挛步态出现的水平将在后文中讨论。

某些上运动神经元反射经常能在脊髓病患者中引出。检查 Hoffman 反射时，检查者轻弹患者中指或环指末端指节，出现拇指和示指末端指节反射性屈曲即为 Hoffman 征阳性。检查反向肱桡肌试验时，检查者用叩诊锤敲击肱桡肌腱，出现较弱的肱桡肌反射伴手指屈肌反射性收缩即为试验阳性。下肢 Babinski 征阳性可能提示上运动神经元受到压迫造成皮质脊髓束损伤。检查 Babinski 征时，检查者用钝头检查器从脚后跟沿足底外侧弧形划向脚趾，出现足踇趾背伸为阳性。

尽管患者之间存在个体差异，CSM 一般与皮质脊髓侧束和前方及后方的脊髓小脑束受压有关，皮质脊髓侧束的功能主要是控制随意肌，脊髓小脑束的功能是传递本体感觉至小脑，这些功能的受损会共同导致患者出现宽基底痉挛步态和上肢笨拙等颈脊髓病的经典表现。此外，脊髓丘脑束、脊髓后索和脊神经后根也常被累及，脊髓丘脑束负责对侧的痛温觉，脊髓后索负责同侧的位置和振动觉，而脊神经后根主要负责对应皮节分布区的感觉。同时存在的脊柱病变例如 OPLL、强直性脊柱炎和弥漫性特发性骨肥厚等会使得疾病临床表现和手术规划更为复杂，在制订术前方案时需要特别注意。

多部位椎管同时狭窄也是导致患者症状的可能原因之一。一项尸体研究表明如果颈椎或腰椎存在椎管狭窄，则在 15.3% ~ 32.4% 的情况下对应的腰椎或颈椎也存在椎管狭窄。这可能在一定程度上与先天性颈椎和腰椎管狭窄之间存在的关联有关。从临床角度而言，患者的表现可能是每一种存在的疾病的综合体现。如果术者考虑腰椎管狭窄也有临床意义，那么手术计划就需要考虑选择同期还是分期减压。一项回顾性队列研究表明，同期和分期减压就 JOA 评分和 ODI(Oswestry Disability Index) 评分而言没有明显差异。

对于患者既往全部治疗情况包括手术史的全面了解对决定下一步治疗方案和术前准备很重要。患者的伴随疾病也要考虑，以评估患者是否适合接受手术。考虑到疾病逐渐进展的自然病程，如果可能条件下，对于围术期风险较高的患者应尽量先进行伴随疾病的内科管理，优化手术条件。

五、影像学检查

术前需进行影像学检查，确定颈椎管狭窄情况，完善术前规划。对每一个 CSM 患者都要进行站立位颈椎 X 线片检查，包括颈椎的屈伸位。临床医师应该注意钩椎关节和关节突关节的退行性改变、半脱位、骨赘形成、椎间盘区高度变窄或者椎管矢状径减小等。

在侧位片上测量 Pavlov 比值，测量方法是椎管直径 (从椎体后方至对应的棘突椎板线) 和椎体宽度 (从前方至后方) 之比。如果比值小于 0.8，则提示有先天性椎管狭窄，这会大大增加患者出现椎管狭窄和脊髓压迫症状的风险。研究表明，Pavlov 比值与 CT 和

MRI 显示的椎管狭窄有高度相关性。无论是否存在症状，侧位片上椎管直径 ≤ 12 mm 常提示存在脊髓压迫，因为颈椎中段的脊髓直径大约为 10 mm，而软组织在平片上是不显影的。术者还需要注意是否存在后纵韧带骨化，尽管 CT 是诊断 OPLL 的最准确方法，尤其对于节段型或局灶型 OPLL 而言。CT 可以详细评估 OPLL 和 (或) 骨赘的范围和程度。CT 脊髓造影是一种侵入性检查，可用于不能做 MRI 或者因局部有内固定而存在大量伪影的患者。矢状面序列需在站立位侧位片上评估。矢状面序列不良可能会通过导致脊髓张力和压力升高、脊髓变扁畸形而引起神经功能受损。此外，脊髓畸形还可能影响脊髓的小滋养血管，进一步加重患者神经功能障碍。对于进展性的后凸而言，脊髓搭在前方椎体骨赘和 (或) 突出间盘上，所受张力逐渐增加，直至需要行前方减压。屈伸位影像可以用于发现成角或滑移不稳。固定节段的 1 ~ 2 个邻近节段常出现相对活动度增大或“代偿性半脱位”，这也可以导致脊髓压迫。术前对矢状面序列的评估很重要，因为颈椎管狭窄伴后凸所形成的神经压迫不一定能通过后路手术全部解除。

对于有神经功能损害的患者，MRI 检查非常重要。对于可疑 CSM 的患者，MRI 检查也是术前评估中必不可少的。MRI 既可以帮助明确诊断，也可对手术干预的预后提供一定预测。Tetreault 等 2013 年的系统综述中证实了三个重要的术后神经功能恢复差的预测因素，第一个是 T_2 像的髓内高信号伴 T_1 像的低信号，提示 JOA 评分恢复率和运动功能 (如乏力、痉挛和肌肉萎缩等) 的恢复都较差；第二个是压迫节段和非压迫节段 (C7-T1)T_2 像信号强度的比值越大，也提示 JOA 评分越差；第三个因素是 T_2 像出现高信号的节段数越多，提示 JOA 评分和 NCSS(neurosurgical cervical spine scale) 评分恢复率越差。在有手术指征时这些因素不应影响手术干预的决定，而只应在与病人进行术前讨论时用于预期患者管理。

六、治疗目标

颈脊髓病治疗的目标包括脊髓减压、脊柱稳定性重建、脊髓血供的保留和改善，以及正常矢状面序列的恢复。如前所述，对于有明显和(或)进展性症状的患者，一般不推荐保守治疗。Law 等提出了几个保守治疗结果差的预测因素，并将这些因素视为绝对的手术指征。这些因素包括：体征或症状的进展、症状持续时间大于 6 个月、压迫比(脊髓矢状径比横径)≤0.4、脊髓横断面积＜40 mm。最近，有共识建议只要诊断 CSM，就推荐手术治疗。轻度脊髓病患者及时干预非常重要，症状持续时间小于 6 个月的患者手术预后较好。AOSpine 的北美脊柱退变性疾病研究表明，278 名患者前瞻性随访 1 年，发现手术对于严重程度不同的脊髓型颈椎病均有显著改善意义；302 名患者随访 2 年发现脊髓型颈椎病的手术治疗神经损害的风险及长期并发症的风险均很低。

CSM 患者手术的禁忌证为患者不能耐受手术带来的生理性应激。术前需要评估与患者本身相关的风险因素，并开诚布公地与患者交代。导致手术死亡率增加的因素有：心力衰竭 (OR=4.59, 95% CI 3.62 ~ 5.82)、肺循环疾病 (OR=11.29，95% CI 8.24 ~ 15.47)、以及术前病理性体重下降 (OR=5.43；95% CI 4.07 ~ 7.26)。Tetreault、Karpova 和 Fehlings 等的荟萃分析结果表明，高龄是首要的围术期并发症和神经功能恢复不良的预测因素。与之类似，最近一个经内部和外部验证(在不同人群中)有效的预测模型发现，术前脊髓病严重程度、年龄、吸烟史、是否存在步态不稳是手术预后最重要的预测因素，虽然这些大部分都是不可改变因素，对于所有的患者都应该鼓励戒烟。2010 年 Riley 发表的颈前路手术后吞咽困难的系统综述发现，吞咽困难在术后 1 年左右最明显，发生率达 15% ~ 20%，尤以多节段手术和女性患者中常见。

七、治疗方式选择

要充分达到上述的治疗目标，在选择手术方案时需要考虑很多方面，包括矢状面序列、压迫来源、累及节段数、是否存在轴性疼痛、病变解剖形态和(或)既往手术史等。在决定手术方案时首先需要决定的是手术入路，包括前路、后路和前后路联合，各种手术入路都有其优点和相应的风险。

对于存在多节段颈椎管狭窄(超过 3 个节段)、OPLL、先天性椎管狭窄和后方压迫的患者，应该考虑后路手术。后路手术可以提供直接和(或)间接的脊髓减压，直接减压是解决后方结构对脊髓造成的压迫，如黄韧带骨化或皱褶。而更多情况下间接减压是后路手术的目的。后路手术能够让脊髓和硬膜囊往后方漂移而远离前方的压迫，在没有后凸的患者中效果最为成功。颈椎后凸一般被视为单纯后路手术的绝对禁忌证。后路手术中两种基本的术式是：(1) 椎板切除术伴或不伴后路融合，(2) 椎板成形术。这两种术式都可以用于治疗三个节段以上病变的患者，因为对于这些患者，后路手术因节段增加而造成的并发症较少。

椎板切除不伴融合有引起椎板切除后后凸畸形的风险，并可能导致迟发的神经功能损害。椎板切除后后凸畸形在成年人中的发生率为 6%～47%，而在儿童中的发生率接近 100%。无论矢状面序列如何，大部分的患者在术后短期内都能达到一定的神经功能恢复，在椎板切除不伴融合的患者中，文献报道有 10%～39% 会发生迟发性神经功能损害。McAllister 等的文献综述中提出，椎板切除不伴融合手术有两个成功的预测因素，分别是术前前凸大于 10° 和屈伸位无节段性不稳表现。上述作者仅对具备上述预测因素且高龄伴较多合并症的患者进行单纯的椎板切除术，因为后路侧块固定关节融合术是比较安全、快速、成功的手术方式。关于椎板切除后后凸畸形的病因，有多种不同的假说，有人认为是由于后方张力带破坏后的载荷重新分布，也有人认为是关节突关节切除过多所导致的医源性不稳定。但不管怎样，关节融合术适用于绝大多数患者。除了可以避免不稳定和矢状面序列不良，关节融合术还可能有缓解轴性颈痛的作用。

椎板成形术剥离的后方结构最少，保留了后方张力带和患者颈椎活动度。尽管这种术式有多种不同的技术实现方式，其目的都是通过打开颈椎后弓而扩大椎管，而不是切除后弓。椎板成形术不适用于存在不稳定的情况，因为此时需要进行融合术以避免医源性的矢状面序列不良。关于椎板成形术或椎板切除伴融合术之间的选择问题比较复杂，取决于是否存在轴性疼痛、术者倾向以及保留颈椎活动度的需求等因素。

前路手术可提供脊柱前方致压结构的直接减压。存在后凸畸形时，更倾向于选择前路手术。如果脊髓压迫只局限于间盘水平(间盘后方)，则可通过颈前路椎间盘切除减压融合术(anterior cervical discectomy and fusion, ACDF)解决；而当压迫范围到达间盘水平上方或下方(椎体后方)，通过单纯间盘切除后得到的视野内无法安全实现减压时，则需进行颈前路椎体次全切除减压融合术(anterior cervical corpectomy and fusion, ACCF)。累及范围较大的多节段前方病变在OPLL与颈椎病中均可发生。由于显露范围的局限和多节段固定融合的技术挑战，前方减压节段超过三个时推荐前后路联合手术。

一组基于前瞻性收集的数据的研究表明，后路手术术后的伤口感染率较高，但总的并发症发生率及C5神经根麻痹和吞咽困难等无差别。Luo等关于多节段CSM治疗的系统综述和荟萃分析表明，前路手术术后的JOA评分明显较好，而前路与后路手术之间的恢复率则没有显著差异，与后路手术相比，前路手术的出血量更大、手术时间更长以及并发症发生率较高，但住院时间较短。但考虑到该荟萃分析中患者和疾病的异质性问题，这些结论未必准确反映手术入路相关的并发症，特别是该分析过程中没有限定压迫节段数、受累范围和手术方式等变量。由于目前并没有清楚的共识，大部分的文献综述都认为，前路与后路手术的有效性接近，因此应该根据患者具体压迫情况选择个体化的入路。

八、手术技术

前路手术可用于治疗钩椎关节骨赘、骨赘骨桥以及椎间盘骨赘复合体等造成的脊髓压迫。同时，与后路手术相比，能更好地恢复矢状面序列。前路融合手术也更适用于重度轴性疼痛伴椎间盘退行性变的患者。尽管单纯前路手术可有效治疗单节段或两个节段的病变，三节段病变选择前路手术还是后路手术仍存在争议。当手术范围超过三个节段时，前路手术往往还需要联合后路手术以得到融合所需的足够稳定性。

ACDF和ACCF均可通过颈椎前方入路，也称为Smith-Robinson入路完成。该入路适用范围为C2-T1，涵盖了大部分颈椎退行性疾病的病例。术前应该通过全部的影像学资料评估椎动脉走行，检查是否存在变异。在诱导麻醉和插管之前，要明确患者能耐受的颈部仰伸角度，必要时需借助纤维喉镜插管。将患者置于仰卧位，头旋转位居中，建议将一个中空泡沫圈置于患者枕部，以防形成压疮。将患者肩部垫高，增加颈椎仰伸角度，从而更好地显露前方结构。对于下颈椎病变，需要用胶布将肩部拉低，方便术中透视。治疗单节段或两节段病变，可采用横切口以达到更好的美观效果，而对于三个节段以上的病变，可选择纵切口，但术后瘢痕明显。体表标志可帮助定位切口，C2 位于下颌角水平，C3 位于舌骨水平，C4-C5 位于甲状软骨水平，C6 位于颈动脉结节及环状软骨水平。选择切口位置时也应参考术前及术中的透视结果。

切开皮肤后，用电凝分离皮下脂肪层横断颈阔肌，在此过程中注意不要损伤颈外静脉及术野内其他的浅表静脉，如无法将静脉分离至术野外则在必要时可结扎静脉。牵开颈阔肌后，显露胸锁乳突肌 (SCM) 前缘，紧贴 SCM 内侧分离包裹的颈深筋膜，然后将 SCM 拉向外侧，此时可触及颈动脉搏动。气管前筋膜与颈动脉鞘相连，在外侧的颈动脉鞘与内侧被气管前筋膜包绕的结构 (气管、食管和颈部带状肌) 之间的平面内将气管前筋膜打开。然后术者可用手指在食管后方继续向内侧钝性分离，并向入路对侧牵开食管。沿中线分离覆盖于椎体表面的椎前筋膜和颈长肌，并将其行骨膜下分离向两侧至钩突。如未能沿骨膜下分离或者在深层向两侧游离过多，则可能会损伤椎动脉及位于颈长肌浅层的交感干。将颈长肌从椎体前方剥起来后，用脊椎穿刺针确认手术节段，最好用较宽且边缘光滑的牵开器在冠状面进行牵开，以避免损伤相邻结构，锋利的牵开器容易导致意外的内侧的食管损伤或外侧的颈动脉鞘损伤，而窄的牵开器可能不小心滑至横突之间而损伤椎动脉。

2011 年 JBJSAm 杂志发表的多中心前瞻性随机试验的结果显示，Bryan 人工间盘在 48 个月随访截止时临床效果优于 ACDF。2016 年吉林大学在 Spine 杂志发表的比较 Bryan 人工间盘和 ACDF 的荟萃分析指出，Bryan 人工间盘在 NDI 改善率、手术节段活动度、不良时间发生率等方面确有优势，但在出血量、住院时间、二次手术率等方面并无明显优势。类似的针对其他类型人工间盘的荟萃分析尚未见报道。

九、颈椎轴性疼痛

1992 年 Star 等在 Spine 杂志上提出了寰枢关节骨性关节炎引起颈部疼痛的现象；1994 年 Spine 杂志发表的 Dreyfuss 等的研究发现，在 5 名无症状患者的寰枢侧块关节注射造影剂能诱发颈部疼痛；1996 年 JBJSAm 杂志发表了 Ghannayem 等的 15 例以颈部疼痛为表现的寰枢关节骨性关节炎的患者的手术疗效；2007 年 Finn 等在 Spine 杂志上发表了 26 例寰枢关节骨性关节炎引发疼痛和 (或) 脊髓损害的患者的手术疗效；2008 年 Yin 等在 PainMed 上的综述指出，颈痛的患者中 9% 为寰枢关节病变导致的。

以“atlantoaxial degenerative osteoarthritis”为关键词在 Pubmed 中进行搜索，最早在 1987 年由 Halla & Hardin 在 27 个病例中总结提出寰枢关节退变性骨关节炎，认为其临床表现不同于下颈椎退变性疾病及颈部的肌肉筋膜炎，主要表现包括枕区疼痛、枕区疼痛有触发点、枕颈部骨擦音、旋转性偏头畸形 (发生率约 50%，通常由一侧寰枢侧块关节退变塌陷导致)；Star 在 1992 年通过 9 个病例总结指出寰枢侧块关节的骨性关节炎的自然史与下颈椎退变性疾病不同，其在老年人中可表现为剧烈枕颈部疼痛，体格检查表现包括颈椎向患侧的旋转活动受限，枕颈交界区偏于一侧的触痛，张口位颈椎 X 线片通常可见显著的一侧关节间隙变窄、骨赘增生、软骨下骨硬化等表现，骨扫描可见单侧枕颈交界区的摄取增强，CT、MR 及 CT 脊髓造影可用于除外椎管内压迫，如寰枢侧块关节炎造成的剧烈疼痛经保守治疗无效可选择行寰枢关节融合术；1997 年 Zapletal 进行了 355 名无症状患者 (因副鼻窦炎而拍摄 X 线片) 寰枢关节 X 线片表现的横断面研究，如将重度退变定义为侧块关节间隙明显减少或消失、软骨下骨硬化、同时伴或不伴有骨赘增生，其发生率随年龄增加 (50 ~ 60 岁时发生率为 5.4%，80 ~ 90 岁时发生率为 18.2%)；1999 年 Daumen-Legre 报道了 2 例继发于寰枢侧块关节骨性关节炎的寰枢关节半脱位 (不稳)，并总结了此前文献中仅有的相似病例 6 例；Kafer 在 2004 年报道了一例通过寰枢关节融合术治疗寰枢关节骨性关节炎引起的重度疼痛的病例；Schaeren 在 2005 年报道了 5 例与 Kafer 报道类似的病例，患者主要表现为枕部甚至辐射到眼部的疼痛，经至少 6 个月的保守治疗无效而行手术，患者以中老年男性为主，术前除外了类风湿性关节炎的诊断，同时也在术前行寰枢侧块关节封闭以明确疼痛来源，寰枢关节融合术对疼痛的治疗效果即刻发生且一直保持，平均疼痛评分从 100 降至 34；在 Grob 于 2006 年报道的更多患者 (35 名)、随访时间更长 (平均 6.5 年) 的类似研究中，患者的临床改善情况更好，疼痛评分仅为 1.5，85% 的患者如果有机会重新选择仍然会选择行寰枢关节固定融合手术；2007 年 Finn 报道了 26 例寰枢关节骨性关节炎手术治疗的病例，部分患者伴有脊髓损害表现 (主要见于寰齿关节骨性关节炎的病例，由前方继发于关节退变的纤维血管翳造成压迫)；2009 年 Watanabe 报道了由于寰枢关节骨性关节炎导致寰枢关节旋转固定性脱位，进而引起脊髓病的病例；Goel 在 2010 年报道了 108 例因寰枢关节退变性骨性关节炎导致寰枢关节不稳而行手术治疗的病例，随访时间为 5 年；在寰枕关节的类似症状表现由 Yoshihara 在 2011 年首次报道的 2 个病例中提出，但其临床表现、影像学表现以及手术治疗均不能除外寰枢关节的参与；2011 年 Yu 报道了 10 例寰枢关节骨性关节炎患者通过手法治疗后好转的病例，其疼痛缓解的程度与手术治疗相当；2013 年 Elliott 的 meta 分析总结了 23 篇文献中 246 名因寰枢关节退变性骨性关节炎导致剧烈疼痛而行寰枢侧块关节固定融合术的病例，无论手术安全性和对于疼痛的治疗效果均有较为理想的结果；2014 年 Ak 对加巴喷丁用于治疗一侧寰枢侧块关节炎导致的颈痛进行了研究；2015 年 Guha 报道了一侧寰枢侧块关节退变伴骨赘增生直接压迫同侧 C2 神经根的病例；2017 年 Buraimoh 在综述研究中指出，寰枢侧块关节炎在门诊患者中的发病率约 4%，表现为上颈部或枕部疼痛，可为放射痛或牵涉痛，旋转活动受限，向患侧被动转头时疼痛加重，2/3 的患者有望经保守治疗好转，如非手术治疗无效则需行手术治疗，整体疗效较为理想；2017 年 Kang 报道了 14 例进行寰枢关节钉棒固定或关节突螺钉固定治疗寰枢关节侧块骨性关节炎的病例，治疗效果整体比较满意。

总 结

颈椎间盘疾病是退变性间盘疾病的重要组成部分，由于颈椎的生物力学和运动学特点，其功能兼具支撑头颅、维持颅 - 颈稳定和保证颈部运动。颈椎间盘退变是颈椎间盘疾病的基础。颈椎间盘退变会进而导致一系列继发改变，包括关节突关节、钩椎关节退变，韧带肥厚，颈椎稳定性下降等。脊髓型颈椎病是脊髓功能障碍最常见的病因，其特点为进行性的神经功能减退，非手术治疗的疗效较差，对于有症状的患者，一般手术治疗后能有所改善，颈椎前路手术和后路手术可阻止或减慢进一步的神经功能减退。对患者的病史、体征和影像学检查等仔细评估后，可以为颈椎病患者制订安全有效的个性化的治疗方案。颈部轴性疼痛的一个重要原因就是来源于椎间关节复合体的退变。同时，需要引起我们重视的就是不能忽视寰枢关节退变导致的一系列临床表现。一旦颈椎间盘退变及其继发病理改变压迫或刺激了脊髓、神经根等重要结构，临床出现相关脊髓病和(或)神经根病的临床表现，即构成了相应类型的颈椎病，需要进一步治疗。随着循证医学的发展，疾病的诊断与治疗愈发重视基于循证医学的证据的指导意义。因此，需要关注具有良好顶层设计的高质量循证医学研究结果。

（许南方）

参考文献

1. Jiang S-D, Jiang L-S, Dai L-Y. Anterior cervical discectomy and fusion versus anterior cervical corpectomy and fusion for multilevel cervical spondylosis: a systematic review. Arch Orthop Trauma Surg, 2012, 132:155-161.
2. Wen Z-Q, Du J-Y, Ling Z-H, et al. Anterior cervical discectomy and fusion versus anterior cervical corpectomy and fusion in the treatment of multilevel cervical spondylotic myelopathy: systematic review and a meta-analysis. Ther Clin Risk Manag, 2015, 11:161-170.
3. Kalsi-Ryan S, Karadimas SK, Fehlings MG. Cervical spondylotic myelopathy: the clinical phenomenon and the current pathobiology of an increasingly prevalent and devastating disorder. Neurosci.Rev. J. Bringing Neurobiol.Neurol. Psychiatry, 2013, 19:409-421.
4. Karadimas SK, Erwin WM, Ely CG, et al. Pathophysiology and natural history of

cervical spondylotic myelopathy. Spine, 2013, 38:S21-S36.

5. Rhee JM, et al. Nonoperative management of cervical myelopathy: a systematic review. Spine, 2013, 38:S55-S67.
6. Sumi M, et al. Prospective cohort study of mild cervical spondylotic myelopathy without surgical treatment. J Neurosurg Spine, 2012, 16:8-14.
7. Zhang Y, Zhou F, Sun Y. Assessment of health-related quality of life using the SF-36 in Chinese cervical spondylotic myelopathy patients after surgery and its consistency with neurological function assessment: a cohort study. Health Qual Life Outcomes, 2015, 13:39.
8. Singh A, et al. A summary of assessment tools for patients suffering from cervical spondylotic myelopathy: a systematic review on validity, reliability and responsiveness. Eur Spine J, 2015, 24(suppl 2):209-228.
9. Bajwa NS, Toy JO, Young EY, Ahn NU. Is congenital bony stenosis of the cervical spine associated with lumbar spine stenosis? An anatomical study of 1072 human cadaveric specimens.J Neurosurg Spine, 2012, 17:24-29.
10. Eskander MS, et al. Is there a difference between simultaneous or staged decompressions for combined cervical and lumbar stenosis? J Spinal Disord Tech, 2011, 24:409-413.
11. Kang MS, Lee JW, Zhang HY, et al. Diagnosis of cervical OPLL in lateral radiograph and MRI: is it reliable? Korean J. Spine, 2012, 9:205.
12. Ames CP. Cervical radiographical alignment: comprehensive assessment techniques and potential importance in cervical myelopathy. Spine, 2013, 38: S149-S160.
13. Tetreault LA. Systematic review of magnetic resonance imaging characteristics that affect treatment decision making and predict clinical outcome in patients with cervical spondylotic myelopathy. Spine, 2013, 38:S89-S110.
14. Zhang L. Preoperative evaluation of the cervical spondylotic myelopathy with flexion-extension magnetic resonance imaging: about a prospective study of fifty patients. Spine, 2011, 36:E1134-E1139.
15. Fehlings MG. Symptomatic progression of cervical myelopathy and the role of nonsurgical management: a consensus statement. Spine, 2013, 38:S19-S20.

第 28 章
胸腰椎间盘突出

引　言

很多脊柱疾患都由椎间盘突出引起，包括腰椎间盘突出 (lumbar disc herniation, LDH) 和胸椎间盘突出 (thoracic disc herniation, TDH)，这两种病均属于退行性改变的范畴，是脊柱外科领域的最常见的病种之一。首先值得大家注意的是 LDH 和 TDH 指的是一种病理现象，需要注意区别于“胸、腰椎间盘突出症”的临床疾病诊断。

一、腰椎间盘突出

(一)流行病学

多数 LDH 无症状。无症状的 LDH 随年龄增长、脊柱自然退变而增加。研究发现 36% 的 60 岁以上和 43% 的 60 岁以下无症状老年人 MRI 检查存在 LDH。这提示该疾病诊断不能只靠影像，需联系病史和查体结果。有症状的 LDH 较常见，终生患病率 2%，常在 40 ~ 70 岁发生。外伤可以诱发，但多数无明显诱因。其起因是髓核经破裂的纤维环突出进入椎管。出现症状的 LDH 往往是退变过程中的一部分，患者常有臀部疼痛的前驱症状，进展到沿神经分布的下肢痛。其神经症状和功能障碍源于对神经的机械刺激及缺血、炎症或间盘组织引起的化学刺激。

(二)分型

1. 根据突出部位分型

中央、后外侧 (关节面、侧隐窝)、椎间孔、椎间孔外。突出部位与症状查体密切相关 (如位于中央比后外侧更易引起腰痛)，理想情况下症状、查体、影像都对应某一单根神经的放射区。突出部位也影响手术方式的选择。

2．根据形态的传统分型

膨出、突出、脱出、游离。可进一步区分间盘碎片是否为包含性和突出物的量。间盘组织在后纵韧带内为包含性，超越或在后纵韧带周围则为非包含性，非包含性突出组织更容易在保守治疗过程中吸收。

研究发现 MRI 上突出大小和形状与预后关系较大。椎管横截面小的中央型突出非手术治疗效果较差，往往比其他患者更需要手术。Carragee 等对 187 例椎间盘切除术的 2 年以上随访显示，术中所见突出较大、脱出的患者手术效果较好，间盘碎片少、纤维环残留缺损小的患者复发和再手术率较低。

（三）诊断

1．主要症状

有症状的 LDH 常表现为沿皮节分布的腿痛，可伴有腰痛。有的会突发腿痛，而腰痛很轻；有的会表现为急性腰痛的前驱症状，随后出现下肢症状。其腰痛可能源于外层纤维环的撕裂 (窦椎神经支配)。

2．病史

有的患者会在外伤事件后出现症状，如摔倒、搬重物、弯腰、扭腰。疼痛常见，也可能出现麻木或无力。一般 L1-3 突出引起下肢近端症状；L3-5 突出引起膝以下、足部的疼痛。问病史时需注意：不明原因的体重减轻、发热、寒战、肿瘤病史、重大外伤、进行性乏力、二便失禁或功能紊乱，如有上述情况需行更高级的影像检查。

3．鉴别诊断

包括：血管疾病 (外周血管疾病、血管源性跛行、动脉瘤、血栓)，外周神经疾病 (神经肿瘤、踝管综合征、感觉异常性股痛、糖尿病周围神经病变)，运动系统疾病 (髋膝关节病变、肌肉扭伤或痉挛、梨状肌综合征、闭孔内肌综合征、阴部神经卡压、骶髂关节痛)。

4．查体

L1-3 的间盘突出应采用股神经牵拉试验；直腿抬高试验 (straight leg raising test, SLR)(仰卧屈髋 30° ~ 70°，出现膝以下疼痛为阳性) 对应 L3-S1 的突出。有文献报道直腿抬高试验敏感性 90%，特异性 10%～100%，但也有一些研究质疑了直腿抬高试验的效率(对伴下肢放射痛的 LDH 患者，报道敏感性 36%，特异性 74%)。增加敏感性方法(当直腿抬高试验阴性时)：Slump 试验，在直腿抬高试验的基础上加上颈、胸屈曲，同侧足背屈的动作，以使脊髓向头侧移位，牵拉神经根，与 SLR 相比敏感性高、特异性低。增加特异性的方法：对侧直腿抬高试验(特异性 90%)、双侧直腿抬高试验。

5. 检查

如无危险信号，凭临床症状及查体推断有 LDH 的患者在治疗前可无需影像检查，因为症状常迅速改善，数天后迅速缓解，这样可避免无谓的高级别检查。对症状顽固、恶化的患者可做 X 线检查，虽不能直观呈现间盘突出，但可评估序列、退变程度，并用于术前定位、发现解剖变异(如脊柱裂等情况)。MR 是观察 LDH 的主要手段，可清楚呈现突出位置和大小，T2 像有脊髓成像效果，可使脑脊液、神经根、间盘对比明显。对有脊柱手术史的患者常行增强 MR，强化血供丰富的硬膜外瘢痕，以区别 LDH 复发。一般情况普通 MR 即可，有禁忌可行 CT 脊髓造影。

(四)自然病程

非手术治疗成功率达 51%～90%，但文献中保守治疗的方法各异，缺少无干预的自然病程的研究。

Saal 等对 58 例有下肢痛、直腿抬高试验(+)的 LDH 患者行非手术治疗，90% 取得了较好效果，92% 恢复工作。对其中 11 例进行影像随访，发现间盘突出大小减少了 50% 以上。缺点是有 6 例退出接受手术，且可能存在选择偏倚。Weber H 等随机选取 49 例 LDH 患者行保守治疗，第 1 周严格卧床，第 2 周出院、部分卧床休息，89% 取得了较好效果。缺点是交叉率高(17 例退出接受手术)，且症状严重的病例被排除。Weinstein 等通过一项 SPORT(Spine Patient Outcomes Research Trial) 研究(13 中心，1244 例)发现非手术治疗有 51% 在 4 年随访后症状大幅改善。

(五)非手术治疗

LDH 保守治疗不受年龄限制：Suri 等研究比较 60 岁以上和 60 岁

以下的LDH保守治疗患者的腰痛及相关功能障碍，6个月随访无差异。

硬膜外封闭可以缓解疼痛，减少手术率。一项SPORT研究对154例首次行3个月硬膜外封闭的患者研究发现，4年后与未行封闭者在ODI和SF-36评分上无差异。封闭组的手术率较低，但存在混杂因素(选择封闭的患者本身就倾向保守)。是否行封闭治疗在手术并发症和翻修率方面无差异。因此推荐将硬膜外封闭用于不适合普通保守治疗的患者和因疼痛难以参与早期康复治疗的患者。

(六)手术与非手术治疗的比较

目前有一些随机对照研究比较了手术和非手术治疗的效果，但两组病人交叉率高，在研究中可能使用意向性分析，因此影响了比较结果，弱化了手术治疗的效果。

Atlas等对400例LDH的非随机对照研究发现，相比于非手术组，1年后手术组症状明显缓解，10年后满意率高于非手术组(71% vs 56%)，下肢痛完全缓解率和功能恢复更好。但两组10年随访后的工作和功能障碍状态、主要症状严重程度无显著差异。

(七)手术疗效和影响因素

1. 手术时机

急诊减压手术指征：马尾综合征(鞍区麻木、二便功能障碍、下肢疼痛无力)。作者认为进行性的神经功能障碍，如新发的足下垂是“早期手术的相对指征”(在我院和部分医院也认为是急诊手术指征)。其他大多可择期手术，但超过一定时间手术效果可能欠佳。研究表明症状持续6个月以上再治疗者4年随访症状虽仍有改善，但与6个月内治疗者相比效果较差。

2. 责任节段

研究表明上腰椎间盘突出(L2-4)手术治疗比非手术治疗效果更佳。可能原因包括：(1)上段腰椎横截面积小，LDH引起的症状不容易通过保守治疗缓解。(2)上段腰椎间盘突出常发生在极外侧、椎间孔区。

3. 手术技巧

微创间盘切除术包括运用小切口、管状牵开器、显微镜、内镜等技术。虽然其远期疗效与开放手术相比尚不明确，支持者认为其避免了肌肉的广泛损伤，进而减少了术后腰痛，因而可能恢复更快、疗效更佳。

Henriksen 等对比了 3 cm 或 7 cm 筋膜切口的手术效果，研究显示与传统手术在住院时间、止痛药物应用、腰腿痛方面无差异。Garg 等对 112 例患者的随机前瞻研究发现，显微内镜手术与开放手术相比，手术过程长，出血少，住院时间短；但 ODI 和并发症率无差异，二者同样有效。Arts 等比较了经通道的椎间盘切除术与传统小切口间盘切除术 (开放)，二者均采用 2 ~ 3 cm 中心线切口并保留多裂肌，使用通道组术后一年腰痛更重，二者的肌酸磷酸激酶水平和多裂肌横截面积无明显差异，提示经通道手术并未减少肌肉损伤。Franke 等比较了不同治疗中心的差异，发现微创椎间盘切除术经验较丰富的治疗中心手术时间较少，康复更快，而在临床效果和并发症方面无差异。

4. 切除方式

切除时可选择单纯切除突出髓核，或较激进地大量清除间盘组织 (次全切除)。研究发现次全切除可减少复发率 (9% vs 18%)，但患者返回工作时间较长，2 年随访满意率低。

5. 术中神经根封闭

许多术者术中局部使用类固醇激素，以减少炎症反应和移除突出间盘后对神经的刺激。他们认为炎症可降低疼痛感受器的阈值，从而与术后疼痛有关。

Debi 等随机前瞻性比较 61 例行间盘切除术的患者，术中在减压的神经根使用 80 mg 甲泼尼龙或盐水，2 周后术中封闭组腰痛明显减轻，但 2 周和 1 年随访的下肢痛无差异。Lotfinia 等通过 151 例前瞻性研究，将患者分为甲泼尼龙 + 丁哌卡因组、丁哌卡因 + 盐水组、单用丁哌卡因组，三组的术后 24、36、72、96 h 腰腿痛无差异。Lavyne 等报道了 84 例行微创间盘切除术的患者，手术结束时随机使用甲强龙或盐水，两组在住院时间、镇痛药应用、功能状态、恢复工作方面无差异。

总之，目前文献报道应用激素的结果各异，但均未见远期获益。

二、胸椎间盘突出

（一）流行病学

有症状的胸椎间盘突出 (TDH) 并不常见，发病率为百万分之一。但无症状的患者 MR 发现的 TDH 发生率为 40%。多发生于 40～70 岁，尤其在 50～60 岁达到高峰。

（二）诊断

TDH 的临床表现变化较大，与其他疾病难以鉴别，缺乏典型表现，这是由胸椎解剖特点造成的：(1) 胸椎管空间相对狭小，间盘突出比腰椎更难耐受；(2) 中胸段血供薄弱，比起腰椎马尾，对压迫更敏感。

早期症状可由神经根或脊髓刺激或压迫引起，常表现为沿肋间神经分布的胸壁带状疼痛，但如果症状为胸痛、腹痛、二便功能障碍、腹股沟痛时常常漏诊。

1．查体

需仔细检查长束体征 (Babinski 征、阵挛、共济失调、反射亢进)；观察行走时的分腿步态；检查上肢除外颈椎病变。

2．鉴别诊断

脊髓炎、多发性硬化、创伤 (肋骨骨折、椎体压缩骨折)、心脏病 (心绞痛、心肌梗死)、胸腹腔脏器病变 (胆囊炎、胸膜炎)、椎旁肌拉伤、带状疱疹、尿路结石、肩背部滑膜炎。

3．影像检查

站立位平片可除外畸形、肿瘤、失平衡、骨折。CT 可观察是否有钙化，推测硬膜粘连情况，以调整手术方式。根据 MR 诊断 TDH 比 LDH 更难，因为无症状人群中有 33% 存在间盘突出，53% 存在间盘膨出，29% 有脊髓变形，58% 有纤维环撕裂，38% 有终板改变，所以 MR 的结果应谨慎参考，与病史查体相结合。若 MR 有禁忌可行 CT 脊髓造影代替。

（三）手术和非手术治疗对比

由于无症状 TDH 的自然病程良好，所以偶然发现的 TDH 应予观察。Wood等的一项研究对20例患者(48个节段的TDH)进行观察，随访过程中无症状产生。有症状的TDH自然病程也较好：Brown等对55例有症状的TDH患者观察3年，73%经非手术治疗后无需手术干预，77%恢复到之前的活动量。

目前TDH的手术指征尚不明确。尽管缺乏直接的对比研究，但一般认为有脊髓病的TDH需要手术。伴神经根病的TDH经非手术治疗(理疗、镇痛药、调整生活习惯、NSAIDs、药物注射)无效后可考虑手术。针对背痛的手术存在争议，一般认为手术对无神经症状的单纯背痛的治疗价值有限。

(四)手术技术

包括前路经胸入路(传统或胸腔镜)、后路经椎弓根切除间盘和肋横突关节、侧方入路、微创和保留椎弓根的后路技术等。

决定术式的因素：影像学上间盘突出的位置(中央、旁中央、侧方)；突出节段(胸椎的两端难以通过前路达到)；术者经验；患者合并症情况(胸椎手术史、肥胖)。

1. 术式选择

一般TDH比LDH更偏中央，手术的最重要区别在于胸椎后方是脊髓，所以应最小化或避免对脊髓的操作和牵拉。胸椎间盘突出的手术有多种手术入路，包括前路、侧前路、后路、侧后路，还有微创入路。标准的后路椎板切除术因牵拉脊髓、神经并发症发生率高而不再推荐；中央和较大的间盘更适合前路切除以避免神经牵拉。侧后方入路可通过后方到达间盘并同时减少对脊髓的牵拉。多数学者认为侧前方入路较安全，比后方或侧后方入路更适合较大的、中央型、有钙化的突出，减少了神经损伤和术中硬膜撕裂。

2. 确定手术节段

可用术前CT、MR从腰椎向上计数椎体。推荐的方法是参考肋骨，仔细确认第1和第12肋和与病变节段的关系。T1、T11、T12肋骨头与相应椎体对应，T2-T10肋骨头跨越椎间隙，对应相应的椎体和头侧椎体。部分学者推荐术前标记(用PMMA或螺钉)。

CT可发现钙化，其易增加硬膜粘连、撕裂、神经损伤风险，所以术前CT有助于手术方案制订。

3．融合

是否融合存在争议。需要考虑融合的情况：(1) 需要广泛减压（如切除大部分椎体）；(2) 医源性不稳，如切除全部侧方关节，或在后凸顶点行椎板切除；(3) 有潜在的侧凸和后凸畸形。

（五）手术效果

Quint 等对 167 例行胸腔镜前路手术的单节段 TDH 患者随访 10 年，79% 的患者 VAS 评分较好，80% 运动功能较好，总并发症率 15.6%。其他的文献报道各自的手术方式也取得了相似的良好效果。Khoo 等比较了微创侧后方腔外间盘切除和标准的侧前方开放手术，1 年随访临床和影像结果相似，但微创组术后即刻 VAS 评分更佳、镇痛药物应用更少。总之，应根据突出部位和大小、有无钙化、术者经验选择术式。

总　结

多数胸、腰椎间盘突出可保守治疗。手术适用于神经功能障碍进行性加重、LDH 引起的马尾综合征、TDH 引起的脊髓病、非手术治疗无效的患者。高级别的对照研究发现手术治疗在早、中期的效果优于非手术治疗。开放或微创椎板切除术、间盘切除术适用于几乎所有 LDH 患者，而 TDH 患者的术式选择相对困难，手术方式较多，且存在许多并发症和风险。对于有适应证的胸腰椎间盘突出患者，手术可获得良好的功能改善。

此外，较大、脱出的 LDH 术后效果相对较好，尤其是残留的纤维环缺损较小时，复发率较低。近期新的前瞻性研究发现有症状的 LDH 持续 6 个月以上不治疗比 6 个月内治疗效果较差。对于有症状的 TDH，大的、中央型、钙化的间盘，前外侧入路比后路和后外侧入路更安全、合适。

（王　奔）

参考文献

1. Carragee EJ, Han MY, Suen PW, et al. Clinical outcomes after lumbar discectomy for sciatica: The effects of fragment type and anular competence. J Bone Joint Surg Am, 2003, 85(1):102-108.
2. van der Windt DA, Simons E, Riphagen II, et al. Physical examination for lumbar radiculopathy due to disc herniation in patients with low-back pain. Cochrane Database Syst Rev, 2010, 2:CD007431.
3. Weber H.Lumbar disc herniation: A controlled, prospective study with ten years of observation. Spine(Phila Pa 1976), 1983, 8(2):131-140.
4. Saal JA, Saal JS.Nonoperative treatment of herniated lumbar intervertebral disc with radiculopathy: An outcomestudy. Spine (Phila Pa 1976),1989,14(4):431-437.
5. Weinstein JN, Lurie JD, Tosteson TD, et al. Surgical versus nonoperative treatment for lumbar disc herniation:Four-year results for the Spine Patient Outcomes Research Trial (SPORT). Spine (Phila Pa 1976), 2008, 33(25):2789-2800.
6. Atlas SJ, Keller RB, Wu YA, et al. Long-term outcomes of surgical and nonsurgical management of sciatica secondary to a lumbar disc herniation: 10 year results from the Maine Lumbar Spine Study.Spine (Phila Pa 1976), 2005, 30(8):927-935.
7. Arts M, Brand R, van der Kallen B, et al. Does minimally invasive lumbar disc surgery result in less muscle injury than conventional surgery? A randomized controlled trial. Eur Spine J, 2011, 20(1):51-57.
8. Franke J, Greiner-Perth R, Boehm H, et al. Comparison of a minimally invasive procedure versus standard microscopicdiscotomy: A prospective randomised controlled clinical trial. Eur Spine J, 2009, 18(7):992-1000.
9. Carragee EJ, Spinnickie AO, Alamin TF, et al. A prospective controlled study of limited versus subtotal posterior discectomy: Short-term outcomes inpatients with herniated lumbar intervertebral discs and large posterior anular defect. Spine (Phila Pa 1976), 2006, 31(6):653-657.
10. Debi R, Halperin N, Mirovsky Y. Local application of steroids following lumbar discectomy. J Spinal Disord Tech, 2002, 15(4):273-276.
11. Wood KB, Schellhas KP, Garvey TA, et al. Thoracic discography in healthy individuals: A controlled prospective study of magnetic resonance imaging and discographyin asymptomatic and symptomatic individuals. Spine (Phila Pa 1976), 1999, 24(15):1548-1555.
12. Brown CW, Deffer PA Jr, Akmakjian J, et al. The natural history of thoracic disc herniation. Spine (Phila Pa 1976), 1992, 17(6, suppl): S97-S102.
13. Quint U, Bordon G, Preissl I, et al. Thoracoscopic treatment for single level symptomaticthoracic disc herniation: A prospective followed cohor tstudy in a group of 167 consecutive cases. Eur Spine J, 2012, 21(4):637-645.
14. Khoo LT, Smith ZA, Asgarzadie F, et al. Minimally invasiveextracavitary approach for thoracic discectomy and interbody fusion: 1-year clinical and radiographicoutcomes in 13 patients compared with a cohort of traditional anterior transthoracic approaches. J Neurosurg Spine, 2011, 14(2):250-260.

第 29 章
腰椎的椎间盘退变与疼痛

引　言

腰椎间盘退变 (lumbar disk degeneration, LDD) 和与 LDD 相关的临床综合征给当代社会带来了巨大的社会经济负担，仅在美国就带来了每年 1000 亿 ～2000 亿美元的直接或间接费用。LDD 是一个在 MRI 上常见的现象，大多数 LDD 人群并无临床症状。对一些仅出现轴性腰痛患者，鉴别疼痛是否来源于 LDD 是诊断的难点。在 LDD 的高级阶段会出现椎间盘高度丢失、椎间盘膨出、椎间盘突出、继发椎体不稳定及腰椎管狭窄等退行性改变，这些改变有可能会引起神经根受压、神经功能受损，从而导致神经根病、神经源性间歇性跛行等容易鉴别和治疗的临床综合征。所以回顾 LDD 的危险因素、可疑原发性椎间盘源性腰痛 (discogenic low back pain, DLBP) 的诊治模式、社会心理疾病对治疗的影响及 DLBP 诊治的新进展显得尤为重要。

一、危险因素

在近代医学史上，临床医师曾认为 LDD 是正常老龄化过程中的必然现象，腰背痛与体液失衡或风湿疾病有关。在 20 世纪中后期，更多的观点认为腰背痛与退变脊柱的力学活动有关。

在 20 世纪中期，职业暴露或体力活动造成的反复微小创伤被认为是有症状的 LDD 的危险因素。长期反复的异常机械压力会导致椎间盘放射状撕裂、膨出、突出及椎体终板损伤。以手术刀切割导致纤维环损伤的实验结果也支持创伤是导致 LDD 的危险因素。在过去 20 年中，流行病学研究证实微小创伤只是 LDD 发生的中等危险因素。但是在芬兰双胞胎脊柱研究中，尽管双胞胎之间有着不同的微小创伤暴露，但他们的 LDD 并无差异。

其他可能的危险因素包括职业相关的振动(例如车辆驾驶)、吸烟和个体差异。在芬兰双胞胎脊柱研究中，45 对双胞胎内部有着不同的驾驶职业暴露，但他们之间的 LDD 并无差异；该研究还发现，吸烟是发生 LDD 的较小危险因素。而最近的一项关于英国女性双胞胎的研究未发现吸烟与 LDD 存在关联，但该研究中吸烟的暴露程度差异较小。多项研究发现，相对更大的体重、身高、BMI 对 LDD 的发展起到了促进作用。

最近的研究发现，LDD 与遗传易感性有关。在芬兰双胞胎脊柱研究中，每对同卵双胞胎分别暴露于不同的环境，结果显示在遗传因素、环境因素(体力负荷、驾驶、吸烟等)和年龄等因素中，LDD 的发展主要受遗传因素影响，此结论颠覆了对 LDD 的传统认知。随后，美国犹他州人群研究结果支持 LDD 具有遗传易感性，该研究发现在 LDD 或腰椎间盘突出症 (ICD 疾病诊断第 9 版) 人群的一级亲属和三级亲属中，发生腰椎间盘退变性疾病的风险分别是普通人的 4.15 倍 ($P<0.001$) 和 1.46 倍 ($P=0.027$)。此外，一些与 LDD 相关的基因位点被陆续发现。

当前的研究认为 LDD 是受少量基因主导和多因素共同影响的。遗传易感性可以显著增加发生 LDD 和与 LDD 相关疾病的风险，环境暴露可能加速了退变进程，但并不是退变进程的主导因素。

二、诊断

在一些疾病中，如退变性腰椎滑脱、退变性腰椎侧凸伴矢状面失衡，脊柱的退行性改变与疼痛症状之间的关系较为明确。但对一些慢性腰痛、在 MRI 上出现常见的 LDD 表现但不伴有畸形、不稳定和神经压迫的患者而言，很难明确症状是否由 LDD 引起。当前的医疗设备难以精确地判断患者疼痛是来源于退变的椎间盘或者其他部位。初次评估慢性腰痛患者时，需要结合病史、查体、动力位 X 线片和 MRI 来排除肿瘤、感染、内脏牵涉性痛等严重疾病，同时，X 线片和 MRI 能够显示出常见的退行性改变。

（一）MRI

在 MRI 上，LDD 的表现包括椎间盘脱水、椎间盘高度丢失、Schmorl 结节、椎间盘脱垂及膨出、纤维环撕裂、高密度区、椎体韧带骨赘及 Modic 改变。这些征象几乎见于所有 60 岁以上人群 (无论有无症状)，也就是说，正常人和腰痛患者均可出现 LDD 的所有 MRI 征象。有研究指出，正常人出现上述 MRI 征象与未来是否发生腰痛或神经症状并无相关性。最近的一些研究尝试建立 MRI 征象与慢性腰痛之间的联系。一项研究发现慢性腰痛患者具有较高的 Modic 改变发生率。其他研究发现 Schmorl 结节、终板骨折、终板钙化等终板病变可能意味着更严重的退变等级。多数专家推荐对慢性腰痛患者应常规行 MRI 检查。

（二）椎间盘造影术

椎间盘造影术是在 X 线或 CT 透视下将一定剂量的造影剂注入可疑节段椎间盘髓核内，通过观察髓核形态、记录压力判断椎间盘的病理特点，通过观察患者对操作的反应判断责任节段。如果该试验诱发患者出现了典型的腰痛，那么试验结果为阳性。对责任节段的相邻椎间盘也应做该试验予以对照。但该试验存在加速椎间盘退变的风险，且有小于 1% 的可能性导致椎间盘炎。

椎间盘造影术的应用因存在假阳性和较低的特异性而有争议。在行后路髂骨取骨术患者中假阳性率为 50%，在慢性颈痛患者中假阳性率为 40%，在躯体化障碍患者中假阳性率为 40%。另一项研究排除了存在社会心理疾病的患者，发现激发椎间盘造影术对单节段 DLBP 的阳性预测率为 43%。因此，椎间盘造影术难以精确诊断 DLBP，有时候甚至是有误导性的。

一些学者尝试改进椎间盘造影术，通过在诱发疼痛之后向椎间盘内注射局麻药物，监测患者疼痛症状的恢复情况，这一过程称为功能性麻醉间盘造影术 (functional anesthetic diskography, FAD)。研究显示 FAD 与传统激发椎间盘造影术结果在 46% 的人群中存在差别。在一些存在心理疾患或要求索赔的患者中，会出现传统试验阳性而 FAD 试验阴性。

一项研究显示，对 FAD 试验阳性和激发试验阳性患者行 ALIF 手术，术后 3 年 FAD 阳性组患者临床结局优于激发试验阳性组。一项前瞻性随机对照研究显示，对 FAD 试验阳性的 DLBP 患者行手术治疗和非手术治疗，术后 2 年手术治疗组临床结局优于非手术治疗组。这两项研究都说明在把握单节段退变 DLBP 患者的融合指征方面，FAD 试验优于激发试验。是否将 FAD 试验列为常规诊断试验尚需更多研究予以支持。

三、治疗

（一）非手术治疗

对伴有 LDD 的腰痛患者的非手术治疗方法与非特异性腰痛患者相似，包括安慰和支持、非麻醉类药物、麻醉类药物（很少用到）、物理治疗、整脊治疗和按摩治疗。这些方法可以单独或联合使用。

药物能有效缓解腰痛，NSAIDs 是首选药物。一项 Cochrane 系统评价指出在缓解腰痛方面 NSAIDs 优于安慰剂，但是存在一些不良反应。另一项系统评价指出使用肌松药与 NSAIDs 有相似的收益，但是使用不当可造成中枢神经系统不良反应。使用草药可能有益，但缺乏高等级临床证据的支持。麻醉类止痛药物作为最后的选择，不能作为一线药物使用，也不能用于非特异性腰痛，使用时应警惕药物依赖、滥用和感官异常。

过去几十年中，物理治疗逐渐成为腰痛的主流疗法。物理治疗的种类多样，可以是他人监督或自我监督的、高强度或低强度的、伸展腰椎 (McKenzie 法) 或屈曲腰椎 (Williams 法) 的。大多数物理治疗都对腰痛有效，但并没有哪一种疗法显著优于其他疗法。一些临床医生规定腰痛患者应分层进入特定的治疗项目以达到最佳疗效。研究发现 McKenzie 法可能略优于或相近于其他方法，且明显优于非特异性腰痛的常规治疗方案。

整脊治疗的支持者强调推拿治疗腰痛的效果与 NSAIDs 和物理治疗相近。目前暂无研究支持整脊治疗优于其他非手术治疗，大多数整脊治疗的相关研究缺乏足够的样本量和亚组分析。

为患者选择最佳的非手术治疗方法存在困难。一项最近的随机对照研究比较了家庭锻炼、监督下锻炼和整脊治疗三者的有效性，结果显示三种方法均使患者受益，但监督下锻炼疗效更好。一项最近的系统评价认为原始研究存在方法学缺陷，目前的证据难以说明哪种非手术治疗更优。

许多研究强调了关注腰痛患者的行为健康的重要性。许多脊柱中心在治疗存在社会心理障碍的患者时，采用抗抑郁药物结合认识疗法提高了非手术治疗的疗效。也有学者建立了腰背痛学院，对患者采取锻炼、认识疗法等多层次的治疗途径，该模式的有效性尚待观察。

对非特异性腰痛患者应采取个性化治疗的原则，制订治疗计划时应综合考虑患者的症状、预期疗效、花费等因素。大多数非手术治疗都对减缓腰痛有效，可让患者根据自身情况作出选择。对大多数患者而言，NSAIDs 结合其他一些形式的锻炼即可起到缓解疼痛的作用。对存在明显社会心理疾病的患者而言，还需结合认知行为治疗。

（二）经皮治疗

对非手术治疗失败的伴有 LDD 的腰痛患者，经皮治疗可作为一项治疗选择。但是，对 DLBP 而言没有证据显示经皮治疗会比整体支持治疗更有效：两项设计较好的研究发现经皮椎间盘电热疗法仅有微小收益或者无收益；经皮椎间盘糖皮质激素注射治疗、经皮椎管内糖皮质激素注射治疗、经皮射频交通支神经切断治疗均缺乏高质量的临床证据支持。

（三）融合手术

对 DLBP 患者行融合手术仍存在争议。理论上讲，切除疼痛产生源的椎间盘同时行融合手术可以解除疼痛。当前的文献还难以提供足够的证据支持，因为难以将疼痛源定位于某一特定的椎间盘。

5 项随机、安慰剂对照的研究对比了腰椎融合手术与非手术治疗 DLBP 的疗效。一项 2001 年瑞典腰椎研究小组的研究结果显示融合手术疗效显著优于非手术治疗。随后，3 项随机对照研究显示融合手术与非手术治疗疗效并无差异，但部分研究存在样本量小、随访时间短等缺点。

在评估5项随机对照研究时应考虑到以下差异：融合技术不同、诊断 DLBP 的标准不同、社会心理疾病患者的排除程度不同、非手术治疗方案不同。总的来说，融合手术的疗效优于不治疗，但与严格的结构化非手术治疗有相等的疗效。在以后研究中应当注意：在诊断 DLBP 时可考虑使用改良的椎间盘造影法；应统一融合手术和非手术治疗方案；应扩大样本量。对存在社会心理疾病、赔偿诉讼、疼痛区域广泛、药物依赖的患者应慎行融合手术。

(四)椎间盘置换术

欧洲自 20 世纪 80 年代开始将腰椎间盘置换术 (lumbar total disk arthroplasty, LTDA) 用于治疗 DLBP，而美国应用 LTDA 仅有 10 余年的历史。FDA 批准了两种假体：CHARITE 人工间盘和 ProDisc-L 人工间盘(都来自 DePuy Synthes 公司)。LTDA 最大的优点在于保留节段运动、减轻术后邻近节段退变。LTDA 的适应证为不伴明显不稳定 的 1～2 节段的 DLBP。

FDA 对两种假体进行了严谨的临床试验。一项研究结果显示单节段 ALIF 手术术后 2 年、术后 5 年疗效均不劣于单节段 LTDA(CHARITE)。另一项研究结果显示单节段 360° 融合手术并不劣于单节段 LTDA(ProDisc-L)。同样，也有研究结果显示两节段 360° 融合手术并不劣于两节段 LTDA(ProDisc-L)。

虽然目前缺乏长期的随访资料，但在治疗 DLBP 方面 LTDA 与融合手术可能有相似的疗效。一项最近的研究比较了 LTDA 与物理-行为疗法(对照组)治疗慢性腰痛，发现 LTDA 组术后 2 年 ODI 指数低于对照组，但差异并未达到最小临床意义变化值。一项回顾性研究显示 LTDA(CHARITE) 术后自发融合率达 60%，翻修率达 11%。自发融合使得 LTDA 术后保留运动节段的优势丢失。

当前，治疗 DLBP 的方法较多，总的来说应以支持策略与 NSAIDs 药物开始。到最后阶段，长期慢性腰痛可以考虑行融合手术或 LTDA。遗憾的是，最近的研究显示手术治疗 DLBP 仅能带来微小收益。提高 DLBP 的诊断精准性可能会改善临床治疗结局。

四、社会心理疾病的影响

临床医师已经注意到社会心理疾病对慢性腰痛患者造成的影响。在接诊时，脊柱外科医生对社会心理疾病患者的检出率为 19.6%，低于内科医生的 41.7%。因此，推荐对慢性腰痛患者常规使用心理量表筛查。一项研究发现，社会心理因素较 MRI 表现更能预测严重腰痛。一项对 149 名就诊于美国军人健康中心脊柱门诊的退伍老兵进行的横断面研究显示，43% 的患者存在严重社会心理压力，59.1% 的患者参加过战争。

在诊治腰椎疾患时，应重视社会心理疾病对治疗结果可能产生的影响。在一项对单节段融合手术治疗 DLBP 的研究中，SF-36 心理维度评分低于 40 的患者术后临床结局未获得改善。另一项研究也显示 SF-36 心理维度评分低于 40 的患者行腰椎融合术术后临床疗效较差，多数患者未获得大幅度的 ODI 指数改善。

研究发现术前抑郁是腰椎翻修手术 (邻近节段退变、假关节形成或复发椎管狭窄) 术后功能结局评分的独立预测因素。一项前瞻性研究发现术前、术后 3 个月抑郁评分能预测腰椎管狭窄症术后 1 年的自我评分。

众所周知，社会心理因素对慢性腰痛患者产生了影响，但脊柱外科医生在为患者制订合适的治疗方案的时候普遍没有将社会心理因素考虑进去。一篇最近的系统评价建议对伴有神经质、严重抑郁、人格障碍的患者应优先考虑非手术治疗。但该研究仅纳入了 1 篇相关文献，因此推荐等级较弱。未来针对 DLBP 的手术、非手术研究应考虑到患者是否伴有明显的社会心理疾病。

五、未来方向

进一步加深对椎间盘退变的生物环境和生理机制的认识，有助于推动发展新的 DLBP 诊断和治疗方法。研究发现椎间盘内某些生物介质有较高浓度，研究者正努力寻找一种能精确诊断疼痛性椎间盘的生物介质。目前已获得了一些初步结论，候选的生物介质包括基质金属蛋白酶、一氧化氮、前列腺素 E_2、白介素 -6、干扰素 -γ、

白介素 -1 和肿瘤坏死因子 -α 等。一项最近的研究分析了 DLBP 患者和侧凸患者 (无腰痛) 的椎间盘灌洗液，在 DLBP 患者中干扰素 -γ 浓度显著高于侧凸组。

针对 DLBP 的生物治疗模式包括分子治疗、基因治疗和干细胞治疗。分子治疗即将外源性生物制剂导入椎间盘直接减缓退变进程，或者通过调节代谢 - 合成平衡向合成方向移动，从而逆转退变进程。按分子机制可分为：抗代谢类 (如金属蛋白酶组织抑制因子)、分裂素类 (如胰岛素样生长因子 -1)、血小板源性生长因子、软骨细胞成形素 (如 TGF-β、BMP) 和细胞内调节器 (如 LIM 矿化蛋白 -1、Sox9)。这些分子治疗的生物学效应都已被许多体外和体内动物学实验证实，令人沮丧的是，在体内实验时这些分子制剂的有效作用时间较短。

在行干细胞治疗和基因治疗时，研究者尝试以维持充足的椎间盘分子合成物以维系椎间盘的自我再生进程。导入椎间盘的外源性干细胞整合进入宿主组织后，它们能合成和维持一定水平的细胞外基质浓度，这个过程类似于将外源性基因植入椎间盘组织中。基因治疗使用病毒作为载体，将外源性 DNA 序列导入靶细胞，通过合成和过表达特定类型的分子，这些分子有助于维持椎间盘的完整性。研究者认为基因治疗有希望延缓 LDD。最近，一些研究者将搭载 TIMP- 金属蛋白酶抑制因子 -1 或 BMP-2 的腺病毒血清 2 型导入兔的椎间盘内，成功地逆转了椎间盘退变。这些成果让人鼓舞，但基因治疗的临床试验尚未开展。

总　结

LDD 是一个复杂的议题并且在临床上十分常见。对导致神经根病或神经源性间歇性跛行的进行性椎间盘退变而言，其自然史、诊断和治疗模式都已经成熟。相反，对导致慢性腰痛的 LDD 而言，其诊断和治疗模式尚未建立。过去 20 年的研究进展加深了对椎间盘退变的病理生理机制的理解，加深了对基因危险因素和环境危险因素共同导致 LDD 的理解。如何精准地识别和鉴别慢性腰痛患者的疼痛是否来源于特定的 LDD，尚需进一步研究。提高诊断的精确性可能有利于提升非手术和手术治疗的疗效。成功诊治 DLBP 的一项前提是熟悉社会心理疾病对患者的影响。

（司　高）

参考文献

1. Katz JN. Lumbar disc disorders and low-back pain: Socioeconomic factors and consequences. J Bone Joint Surg Am 2006; 88(suppl 2):21-24.
2. Boden SD, Davis DO, Dina TS, et al. Abnormal magnetic-resonance scans of the lumbar spine in asymptomatic subjects: A prospective investigation. J Bone Joint Surg Am, 1990, 72(3):403-408.
3. Borenstein DG, O'Mara JW Jr, Boden SD, et al.The value of magnetic resonance imaging of the lumbar spine to predict low-back pain in asymptomatic subjects: A seven-year follow-up study. J Bone Joint Surg Am, 2001, 83(9):1306-1311.
4. Battié MC, Videman T, Kaprio J, et al.The Twin Spine Study: Contributions to a changing view of disc degeneration. Spine J, 2009, 9(1):47-59.
5. Patel AA, Spiker WR, Daubs M, et al.Evidence for an inherited predisposition to lumbar disc disease. J Bone Joint Surg Am, 2011, 93(3):225-229.
6. Samartzis D, Karppinen J, Mok F, et al. A population-based study of juvenile disc degeneration and its association with overweight and obesity, low back pain, and diminished functional status. J Bone Joint Surg Am, 2011, 93(7):662-670.
7. Arana E, Kovacs FM, Royuela A, et al. Modic changes and associated features in Southern European chronic low back pain patients. Spine J, 2011, 11(5):402-411.
8. Wang Y, Videman T, Battié MC. Lumbar vertebral endplate lesions: Prevalence, classification, and association with age. Spine (Phila Pa 1976), 2012, 37(17):1432-1439.
9. Alamin TF, Kim MJ, Agarwal V. Provocative lumbar diskography versus functional anesthetic diskography: A comparison of the results of two different diagnostic techniques in 52 patients with chronic low back pain. Spine J, 2011, 11(8):756-765.
10. Ohtori S, Kinoshita T, Yamashita M, et al. Results of surgery for discogenic low back pain: A randomized study using discography versus discoblock for diagnosis. Spine (Phila Pa 1976), 2009, 34(13):1345-1348.
11. Ohtori S, Koshi T, Yamashita M, et al. Surgical versus nonsurgical treatment of selected patients with discogenic low back pain: A small-sized randomized trial. Spine (Phila Pa 1976), 2011, 36(5):347-354.
12. Hellum C, Johnsen LG, Storheim K, et al. Surgery with disc prosthesis versus rehabilitation in patients with low back pain and degenerative disc: Two year follow-up of randomised study. BMJ, 2011, 342:d2786-d2796.
13. Patton CM, Hung M, Lawrence BD, et al. sychological distress in a Department of Veterans Affairs spine patient population. Spine J, 2012, 2(9):798-803.

第 30 章

成人胸腰椎畸形

引　言

成人胸腰椎畸形是指发生于 18 岁以上 (即骨发育成熟) 人群中的脊柱畸形，主要包括成人脊柱侧凸和后凸。

成人脊柱侧凸是指冠状面 Cobb 角 ＞10° 的畸形，具体包括特发性侧凸和退变性侧凸。前者主要发生于青少年，起病隐匿，直至骨成熟后才出现症状或被诊断；后者主要是由于脊柱退变引起的畸形，起病相对较晚。

成人脊柱后凸是脊柱矢状面畸形，主要包括休门氏后凸、老年性后凸及创伤性后凸等。正常矢状面胸腰椎角度在不同人群中有所不同，因而其诊断相对困难。一般情况下，成人 T2 到 T12 后凸角度在 20° ~ 50° 范围内，如果胸椎后凸角度超过 50°，伴随其他病理情况即可诊断成人脊柱后凸。

一、成人特发性脊柱侧凸

（一）临床症状

主要表现为进行性畸形加重和机械性疼痛，伴或不伴双下肢神经根性或椎管狭窄性症状。具体如下：

1. 畸形主要表现为肋骨突出、双肩不等高、腰部不对称及身高降低等。

2. 虽然成人侧凸进展概率不如青少年型侧凸畸形高，但是侧凸角度超过 50° 或 60° 或者伴有顶椎旋转、腰椎双侧凸等情况时出现畸形加重的概率增大。侧凸角度平均每年进展 0.5° ~ 1°，如果脊柱退变较重，每年进展速度可增加至 2°。正常情况下，每 2 ~ 3 年需评估一次侧凸进展情况。

3. 疼痛是成年脊柱侧凸病人常见就诊原因。其产生原因主要是侧凸引起相应椎体旋转半脱位造成脊髓、神经根压迫而产生症状。除脊柱畸形外，腹膜后间隙肿块、降主动脉畸形、胰腺及脾病变也可引起下背部疼痛，注意与其鉴别。其引起的根性疼痛注意与退变性疾患和椎间盘突出鉴别。

（二）查体

重点观察患者整体直立外观、双肩高度、双侧腰部高度及侧凸位置等(图 30-1)；侧凸畸形柔软程度可通过主动前屈及侧屈评估。对于产生疼痛症状者，注意神经系统相关查体，以鉴别非侧凸畸形所致疾患。

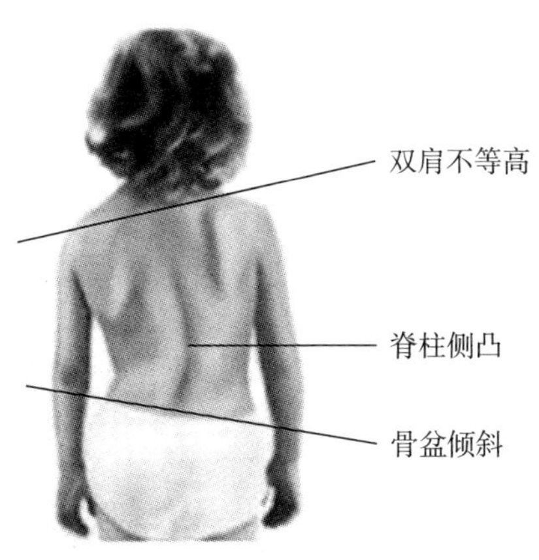

图 30-1　脊柱侧凸

（三）影像学检查

1. 全脊柱正侧位像　行此检查时，患者应保持直立，双手平放于双侧锁骨位置。此片应包括全脊柱及双侧股骨头。根据此检查结果，可以测定侧凸 Cobb 角度、骨盆相关参数及全脊柱序列情况，如 C7 矢状位平衡情况。

2. 动态 Bending 像及伸屈位像　可评估脊柱稳定性、融合状态、侧凸僵硬程度、可矫正程度(图 30-2)。

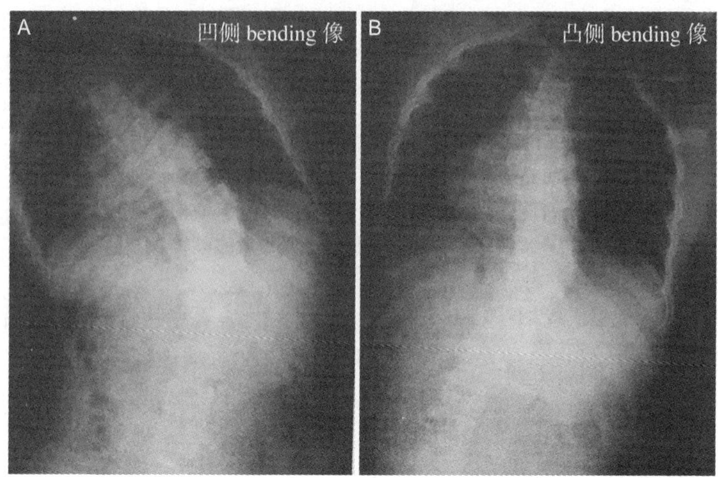

图 30-2 动态 bending 像

3. CT 可了解脊椎骨解剖情况、椎管内空间及椎体间融合情况。

4. 脊髓造影 一般需结合 CT 评估椎管的容量。

5. MRI 可用于观察椎体周围软组织、椎间盘及椎管内容物情况。

(四)非手术治疗

对于疼痛较重者，可使用 NSAIDs 对症处理，同时注意改变生活方式、减轻体重、功能锻炼，必要时可使用支具，但是过度使用可能致肌肉萎缩、支具依赖及疼痛加重等。

(五)手术治疗

1. 手术目的 缓解疼痛、终止曲度进展。

2. 适应证 非手术治疗失败；疼痛剧烈，严重影响生活质量；侧凸进展明显。

3. 手术成功的关键 主要取决于坚强的脊柱内固定矫形，其中矢状面平衡重建是手术成功最关键的一部分。相对于青少年脊柱侧凸，成人侧凸矫形不应过度追求 Cobb 角矫正程度。

4．术前合并症评估

(1) 肺部疾患评估：对于年龄大于 70 岁，有吸烟史，伴有 COPD 或者准备行前后路联合手术者，术前必须充分评估肺功能。对于吸烟者，建议术前禁烟至少 2 个月。术后常见肺部并发症有肺不张、肺部渗出性病变等。

(2) 心脏疾患评估：术前有缺血性心脏病、脑血管疾病、胰岛素依赖型糖尿病、吸烟史及慢性肾衰竭、高血压者，术前建议使用 β 受体阻滞剂，可减少术后 1 个月内心血管事件。对于糖尿病患者，注意控制好血糖。

5．手术方式　主要包括后路固定融合、前路固定融合及前后路联合手术。

(1) 后路固定融合手术：可治疗大部分特发性侧凸，特别是侧凸角度小于 70°～80° 者。包括大部分胸椎侧凸、胸腰段侧凸、双主弯腰椎侧凸等。

(2) 内固定选择：椎弓根钉已逐步替代了椎板钩，椎板钩目前使用于上端椎体 (一般位于胸椎) 的固定，胸椎的椎弓根一般比较细小而且椎板钩可降低连接处后凸风险。对于骨质疏松或椎弓根相对细小的患者可使用椎板下缆线或钢丝系统。骶骨螺钉可使用双皮质螺钉，以增加腰骶部融合概率。髂骨固定也可增加融合率，特别是骨质疏松患者，长节段矫形固定将大部分应力集中于骶骨钉，易造成骶骨骨折。

(3) 前路融合术：主要适合柔韧度较好的胸腰侧凸，尤其是当患者年龄相对较小，或合并局部腰椎后凸，或骨质较差，或需要融合至骶椎者。

(4) 前路手术局限性：并发症率较高，并发症包括同侧下肢去交感神经效应、腹壁去神经致腹壁肌肉张力降低导致腹壁疝的发生、对盆腔血管干扰产生深静脉血栓等。

(5) 椎间融合物的选择：虽然很多大夫提出自体骨替代物，如异体松质骨、合成异体骨和 BMP，但骨移植的最佳融合材料依旧是髂后上棘骨质。BMP 一直未被临床认可，FDA 只允许其使用于下腰椎椎体间融合，而且可能有致癌性。据有些报道其并发症与其他融合材料无明显差异。对于侧凸引起的剃刀背，可行肋骨成形术，而且其肋骨可用于自体移植物，但注意其对肺功能可能造成影响。

6. 手术并发症 成人侧凸手术后并发症发生率为 10% ~ 50%，比青少年侧凸术后并发症率高。常见手术并发症包括术后感染 (4% ~ 7%)、神经系统并发症 (1% ~ 7%)、肺部并发症 (13% ~ 64%)、假关节形成 (5% ~ 20%) 及需再次手术 (44%)。

二、退变性成人脊柱侧凸

退变性腰椎侧凸主要是随着年龄的增长，腰椎椎体出现不对称塌陷而形成的冠状面失衡。其与椎间隙变窄、腰椎前凸丢失和椎管狭窄等也相关。

（一）临床表现

退变性腰椎侧凸常见症状有下肢根性疼痛、神经源性跛行和腰背部疼痛。这些症状产生的原因与间盘退变、小关节关节炎和椎间退变性不稳有关。退变性侧凸 Cobb 角常比特发性脊柱侧凸角度小，没有典型旋转畸形表现和曲线类型。退变性侧凸较容易进展，特别是侧凸合并椎体旋转性半脱位、顶椎偏离中间矢状线距离较大以及缺乏骨赘连接。最常见的曲线类型有 T12-L3 左侧凸和 L3 到骶骨右侧凸。

（二）非手术治疗

包括合理锻炼、药物注射和物理治疗。

（三）手术治疗

单纯内固定融合术主要适用于严重腰痛和伴有椎体旋转半脱位需要减压者。前后路联合手术主要适用于腰椎前凸变小、矢状位严重失衡及需融合至骶骨者。

1. 前路椎间隙植骨 可使用同种异体股骨环或者 PEEK 材质 cage，不仅可以恢复腰椎前凸，而且可间接从中央和椎间孔水平对椎管减压。

2. 固定范围的选择 头端椎体的选择取决于中立椎体和矢状面的情况，其上端应超过胸腰段后凸畸形，内固定融合范围应包括侧凸过渡区及椎体半脱位区域。除非腰骶部有病变，尾端椎体一般选择 L5 椎体。

3. 术后矢状面失衡　术前存在严重矢状面失衡或 PI 值较高的患者，术后再次出现矢状面失衡的风险更高。

三、矢状面失衡

在正常脊柱的矢状面中，颈椎和腰椎前凸和胸椎后凸的平衡曲线彼此对齐和互补，使得来自颈椎基底 (C7) 的铅垂线落入腰骶连接处的椎间盘处 (L5-S1)。这种状态称为矢状面平衡。C7 铅垂线下降在腰骶连接处前面称为正矢状失平衡，正矢状面失平衡过大，如 C7 铅垂线距离腰骶连接处前缘超过 5 cm，可引起疼痛甚至残疾。相反，C7 铅垂线落于腰骶连接处后方称为负矢状面失平衡。一般情况下，患者临床症状与正矢状位失衡程度呈线性关系。

四、平背畸形

（一）定义

平背畸形是正常脊柱矢状位序列丢失所致，导致 C7 铅垂线固定于腰骶连接部前方。目前，没有具体的测量参数或角度定义平背畸形。

（二）临床表现

该综合征主要临床症状为腰痛及腰部困乏，后者主要是腰部肌肉需要长时间维持人体直立所致。通常情况下，病人很少有症状，并且在仰卧或坐位时外观正常，然而，在患者站立或行走时，可有明显身体前倾姿势，患者常不能久站或久坐。

（三）治疗

1. 保守治疗　对于畸形轻微者，可行功能锻炼、NSAIDs 治疗；不建议使用支具，因其可能造成腰背部肌肉萎缩，造成畸形加重。

2. 手术治疗

(1) 手术目的：缓解疼痛、矫正假性关节融合。

(2) 手术原则：对于退变造成的柔软性平背畸形可采用椎间融合术，必要时联合内固定治疗。对于严重退变、畸形柔软性稍差、合并椎间隙前方狭窄或椎间盘骨化者，可经前路或者经椎间孔途径松解椎间隙恢复受累节段的高度和前凸；对于后路融合手术造成的平背畸形，推荐前路融合术，以扩大融合节段和提高稳固关节融合的概率。

(3) 手术方式：包括 Smith-Petersen 截骨术、经椎弓根截骨术和全脊椎切除术。

a) Smith-Petersen 截骨术主要是截除脊柱后方结构，然后通过脊柱过度后伸固定，使截骨面接触融合；主要用于中度矫形及不涉及骶骨的矫形节段，一般截骨 1 mm 可矫正 1°，一般共可矫正 10° ~ 15° (图 30-3)。

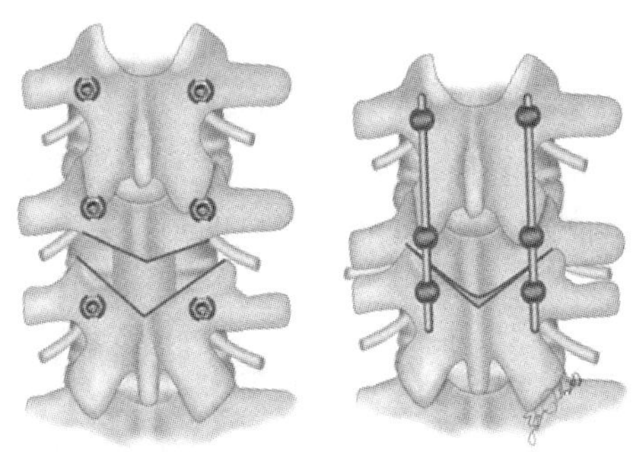

图 30-3 Smith-Pertersen 截骨术

b) 单节段经椎弓根椎体截骨：先用 V 形截骨方法对截骨椎体上下关节突进行关节截骨，切除椎板和整个椎弓根，然后经椎弓根底部进入椎体，逐步切除椎体内松质骨，因而出血较多，然后切除椎体后壁，通过加压闭合接骨面。其比上一种方法矫正度数更多，可达 30° ~ 35° (图 30-4)。

c) 全脊椎截骨术一般用于严重脊柱畸形者。其纠正的度数可达

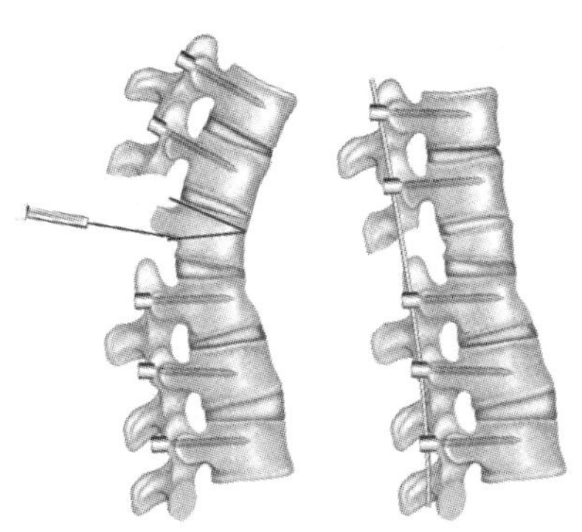

图 30-4　经椎弓根截骨术

120° 以上。先切除截骨区后方椎板，行凹侧临时固定 + 凸侧楔形截骨，然后行凸侧固定 + 凹侧截骨，截骨完成后，拆除临时固定棒，安装预弯棒进行畸形纠正。因为对脊髓干扰较大，建议术者应是经验丰富的医师及术中必须使用肌电图监护。

(4) 并发症：并发症发生率 25% ~ 40%，可有脑脊液漏、感染、出现新的神经症状、融合失败及术后血肿形成等。

五、成人脊柱后凸畸形

(一)定义

正常情况下，胸椎 T2-12 生理后凸角度 20° ~ 50°，后凸顶部应在 T7-8 处，由于各种原因造成胸椎后凸角度超过 50°，称为后凸畸形。主要可分为休门氏病脊柱后凸、老年性脊柱后凸和创伤性脊柱后凸。

1．分类

(1) 休门氏病脊柱后凸：主要影像学标准为在 X 侧位片中，三个相邻椎体楔形变角度不小于 5°，主要表现为胸背痛及胸背部畸形。

(2) 老年性脊柱后凸：主要是继发于骨质疏松性椎体前缘骨折或椎间隙狭窄的后凸畸形，主要症状是长期剧烈腰背部疼痛和后凸畸形。

(3) 创伤性脊柱后凸：主要病因是脊柱骨折未复位或手术固定复位不良，可引起神经功能改变及进行性畸形加重。

2. 治疗

(1) 保守治疗：腰背肌锻炼；NSAIDs 对症止痛；支具佩戴是相对禁忌，因其可能导致腰背肌萎缩，造成畸形进一步加重。

(2) 手术治疗：

a) 目的：恢复脊柱正常生理曲线，稳定疼痛节段。

b) 手术方式：对于柔韧性尚可并且后凸角度少于 80° ~ 90° 的休门氏病后凸患者，可采用单纯后路 + 关节突切除，目的主要是将后凸纠正至正常值；对于僵硬后凸患者，可采用分期前路松解和后路固定：一期前路松解，切断椎体前纵韧带、椎间盘，二期行后路固定纠正畸形。也可行单纯后路 Ponte 截骨术，其可通过椎板间楔形截骨缩小后凸后柱距离，而减少后凸角度。注意最终的纠正程度，最好不要超过术前 Cobb 角度的 50%，或者不要大幅度超过术前过伸位的角度。如果超过的话，可能造成颈胸段或胸腰段代偿性后凸畸形，继而产生症状。

c) 由于老年性后凸的柔韧性较休门氏脊柱后凸好，另外老年患者可能术前合并症较多，因此，大部分手术方式只需后路多节段坚强内固定即可。

d) 创伤性后凸的手术指征：进展性后凸畸形、严重的局部疼痛和新的或进展性神经系统缺陷。具体手术方式应是前路松解 + 后路固定；因为对于创伤性后凸畸形，骨折的椎体周围可能有瘢痕粘连，强行从后路固定，可能造成螺钉应力较大，可能有断钉的风险。严重后凸者，可能需要行广泛椎体去松质骨术。

六、脊柱畸形矫形术后翻修手术

成人脊柱畸形矫形术后翻修概率较青少年高，其发生率 3% ~ 13%。主要原因如下：假关节形成、骨质疏松、不融合、神经系统并发症、术后出现脊柱序列不佳或者矢状面失衡，邻近节段退变或再发畸形、感染及内固定相关并发症。其中不融合发生率相对较高，主要是因为成人矫形术常需融合至腰骶部，而腰骶部融合失败率最高。

成人脊柱畸形矫形术后如出现以下症状，如疼痛、功能障碍和畸形再发或进一步加重，则需考虑行翻修手术。

术后并发症的发生主要与脊柱矢状面失平衡有关，所以翻修手术的主要目的就是恢复矢状面平衡。手术方式可有如下选择：对于已经植骨融合的患者，可采用经椎弓根截骨术；对于椎间隙较大者，可采用 Smith-Pertersen 截骨术；对于中下段腰椎后路已融合及固定稳定者，如果需要延长固定至骶骨或髂骨者，可直接使用椎弓根钉或椎板钉延长固定；对于矫形术后出现严重冠状面失衡者，可采用顶锥切除及坚强后路固定；如果翻修手术前已行前路手术，再次前路可能比较困难，可行经椎弓根途径，去除椎体松质骨，然后造成其压缩骨折，最终矫正畸形。

翻修手术并发症发生概率为 30% ~ 40%。与患者年龄、术前合并症、肥胖及是否采用经椎弓根截骨术有关。

总　结

成人胸腰椎畸形是一组囊括了不同类型脊柱侧凸、后凸在内的复杂疾患。尽管药物治疗、物理治疗等非手术治疗是大部分患者的首选，但对于畸形相关疼痛较重的患者，手术治疗具有重要意义。成人胸腰椎畸形手术治疗的手术难度和并发症率都要明显高于青少年脊柱畸形手术，对脊柱外科医师的手术技术带来了极大考验。但即便如此，成人胸腰椎畸形手术治疗患者总体上可以获得满意的畸形矫正和功能改善。

（邹　达）

参考文献

1. Terran J, Schwab F, Shaffrey CI, et al. The Schwab-SRS Adult Spinal Deformity Classification: Assessment and clinical correlations based on a prospective operative 13. And nonoperative cohort. Neurosurgery, 2013, 73(4): 559-568.
2. Glassman SD, Carreon LY, Shaffrey CI, et al. The costs and benefits of nonoperative management for adult sco-liosis. Spine (Phila Pa 1976), 2010, 35(5):578-582.

3. Blondel B, Schwab F, Ungar B, et al. Impact of magnitude and percentage of global sagittal plane correction on health-related quality of life at 2-years follow-up. Neurosurgery, 2012, 71(2):341-348.
4. Fu KM, Smith JS, Polly DW Jr, et al. Correlation of higher preoperative American Society of Anesthesiology grade and increased morbidity and mortality rates in patients undergoing spine surgery. J Neurosurg Spine, 2011, 14(4):470-474.
5. Lafage V, Bharucha NJ, Schwab F, et al. Multicenter validation of a formula predicting postoperative spinopelvic alignment. J Neurosurg Spine, 2012, 16(1):15-21.
6. Good CR, Lenke LG, Bridwell KH, et al. Can posterior-only surgery provide similar radiographic and clinical results as combined anterior (thoracotomy/thoracoabdominal)/posterior approaches for adult scoli osis? Spine (Phila Pa 1976), 2010, 35(2):210-218.
7. Williams BJ, Smith JS, Fu KM, et al. Does bone morphogenetic protein increase the incidence of periopera- tive complications in spinal fusion? A comparison of 55, 862 cases of spinal fusion with and without bone morphogenetic protein. Spine (Phila Pa 1976), 2011, 36(20):1685-1691.
8. Charosky S, Guigui P, Blamoutier A, et al. Study Group on Scoliosis: Complications and risk factors of primary adult scoliosis surgery: A multi- center study of 306 patients. Spine (Phila Pa 1976), 2012, 37(8):693-700.
9. Kim HJ, Yagi M, Nyugen J, et al. Combined anterior-posterior surgery is the most important risk factor for developing proximal junctional kyphosis in idiopathic scoliosis. Clin Orthop Relat Res, 2012, 470(6):1633-1639.
10. Zhou C, Liu L, Song Y, et al. Anterior and posterior vertebral column resection for severe and rigid idiopathic scoliosis. Eur Spine J, 2011, 20(10):1728-1734.
11. Burkett B, Ricart-Hoffiz PA, Schwab F, et al. Comparative analysis of surgical approaches and osteotomies for the correction of sagittal plane spinal deformity in adults. Spine (Phila Pa 1976), 2013, 38(2):188-194.
12. Chen Z, Zeng Y, Li W, et al. Apical segmental resection osteotomy with dual axial rotation corrective technique for severe focal kyphosis of the thoracolumbar spine. J Neurosurg Spine, 2011, 14(1): 106-113.

第八部分

脊柱感染与肿瘤

第 31 章 脊柱感染

引　言

在人类的早期医疗实践中，脊柱感染即被确认为是需要外科干预的疾患之一，早期，医生多采用脊柱融合术治疗脊柱结核和骨髓炎。随着手术技术发展、手术相对普及，以及高龄、免疫功能低下的患者数量的增加，脊柱感染的发生率也日益增高。既往在发展中国家常见的结核或真菌引起的脊柱肉芽肿性感染，如今也可见于发达国家。

脊柱感染包括了从术后浅表手术部位感染 (surgical site infection，SSI) 到自发性硬膜外脓肿和破坏性肉芽肿性骨髓炎等多种情况。这些情况占所有骨骼感染的 2% ~ 7% 和所有脊柱手术并发症的 0.3% ~ 20%。感染是需要首先考虑外科手术治疗的脊柱疾病之一，脊柱融合术最早就是用于治疗结核性脊柱炎和骨髓炎。随着脊柱手术的增多以及老龄和免疫功能低下的患者增多，脊柱感染的发病率也有所增长。

术后感染影响手术效果，并可增加围术期并发症发生率。根据微生物的毒力和感染过程，术后感染可能导致神经损害和坏死。硬膜外脓肿具有相似的风险，化脓性或肉芽肿性骨髓炎则可导致脊柱不稳或畸形。

一、术后手术部位感染

（一）流行病学特点

术后 SSI 发生率占所有脊柱手术的 0.3% ~ 20%(统计数字受不同研究手术方式、样本量、患者群的异质性等多种因素影响，因此有较大差别)。在超过 1000 例患者的研究中，感染率约为 3%。在对 10 万例脊柱手术的回顾研究中发现脊柱后外侧融合术后感染率为 3%，椎间盘切除术的感染风险为 1%。所有成人手术中，骨髓炎或椎间盘炎的 SSI 的风险最大 (5%)，翻修手术的感染风险增长了 65%，而使用微创技术可使感染的发病率显著降低。

（二）危险因素

糖尿病、肥胖、手术时间长被认为是重要的危险因素。肥胖使感染增加的原因，可能与患者的营养状况、较大的术后死腔、手术时间的延长以及由于脂肪组织的血液供应不良导致的微生物定植有关，或这些因素的结合。术前血糖水平超过 7 mmol/L(125 mg/dl) 使感染风险升高 5 倍。此外，使用内固定物也会增加感染的风险。

（三）临床表现

临床表现受多种因素影响而有所不同。典型表现包括发热、乏力、手术部位异常疼痛、切口发红、硬结、脓性引流等，但这些症状并非在每一个感染病例中都出现。所以外科医生术后应当保持高度警觉，当患者出现发热、切口发红或引流量不见减少时，就应怀疑 SSI。当出现脓性引流液、明显的脓液、伤口裂开、手术部位疼痛加重或出现新的神经症状，则有更为明确的诊断意义。感染初期的表现，有时会误导医生，容易作出错误判断。比如，少量浅表血性引流液可能与筋膜下方的交叉感染有关；或由于筋膜层的封闭而未出现引流液，表面尚好的伤口会掩盖深部感染 (当切口有明显红肿热痛的炎症表现时，诊断感染较为容易。然而，有时由于感染深在，筋膜层缝合严密时，伤口表层可无上述表现，从而造成诊断的延误。体温异常和局部深压痛提示意义更强，但不具有特异性，尤其是有其他因素混杂时，如脑脊液漏、伤口血肿等)。

（四）实验室与影像学检查

如果患者手术部位出现伤口裂开或脓性引流，则 SSI 诊断是明确的，但仍需完善实验室和影像学检查。怀疑有 SSI 的患者需立即检查体温、白细胞 (WBC) 计数及分类、红细胞沉降率 (ESR)、C 反应蛋白 (CRP) 和血培养。如果 SSI 的诊断仍然不能确定，在治疗期间可以进行动态的实验室检查，评估患者对抗生素治疗或手术清创的反应，这也可以提示是否需要改变用药或再次手术。上述实验室检查并不具有特异性，在术后早期一般均会反应性升高，所以连续的实验室检查、观察这些指标的动态变化才是有意义的，掌握这些指标的术后变化规律，将患者不同时间点上这些指标的数值与规律参考值比较，发现异常升高的指标，对于判断有无感染是有帮助的。

术后早期，白细胞计数、ESR、CRP 即使在没有感染的情况下也会升高，不具特异性。CRP 水平在术后 3 天达到峰值，第 5 天开始下降，术后 10 ~ 14 天基本恢复正常。ESR 在术后 40 天才恢复正常。术后 2 周 CRP 水平仍高于正常或 CRP 呈现升高趋势，提示可能存在深部隐匿性 SSI。

CT 和 MRI 可用于评价椎旁软组织，并确定椎管内异常积液、椎间盘或邻近结构。如果采用增强影像检查，术者应该知道，许多术后改变与早期感染具有相似性，手术部位的图像清晰度也会影响判断，尤其是有内固定的时候。使用对比剂有助于提高 CT 或 MRI 的特异性。MRI 可显示积液，其在应用钆剂后被强化是感染的征象。

（五）治疗

大多数 SSI 的初始治疗是冲洗和清创术，冲洗和清创手术可去除坏死组织和血肿、减压血性或脓性死腔，并获得术中培养。大多数外科医生主张保留内固定和骨移植物以避免加重不稳定或影响融合；早期去除内植物 (不更换) 可能会导致前凸减小，椎间塌陷，假关节形成。

在获得培养结果之前，需使用万古霉素或其他静脉注射的广谱抗生素。之后，根据培养结果选择适当的抗生素治疗 6 ~ 8 周。如果培养结果是耐药菌或存在内固定，则需额外口服抗生素 4 ~ 6 周，进行共 12 周的抗生素治疗。在有效的清创和抗生素治疗后的 24 ~ 48 小时内，体温和 CRP 应有明显的降低，如果仍持续升高或起初降低之后再次升高，则提示需要进一步清创和 (或) 更换抗生素。也有仅使用抗生素治愈浅表感染的案例，但无共识或高质量可靠证据支持。如果只用抗生素治疗可疑的浅表感染，应严密观察并进行实验室检查监测。

Dipaola CP 等研究者尝试用“脊柱术后感染治疗评分”来决定是否需要多次清创和冲洗。该系统根据手术位置、患者合并症、细菌毒性和内植物的存在来确定分数，当评分超过 21 分，需要上述处理的可能性较大。评分系统中最重要的因素包括糖尿病、MRSA 感染、混合感染、内植物和同种异体骨移植。

（六）预后

SSI 的预后主要取决于手术入路、患者年龄、伴随疾病和细菌毒力。SSI 远期疗效可能受多种因素影响，尚无统一意见。一些研究表明早期积极的手术治疗使 SSI 易于得到控制，并最终保留了内植物，不会影响远期疗效；而多次反复清创会增加假关节形成的风险。尽管融合术后患者是否发生 SSI 对于远期疗效没有显著影响，但是发生 SSI 会使终末随访时的患者满意度明显降低。与之相反，另一项研究则发现即使 SSI 得到了恰当处理，在术后 2 年随访时患者腰背痛更重，从而影响预后；这可能是由于感染和手术清创所引起，主要表现为肌肉失活、失神经支配、肌肉萎缩和生物力学功能障碍。

二、硬膜外脓肿

（一）流行病学和病理生理学特点

据报道，硬膜外脓肿仅占所有脊柱感染的 7%。原发性硬膜外脓肿多是由于细菌血行播散引起，继发性脓肿是在脊柱手术或诸如硬膜外激素注射等侵入性操作时细菌在硬膜外间隙直接定植引起的。大多数情况下，血行感染发生在椎间隙，随着感染的进展而形成硬膜外脓肿。随着脓肿增大，可以对神经产生压迫，导致神经根型症状或麻痹。脓肿的直接压迫以及相关的炎症和免疫反应可以导致微循环梗死，引起脊髓或神经根血管损害，预后较差。

硬膜外脓肿发病率上升的原因包括高毒力致病菌增多，以及高龄、免疫力低下、静脉药物滥用的人数增加。有研究表明住院患者中出现硬膜外脓肿的比例为 (0.2 ~ 3)/10000。金黄色葡萄球菌是最常见的致病菌。在过去的 20 年中，MRSA 相关硬膜外脓肿的患病率急剧增加，凝固酶阴性葡萄球菌、链球菌、大肠杆菌引起的硬膜外脓肿相对不常见，铜绿假单胞菌感染常见于静脉药物滥用者。

（二）危险因素与临床表现

硬膜外脓肿的危险因素包括患者高龄、免疫功能低下、糖尿病、恶性肿瘤、慢性炎症、心内膜炎、终末期肾病、慢性肝炎或肝硬化、留置静脉导管和静脉药物注射等因素。患者症状方面，轻者可仅表现为中度背部或颈部疼痛，重者则可表现为严重脓毒症或瘫痪。疼痛是最常见的首发症状，大约有一半患者有发热症状，三分之一患者有神经症状。一项前瞻性临床研究显示，55 名硬膜外脓肿的患者中，仅有 1 例 (2%) 在就诊时有典型的三联征：轴性疼痛、发热和神经功能损害。有研究认为，脓肿位于硬膜腹侧的患者易出现全身症状，位于硬膜背侧的患者更易出现神经功能损害。

（三）实验室检查与影像学检查

怀疑硬膜外脓肿时应进行全面体检和综合评估，包括体温、白细胞计数和分类、ESR、CRP 以及血培养。X 线诊断价值不高，除非已出现明显的骨破坏。磁共振成像是硬膜外脓肿诊断的首选方式，因为它对于硬膜外脓肿具有较高灵敏性，应用钆造影剂对比可提高其特异性。应用钆增强后，椎管内液性聚集伴有环状强化，提示硬膜外脓肿。

硬膜外脓肿起病隐匿并且临床表现多变，容易造成诊断不及时。最近修订的指南建议神经功能稳定的患者，如果有发热或出现神经功能损害或根性疼痛，首先行血清 ESR 和 CRP 检测。如果 ESR 或 CRP 水平升高，患者应立即接受 MRI 检查。对于有至少一项危险因素的患者来说，ESR 对于硬膜外脓肿的诊断具有高度敏感和中度特异性。CRP 检测并没有增加特异性。

（四）治疗和预后

许多患者的硬膜外脓肿至少需要手术减压清除脓性物质。脓肿的位置（背侧或腹侧）和脊柱受累的区域往往决定了手术入路。如果脓肿累及颈椎，减压的同时，通常需要固定融合术。根据感染的范围和患者的全身状况决定是同期还是二期行固定融合术。若累及胸椎或腰椎，是否在减压的同时做固定融合取决于脓肿位置和手术过程中发生不稳定的程度。术后患者通常需应用敏感的静脉抗生素(根据培养结果决定)治疗8周，如果ESR和CRP水平仍高，则需要应用更长的疗程。一些研究认为，一些硬膜外脓肿若无神经受累，尤其在下腰椎区域，可以单纯应用抗生素治疗，然而证据有限。

手术时的神经功能是患者最终预后的最重要的预测指标。硬膜外脓肿的死亡率可达20%且并不受手术的影响。一项36例患者的前瞻性研究发现，25例(70%)治疗后获得了完全恢复，没有残留症状。在随访终点，9例(26%)残留下肢不全瘫或完全性四肢瘫。也有回顾性研究显示，25%的患者在术后神经功能获得改善，但大多数(45%)与术前相比并无明显变化。高龄、糖尿病、慢性心力衰竭、慢性肝功能衰竭已被确定为硬膜外脓肿预后差的指标。

三、脊柱椎间盘炎

(一)流行病学特点

脊柱椎间盘炎包括化脓性椎间盘炎和椎体骨髓炎，是最常见的自发性脊柱感染；它占所有骨骼感染的5%。近期研究发现耐甲氧西林金黄色葡萄球菌(MRSA)是最常见的致病菌(占所有患者的80%)。在过去的10年中，凝固酶阴性葡萄球菌引起的感染比率逐渐增加，铜绿假单胞菌仍然最常见于静脉用药者。腰椎是最常见的感染部位，约占50%，胸椎占30%。在颈椎，C5-6、C6-7是最常见的感染部位。

(二)病理生理学特点

脊柱椎间盘炎确切的病生理机制仍不清楚。一般呈现为一个连续的过程，化脓性椎间盘炎是早期表现，椎体骨髓炎是进展后的表现。血源性播散的细菌受阻于邻近椎间隙的终板动脉，或淤滞于Batson静脉丛(椎管内静脉丛)而定植。椎间盘血供差，有利于细菌在营养丰富又相对免疫豁免的环境下增殖，细菌分泌酶破坏间盘和终板软骨。在晚期，骨破坏可能会导致病理性骨折或脊柱不稳定。

椎管内蜂窝织炎可引起神经根刺激、受压或脊髓损害。严重时，脓肿可以沿组织间界面波及邻近的软组织。

（三）危险因素与临床表现

高龄、糖尿病、慢性肾衰竭、慢性肝病、肥胖、酗酒、静脉药物滥用是脊柱椎间盘炎进展的危险因素。静脉药物滥用是脊柱骨髓炎最重要的危险因素，脊柱椎间盘炎是静脉药物滥用者最常见的脊柱感染类型。

感染区域疼痛是最常见的临床表现，约发生于 90% 的患者。其他的症状包括发热、乏力和神经根炎，发生率低于 50%。这些症状体征受病灶部位、感染程度的影响而差别很大。但其发生神经损害的情况比较少见。据报道，只有 1% 的椎体骨髓炎患者会出现瘫痪。脊髓受累在颈椎或胸椎比腰椎更为多见。

（四）实验室检查与影像学检查

脊柱椎间盘炎的诊断与其他脊柱感染类似，包括血培养、X 线、白细胞计数、ESR 和 CRP 水平。淋巴细胞计数和白蛋白水平用来评估患者的营养状况，特别是需要手术者。多达 85% 的椎体骨髓炎患者血液培养阳性。但是，炎症标志物未必总是升高，这与致病菌有关。CT 可用于指导活检，并显示椎体骨质破坏的程度。MRI 增强扫描可用于确定脓肿形成的区域，评估脊髓和神经根的情况，并确定感染是否扩散到邻近软组织，如腰大肌或纵隔区。

（五）治疗

脊柱椎间盘炎的主要治疗方式是：在细菌培养结果的指导下，进行长期抗生素治疗；支具固定作为一种辅助治疗手段，可以通过提供外部支持以减轻疼痛。目前并没有证据支持支具可以防止间盘或椎体塌陷和畸形。单用抗生素治疗可以成功治愈的预测因素包括患者年龄小于 60 岁、免疫力强和应用抗生素治疗后炎症标志物显著降低。

CT 引导下受累椎体的穿刺活检能够获取细菌培养结果，从而指导治疗。在没有 CT 引导下受累椎体穿刺活检的结果时，血培养的结果也可以使用。外科手术的绝对适应证包括渐进性的神经功能损害和威胁到神经结构的脊柱不稳定；相对适应证包括经合理抗生素治疗后症状持续存在或严重的脊柱椎间盘炎相关脓肿。

脊柱椎间盘炎术后死亡率为 5%～20%，并发症发生率高达 50%。约 4% 的患者感染复发。在清创术中应用内植物并没有增加感染风险，特别是钛产品。SSI 见于 6% 的患者，处理原则与其他术后感染相同。

四、肉芽肿性和结核性脊柱炎

（一）流行病学和病理生理学特点

肉芽肿性脊柱炎和结核性脊柱炎很少见于经济发达的国家。肉芽肿性脊柱炎，或称为非化脓性脊柱炎，主要由真菌、非典型细菌和螺旋体引起，如曲霉菌、隐球菌、球孢子菌、放线菌和梅毒螺旋体。由结核分枝杆菌感染引起的脊柱结核比其他肉芽肿性炎更常见。只有 1% 的结核患者发展为骨病，但 50% 的骨结核累及脊柱。长期感染可导致后凸畸形、脊柱不稳和脊髓压迫。由于脊髓受压、病理性骨折、脊柱半脱位或感染性栓子造成血管栓塞，使 10%～50% 的患者出现神经功能损害。

（二）临床表现、实验室检查和影像学检查

肉芽肿性感染患者的临床表现包括长期的背部疼痛和畸形、发热、体重下降、盗汗和淋巴结肿大。疑似肉芽肿性脊柱炎的患者应行胸片、脊柱平片、痰培养、血培养、结核菌素试验等检查。WBC、ESR 和 CRP 水平在长期脊柱炎的患者中，并不总是升高。免疫功能低下的患者也可能会出现结核菌素实验假阴性。

CT 和 MRI 钆对比显像可以有效定位骨质破坏区和骨内脓肿情况。CT 引导下穿刺或开放活检组织是获得明确诊断的唯一手段。有时临床中可能难以确定病原体，此时有必要采取经验性治疗。

（三）治疗

脊柱稳定、没有神经受损的患者，即使需要再次手术治疗，一

般也需要长期应用抗生素治疗。使用适当的抗生素可以减少围术期并发症，并降低术后感染的可能性。

外科急诊手术干预的适应证为进展性神经功能损害或脊柱不稳。择期手术的适应证包括患者有严重的 / 不缓解的疼痛、后凸畸形以及肉芽肿性脊柱炎在适当抗生素持续治疗一段时间后仍不缓解等情况。手术目的是通过清创消除感染、减压神经、纠正任何现有的畸形。清创质量是确保疾病缓解的最重要因素。

一些外科医生近年来采取微创的方法治疗脊柱结核。先采用单纯后路内固定，平均 9 周后再做前路清创和自体骨结构植骨。最初的后路固定可以提供即刻稳定，缓解疼痛，使患者可以进行康复锻炼。也有单纯前路手术治疗取得良好疗效的报道。

总　结

脊柱感染占所有骨骼感染的 2% ~ 7%，20% 的脊柱手术可能出现术后脊柱感染。随着脊柱外科手术数量的增加，以及老年人群和免疫力低下人群数量的增加，脊柱感染的发病率也有所增加。脊柱感染影响患者的生活质量，甚至可能威胁到神经功能乃至生命。无论感染的类型或致病微生物的种类如何，都会造成医疗费用升高和社会失能。骨科医师应高度警惕感染的可能，在涉及脊柱感染时及时给予适当治疗，以减轻神经功能损害，降低死亡率。

（张稚琪）

参考文献

1. Shousha M, Boehm H. Surgical treatment of cervical spondylodiscitis: A review of 30 consecutive patients. Spine (Phila Pa 1976), 2012, 37(1):E30-E36.
2. Smith JS, Shaffrey CI, Sansur CA, et al. Rates of infection after spine surgery based on 108,419 procedures: A report from the Scoliosis Research Society Morbidity and Mortality Committee. Spine (Phila Pa 1976), 2011, 36(7):556-563.
3. Hirakawa A, Miyamoto K, Masuda T, et al. Surgical outcome of 2-stage (posterior and anterior) surgical treatment using spinal instrumentation for tuberculous spondylitis. J Spinal Disord Tech, 2010, 23(2):133-138.
4. Rayes M, Colen CB, Bahgat DA, et al. Safety of instrumentation in patients with

spinal infection. J Neurosurg Spine, 2010, 12(6):647-659.

5. Dipaola CP, Saravanja DD, Boriani L, et al. Postoperative infection treatment score for the spine (PITSS):Construction and validation of a predictive model to define need for single versus multiple irrigation and debridement for spinal surgical site infection. Spine J, 2012, 12(3):218-230.
6. Petilon JM, Glassman SD, Dimar JR II, et al. Clinical outcomes after lumbar fusion complicated by deep wound infection: A case-control study. Spine (Phila Pa 1976), 2012, 37(16):1370-1374.
7. Koutsoumbelis S, Hughes AP, Girardi FP, et al. Risk factors for postoperative infection following posterior lumbar instrumented arthrodesis. J Bone Joint Surg Am, 2011, 93(17):1627-1633.
8. Li M, Du J, Meng H, et al. One-stage surgical management for thoracic tuberculosis by anterior debridement, decompression and autogenous rib grafts, and instrumentation. Spine J, 2011, 11(8):726-733.
9. Abdul-Jabbar A, Takemoto S, Weber MH, et al. Surgical site infection in spinal surgery: Description of surgical and patient-based risk factors for postoperative infection using administrative claims data. Spine (Phila Pa 1976), 2012, 37(15):1340-1345.
10. Kang BU, Lee SH, Ahn Y, et al. Surgical site infection in spinal surgery: Detection and management based on serial C-reactive protein measurements. J Neurosurg Spine, 2010, 13(2):158-164.
11. Falavigna A, Righesso O, Traynelis VC, et al. Effect of deep wound infection following lumbar arthrodesis for degenerative disc disease on long term outcome: A prospective study. Clinical article. J Neurosurg Spine, 2011, 15(4):399-403.
12. Zimmerer SM, Conen A, Müller AA, et al. Spinal epidural abscess: Aetiology, predisponent factors and clinical outcomes in a 4-year prospective study. Eur Spine J, 2011, 20(12):2228-2234.
13. Hempelmann RG, Mater E, Schön R: Septic hematogenous lumbar spondylodiscitis in elderly patients with multiple risk factors: Efficacy of posterior stabilization and interbody fusion with iliac crest bone graft. Eur Spine J, 2010, 19(10):1720-1727.
15. Dunn R, Zondagh I, Candy S.Spinal tuberculosis: Magnetic resonance imaging and neurological impairment. Spine (Phila Pa 1976), 2011, 36(6):469-473.

第32章 脊柱肿瘤

引 言

脊柱肿瘤，不同于身体其他部位的肿瘤，诊断和治疗都有其独特的困难。脊柱结构复杂，肿瘤位置隐蔽，症状非特异，都使其获得正确诊断，特别是早期诊断变得困难，于是，我们不得不结合病史、体检、影像学和实验室检查来综合判断。尽管治疗选择上也有很多武器，如：手术，包括 en bloc 全椎切除、放化疗甚至靶向治疗，但对棘手的脊柱肿瘤来说，没有哪一种得心应手。

一、肿瘤分期与手术决策

在介绍具体的脊柱肿瘤之前，先介绍一下可以指导外科手术选择的 Enneking 肌肉骨骼肿瘤分级：基于外科等级 (grade，G)、肿瘤局部范围 (tumor，T) 和有无局部或远隔转移 (metastasis，M) 三个指标，其中外科等级分为良性 G0、低度恶性 G1 和高度恶性 G2，肿瘤局部范围分为囊内 T0、间室内 T1 和间室外 T2，有无转移分别为 M1 和 M0。所以 Enneking 分级首先依据肿瘤组织学分为良恶性，良性病变进一步区别为静止、活动和侵袭性病变；恶性病变中低度恶性无转移为 Ⅰ 期，高度恶性无转移为 Ⅱ 期，有转移即为 Ⅲ 期，每一期又分为间室内外。

手术边界分为囊内切除：切除平面在肿瘤内，边界有肿瘤组织；边缘切除：反应区内囊外切除，反应组织可有微卫星肿瘤；广泛切除：超越反应区的正常组织内切除，正常组织内可见跳跃转移；根治切除：正常组织间室外切除，边缘完全是正常组织。

依据 Enneking 分级推荐的手术方式如下：良性静止性肿瘤囊内切除即可，良性活动性肿瘤需要边缘切除或者囊内切除加有效的辅助治疗，良性侵袭性肿瘤需要广泛切除或边缘切除加有效的辅助治疗。低度恶性肿瘤需要广泛切除，累及关节或神经血管时甚至需要截肢，高度恶性肿瘤需要根治性切除，间室内肿瘤也可广泛切除加有效辅助治疗，有转移的恶性肿瘤如果可以同时处理转移灶则选择根治性切除，否则建议姑息治疗。

除了 Enneking 分级系统，还有专用于脊柱肿瘤的 WBB 分期 (图 32-1) 和 Tomita 分期系统，该分期系统包括三部分内容 : (1) 在脊椎横断面上依顺时针方向呈辐射状分为 12 个区，其中 4 ～ 9 区为前部结构， 1 ～ 3 区和 10 ~ 12 区为后部结构 ; (2) 由浅表向深部分为 5 层，即 A(骨外软组织)、B(骨性结构的浅层)、C(骨性结构的深层)、D(椎管内硬膜外部分) 和 E (硬膜内部分) ; (3) 肿瘤涉及的纵向范围 (即侵犯的节段)。每例记录其肿瘤的扇形区位置、侵犯层数及受累脊椎。

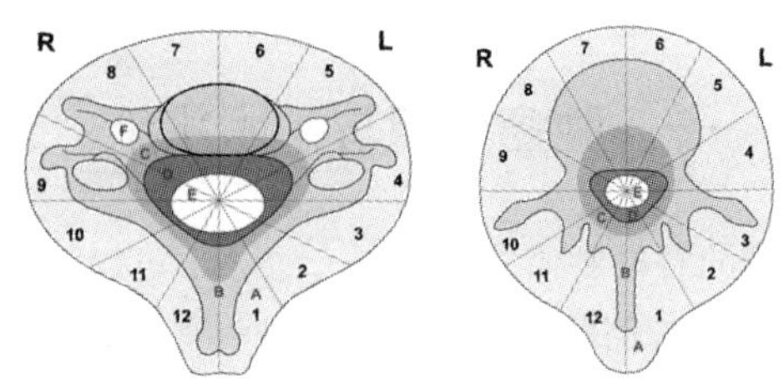

图 32-1 WBB 分期

1988 年 Magerl 等提出单一后路的全脊椎整块切除 (total en bloc spondylectomy，TES)。为此而将脊柱解剖学分类为五区：椎体区 (1 区)，椎弓根区 (2 区)，椎板、横突和棘突区 (3 区)，椎管内硬膜外区 (4 区)，椎旁区 (5 区)；进而按照病灶受累的顺序及范围进行外科分类为三类七型 (根据 Enneking 外科分期系统改进)： Ⅰ ～ Ⅲ型属间室内，Ⅳ ～ Ⅵ型属间室外，Ⅶ型为多发或跳跃性病灶。

二、脊柱原发肿瘤

（一）骨样骨瘤

骨样骨瘤多见于青少年男性，胸腰椎多发，夜间痛常见，持续发作渐进加重，非甾体类抗炎药可以缓解，如果药物控制不佳，也可以射频消融治疗，但需要皮质骨完整，以防对神经结构造成热损伤。X 线片或 CT 上长可见一个直径小于 1.5 cm 的瘤巢，核心是高密度的骨形成，围绕着一圈相对低密度的基质和反应性硬化骨。

（二）骨母细胞瘤

骨母细胞瘤多见于青年男性，95%以上位于后侧附件，组织学特征与骨样骨瘤相似，夜间钝痛常见，压迫脊髓或神经根也可能出现神经症状，X 线片上显示膨胀性破坏性病灶，与正常骨质之间有宽窄不一的移行区，治疗上取决于肿瘤分期，如果是 Enneking 2 期活动性病灶，囊内切除即可达到局部控制，如果是 3 期侵袭性病灶，单纯囊内切除有复发风险，需要术后辅以放疗或达到边缘干净的整块切除，所以如果是 3 期病灶，需要在复发和手术风险之间权衡取舍。

（三）骨巨细胞瘤

骨巨细胞瘤多见于骨骺闭合之后 20 ~ 40 岁的亚洲人，在脊柱多见于椎体，尾骨多发，骨外扩展常见。组织学上由基质细胞、单核组织细胞和特征性的多核巨细胞组成，临床可表现为疼痛甚至神经功能障碍，骨巨细胞瘤是射线透过性的，X 线通常显示膨胀的偏心状的溶骨性破坏，CT 除了显示瘤体，还可以显示骨外软组织病变以及囊性出血灶等，治疗和骨母细胞瘤相似，需要根据分期分别采取囊内或整块切除。随着靶向药物的进步，目前出现了针对骨巨细胞中表达的核因子κB 配体的受体激活因子的单克隆抗体狄诺塞麦，目前仍然处于新辅助或辅助治疗的地位，但是取得了不错的效果。

（四）血管瘤

血管瘤多见于 40 ~ 50 岁女性，常单发于下胸椎及上腰椎，多无症状，也可表现为疼痛，组织学上包括内皮包绕的血管、突出的骨小梁和散在的脂肪，X 线片上显示特征性粗糙增粗的骨小梁使椎体呈蜂窝状或灯芯绒样，由于脂肪和血管成分，MRI T_1/T_2 像均为高信号，治疗目的是缓解疼痛，药物疗效不佳时可以考虑椎体成形术，症状缓解更加显著。

（五）脊索瘤

脊索瘤起源于脊索细胞，局部复发率高，有晚期转移倾向，在脊柱常表现为一个压迫脊髓的软组织团块，根治性切除仍然是活动性脊椎和骶骨脊索瘤的标准治疗，可辅以放疗，化疗无效。

（六）骨肉瘤

骨肉瘤是最常见的原发髓内高度恶性肿瘤，由增殖肿瘤细胞直接产生骨或骨样组织为特点，多见于 10～20 岁男性干骺端，在脊柱主要表现为疼痛，另一个重要的临床表现是血浆 ALP/LDT 中度至大幅度的升高，兼具诊断和监测意义。X 线片上可以看到特征性骨膜反应：垂直于骨膜呈放射样平行排列的针状骨膜反应即怒发冲冠征，或排列成由骨膜上一点向外放射，即日光放射征，和 Codman 三角，是反应骨位于被穿破皮质肿瘤组织所顶起的正常骨外膜和肿瘤向骨外浸润部位与骨皮质之间所形成的。标准的治疗方法是化疗结合广泛切除，四肢骨肉瘤的 5 年生存率可以达到 75%，显著好于脊柱骨肉瘤的预后。

（七）尤因肉瘤

尤因肉瘤占儿童骨骼和软组织肉瘤的第二位，10～20 岁男性多见，组织学上由具有圆形核的球形细胞组成，胞质中含有 PAS 染色阳性的糖原，局部疼痛为主要表现，X 线片上可能以边界不清的骨化灶或者虫蚀样骨破坏伴洋葱样骨膜反应为特征，对放化疗敏感，但是治疗效果总体来说并不理想，许多文献报道 5 年生存率不足 50%，手术的意义目前仍没有统计学支持。

三、脊柱转移瘤

脊柱是最常见的骨转移部位，全身第 3 位的转移部位，仅次于肺和肝，常见转移至此的原发肿瘤包括乳腺癌、肺癌、前列腺癌和肾癌，最常累及椎体后 2/3，但是间盘不受累，可依此与脊柱结核鉴别，胸 / 腰 / 颈椎转移比例为 4 ∶ 2 ∶ 1，对于肿瘤患者或者有原因不明的发热、体重下降、持续 6 周不缓解的背痛时，需要疑及此病，行 MRI 以明确，如果脊柱转移瘤诊断明确，需要积极寻找原发灶，行全身骨扫描或 PET-CT 明确全身的肿瘤负担，综合考虑患者的症状、一般状况以及生存预期，决定治疗策略，是否手术最主要的考虑因素是患者的生存质量。放疗是疼痛性脊柱肿瘤常用的治疗方式，特别是随着放疗定位、防护以及辐射剂量等方面的进步，对肿瘤的治疗效果得到了大幅提高。

总　结

作为脊柱外科大夫，首先要基本功扎实，能够准确判断肿瘤的性质以及分期，准确、及时的诊断是治疗选择的重要依据，但是这需要一定年限的工作积累。脊柱肿瘤的治疗难度大，影像学分期是治疗选择的主要依据，同时要兼顾患者的生存预期和愿望。

（唐彦超）

参考文献

1. Enneking WF, Spanier SS, Goodman MA. A system for the surgical staging of musculoskeletal sarcoma: 1980. Clin Orthop Relat Res, 2003, 415:4-18.
2. Boriani S, Amendola L, Bandiera S, et al. Staging and treatment of osteoblastoma in the mobile spine: A review of 51 cases. Eur Spine J, 2012, 21(10):2003-2010.
3. Boriani S, Bandiera S, Casadei R, et al. Giant cell tumor of the mobile spine: A review of 49 cases. Spine (PhilaPa 1976), 2012, 37(1):E37-E45.
4. Gasbarrini A, Bandiera S, Amendola L, et al. Schmidek & Sweet Operative Neurological Techniques, 6 ed. Philadelphia, PA, Saunders, 2012, pp 2169-2176.
5. Boriani S, Bandiera S, Donthineni R, et al. Morbidity of en bloc resections in the spine. Eur Spine J, 2010, 19(2):231-241.
6. Zairi F, Arikat A, Allaoui M, et al. Minimally invasive decompression and stabilization for the management of thoracolumbar spine metastasis. J Neurosurg Spine, 2012, 17(1):19-23.

第九部分

关节损伤

第 33 章
肩部骨折

引　言

肩部骨折是临床常见的骨折类型，其发病率占全身骨折的 15%～20%。肩关节功能对于生活质量的影响很大，肩部骨折的处理是否得当，对于肩关节功能的恢复至关重要。肱骨近端骨折、锁骨骨折、肩胛骨骨折和肱骨干骨折是常见的肩部骨折，各自有其特点，掌握这些特点对于疾病的诊断和治疗的选择，具有重要的临床意义。

一、肱骨近端骨折

肱骨近端骨折占全部骨折的 4%～5%，老年骨质疏松患者在低能量损伤时就会发生该部位骨折，也称为脆性骨折，这也被认为是骨质疏松症存在临床证据，治疗时需要同时治疗骨质疏松症。青年患者通常在高能量损伤时发生该部位骨折，治疗的重点是促使骨折愈合并保留肱骨头。大部分移位很轻的肱骨近端骨折可以采取保守治疗，而有移位的肱骨近端骨折的治疗尚存在争议。

（一）临床表现

临床表现包括患肢淤斑、肿胀，骨折伴脱位时应注意检查神经血管是否存在损伤。

（二）解剖和血供

肱骨近端划分为四部分——头，大、小结节，干；颈干角平均为 140°，后倾角为 30°。供应肱骨头的血管包括旋肱前动脉、旋肱后动脉，值得注意的是肱骨头的血供会影响治疗方案的选择。

（三）分型

肱骨近端骨折的分型：Codman 分型根据之前提到的肱骨近端解剖结构的四部分，由移位程度和成角决定骨折的严重性。Neer 分型将移位大于 1 cm 或成角大于 45° 的骨折块定义为一部分，肱骨头坏死的可能性随着骨折的严重程度而增加。AO 分型更加强调关节面骨折块的血供是否受到破坏，但并不经常使用。

（四）影像学检查

X 线片是常规检查手段，包括肩关节正侧位，肩胛骨正位，Y 形位，腋位。CT 目前也作为常规检查手段，对确定骨折分型和指导治疗有很大帮助。

（五）治疗

肱骨近端非手术治疗主要考虑因素包括骨折的移位程度，患者年龄、合并症和骨质量。保守治疗的目标是通过短暂制动和被动活动在 6～8 周的时间达到骨折愈合，之后再进行主动功能锻炼。当骨折移位明显时，采用保守治疗可能出现骨折不愈合、延迟愈合和肱骨头坏死等情况。

肱骨近端骨折手术治疗主要考虑手术入路与固定方式的选择，这取决于关节面骨块，医生能力，患者的骨质、年龄、合并症和依从性。可选择的固定方式包括接骨板、髓内针、缝合锚、经皮克氏针，当然治疗方式也包括半肩置换和反肩置换。

采用锁定接骨板固定，依赖角稳定系统，内置的外固定架原理，可以中和肩袖牵拉骨折块的应力，特别对于骨量减少患者，使早期功能锻炼成为可能。需要注意干骺端尽量解剖复位，使内侧肱骨距有支撑，螺钉放置在肱骨距。

半肩置换术应用在骨质较差的四部分骨折，肱骨头劈裂无法获得复位，骨折不愈合、畸形愈合，内固定失败，肱骨头坏死等情况下。 有移位的四部分骨折，愈合后持续疼痛，为解除疼痛，也可考虑半肩置换术，但功能很少能恢复到以前的水平，特别是活动度。

反肩置换术（反式全肩关节置换术）最早用于治疗肩袖损伤病

变，其优点是大、小结节没有复位愈合也可做手臂前举的动作，关节盂表面重建。可用于治疗移位的粉碎的四部分骨折，特别是对于大、小结节能否复位愈合存在顾虑时。

保守治疗、切开复位内固定手术治疗、半肩置换术和反肩置换术等治疗方式，目前疗效存在较大争议，研究结果差异较大，甚至存在研究之间完全矛盾的情况。对于各种治疗方式通常采用以下适用标准：骨折移位小尽量保守治疗。骨折移位大，损伤为多发伤，同侧上肢合并骨折，合并神经血管损伤，开放骨折，病理骨折或保守治疗失败时应考虑采用切开复位内固定手术治疗。骨质较差，肱骨头复位差或坏死可能大，骨折不愈合、畸形愈合、内固定失败，肱骨头坏死时，应考虑采用半肩置换术治疗。当肱骨大、小结节无法复位重建，不论是内固定失败还是半肩置换后大、小结节不愈合都可以考虑采用反肩置换术治疗。

二、锁骨骨折

（一）锁骨中段骨折

锁骨中段骨折的不愈合率约为 0.8%。传统治疗方式建议保守治疗。然而近期有研究指出当存在特定危险因素（年龄、女性、骨折短缩超过 20 mm 和骨折粉碎）时，骨折不愈合风险高，而手术愈合率高、满意度高，愈合时间更短，但并发症多。

1. 手术指征　包括：骨折短缩超过 20 mm，向上成角刺激皮肤，合并神经血管损伤，开放骨折，合并同侧上肢骨折。

2. 治疗　锁骨中段骨折通常采用接骨板固定，接骨板可以提供足够的稳定性，满足早期功能锻炼的要求，而髓内针固定治疗锁骨骨折很少采用。

（二）锁骨远端骨折

锁骨远端骨折的发病率占锁骨骨折的 15%，治疗相对困难。锁骨远端骨折的分型主要取决于骨折的位置。

1. 分型

Ⅰ型　喙锁韧带外侧，肩锁韧带内侧

Ⅱ型 A 喙锁韧带内侧

B 喙锁韧带之间

Ⅲ型 骨折至肩锁关节，肩锁韧带完好

2. 治疗 锁骨远端骨折的治疗有很多选择，包括韧带移位重建，钩接骨板，双接骨板固定，锁骨远端切除伴韧带重建等治疗方式，需要注意的是有些治疗方式失败率和内固定并发症发生率高，甚至需将内固定取出。

（三）锁骨近端骨折

锁骨近端骨折非常少见。当骨折向前移位时可采用保守治疗，当骨折向后移位时，有可能伤及纵隔器官。

三、肩胛骨骨折

肩胛骨体部骨折大部分可保守治疗。肩胛骨颈部骨折当移位大于 2 cm、旋转大于 40° 时，会影响肩胛带悬吊稳定上肢的功能，需要手术。关节盂骨折为关节内骨折，关节面台阶大于 5 mm 时，或骨折造成肱盂关节不稳定时需要手术治疗。

漂浮肩：肩上悬吊复合体的骨性结构包括关节盂、喙突、锁骨远端和肩峰，韧带结构包括喙锁韧带和肩锁韧带。这些结构中任意两个同时受损，将会影响稳定性。

四、肱骨干骨折

肱骨干骨折发病率占全部骨折的 3%，大部分可保守治疗，畸形愈合功能可代偿（肩关节），向前成角小于 20°，内翻小于 30°，短缩 2～3 cm 均可保守治疗。有研究指出保守治疗不愈合率低，畸形率低，功能好。

肱骨干骨折的手术指征为：病理性骨折，开放骨折，合并同侧上肢骨折，合并神经血管损伤，多发伤，保守治疗失败。固定方式的选择包括：接骨板、髓内针和外固定架。肱骨干骨折合并桡神经损伤的发生率约为 11%，骨折在肱骨干的中远 1/3 部分时，桡神经损伤的发生率显著增高，可达 23.6%，但 70% 的患者可在 7 周内自行恢复。立刻手术探查的指征是开放性骨折合并桡神经损伤。伤后 4 个月肱桡肌功能不恢复，可手术探查。

总　结

肩关节周围骨性结构较为复杂，有些损伤治疗困难，但总体的治疗原则仍然是关节外骨折能保守治疗的优先考虑保守治疗，手术指征应严格掌握，关节内骨折一般以手术治疗为主，手术方式的选择也应严格把握。功能锻炼对于肩关节损伤后的恢复至关重要。

（郭　琰）

参考文献

1. Green A, Norris T. Proximal humeral fractures and fracture dislocations.In Browner BD, Jupiter J, Levine A, Trafton P, eds. Skeletal Trauma, 3 ed. Philadelphia: Saunders, 2003.
2. Gardner MJ, Weil Y, Barker JU, et al. The importance of medial support in locked plating of proximal humerus fractures. J Orthop Trauma, 2007, 21(3):185-191.
3. Olerud P, Ahrengart L, Ponzer S, et al. Internal fixation versus nonoperative treatment of displaced 3-part proximal humeral fractures in elderly patients: A randomized controlled trial. J Shoulder Elbow Surg, 2011, 20(5):747-755.
4. Olerud P, Ahrengart L, Ponzer S, et al. Hemiarthroplasty versus nonoperative treatment of displaced 4-part proximal humeral fractures in elderly patients: A randomized controlled trial. J Shoulder Elbow Surg, 2011, 20(7):1025-1033.
5. Canadian Orthopaedic Trauma Society. Nonoperative treatment compared with plate fixation of displaced midshaft clavicular fractures: A multicenter, randomized clinical trial. J Bone Joint Surg Am, 2007, 89(1):1-10.
6. Van der Meijden OA, Gaskill TR, Millett PJ. Treatment of clavicle fractures: Current concepts review. J Shoulder Elbow Surg, 2012, 21(3):423-429.
7. Cole PA, Gauger EM, Schroder LK. Management of scapular fractures. J Am Acad Orthop Surg, 2012, 20(3): 130-141.
8. Jones CB, Sietsema DL. Analysis of operative versus nonoperative treatment of displaced scapular fractures. Clin Orthop Relat Res, 2011, 469(12):3379-3389.
9. Anavian J, Gauger EM, Schroder LK, et al. Surgical and functional outcomes after operative management of complex and displaced intraarticular glenoid fractures. J Bone Joint Surg Am, 2012, 94(7):645-653.
10. Heineman DJ, Poolman RW, Nork SE, et al. Plate fixation or intramedullary fixation of humeral shaft fractures. Acta Orthop, 2010, 81(2): 216-223.

第34章 肩关节置换术

引 言

肩关节置换技术最近10年发展迅速，究其原因得益于新型的、更符合生理需求的假体的出现。像我们做膝关节和髋关节置换一样，良好的解剖学基础和软组织平衡重建技术也是肩关节置换手术成功的前提。目前，市场上的肩关节置换假体五花八门，技术也是多种多样，只有全面了解现有的肩关节重建技术，熟悉各项技术、各种假体的优劣，才能够为患者选择最合适的治疗方式。

一、需要进行肩关节置换的疾病谱

需要进行肩关节置换治疗的肩关节疾患较多，可以说很多肩关节疾患到了终末期都存在肩关节置换的指征。但是，目前，最常使用置换治疗的肩关节疾患主要为骨性关节炎、类风湿关节炎、肱骨头坏死、肩袖撕裂关节病、创伤后关节炎、软骨溶解症。

骨性关节炎是行肩关节置换的最常见病因，其特点为，60岁发病，女性多见，症状主要表现为，肩关节疼痛，活动受限，晨僵，肌力下降等，影像学表现骨赘，关节间隙狭窄，软骨下骨硬化，晚期出现半脱位(图34-1)。

类风湿关节炎在白人群体中，同样发病率较高，肩关节病损只是该病全身系统疾病的一部分。在诊治该疾患同时，一定注意对其全身其他系统疾患的评估以及处理。典型的影像学表现为：骨量丢失，关节周围破坏，软骨下骨囊性变，中央盂磨损(图34-2)。类风湿肩关节炎有一半以上的病例合并肩袖撕裂，故在选择手术方式之前，一定要行MRI的局部评估。

肱骨头坏死是一种少见病，大部分患者年轻时起病，大部分患

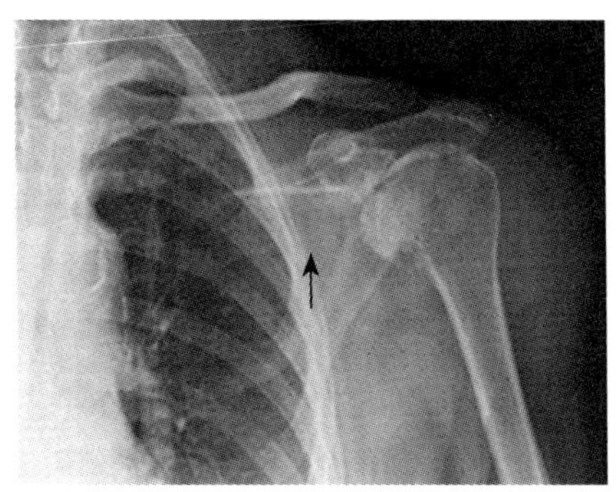

图 34-1　典型的肩关节骨性关节炎的影像学表现

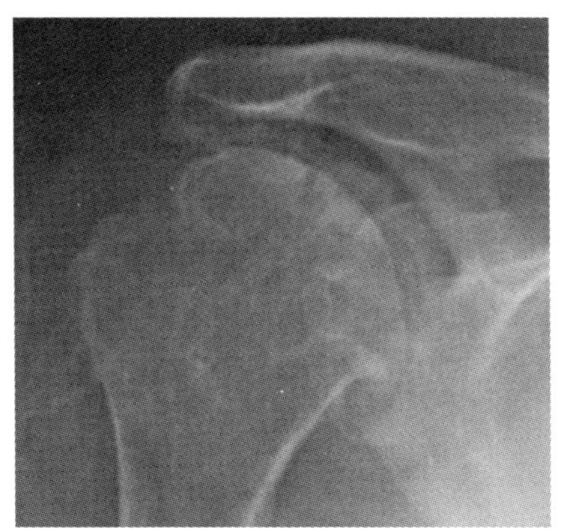

图 34-2　典型的类风湿关节炎的影像学表现

者为特发，部分患者为继发创伤、狼疮、激素使用、放疗、化疗等。目前研究结果认为系外界因素破坏肱骨头血液供应而引起 (图 34-3)。目前常使用改良 Ficat 分期进行分型并指导治疗。

肩袖撕裂关节病 (rotator cuff tear arthropathy, RCTA) 是最近研究比较多的一个疾患，也有越来越多的该疾患患者行肩关节置换治疗。其定义为：由于大面积肩袖撕裂造成的肩关节不稳、肩袖功能丧失以及肩关节炎。关节镜检查可以发现关节内磷酸钙结晶。典型的影像学表现为：广泛溶骨，肩峰 - 喙突髋臼化，肩胛盂上方磨损严重 (图 34-4)。其发病机制为广泛肩袖缺损造成的不稳定，肱骨头上移，

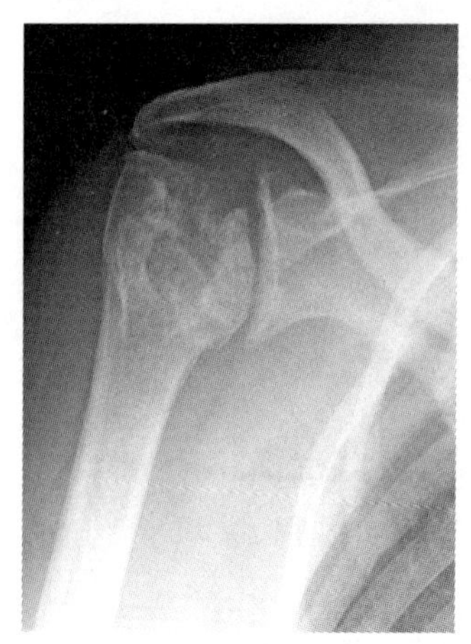

图 34-3 典型肱骨头坏死的影像学表现

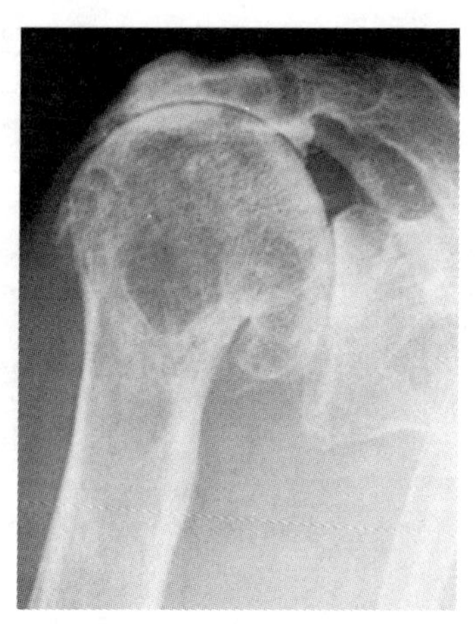

图 34-4 肩袖撕裂关节病典型影像学表现

磨损肩峰、喙突、肩锁关节等，以及反复的肩关节后脱位，磨损后方的关节囊以及后方的关节盂，当存在一次暴力后，症状就加重，且持续无缓解。

二、肩部疾患的阶梯治疗

对于肩部疾患的治疗，分为阶梯型。首先肯定选择保守治疗，如果无效则可以逐渐升级。每个阶段的治疗时间为 1 个月到 12 个月不等，根据患者的具体情况和医师的个人经验来选择是否对治疗进行升级。

目前最常用的保守治疗为主动和被动的功能锻炼配合 NSAIDs 或者阿片类的止痛药物。二线的治疗包括关节内激素注射、局部或者关节腔的封闭、关节腔内注射润滑剂等治疗。还有一些不常用的手段，包括针灸、磁疗、电疗、冲击波等。多种保守治疗可以联合使用，但是其疗效尚待高级别的临床试验来验证。

第二阶段的治疗为保留关节的手术治疗。这些手术的适应证为：相对年轻患者，不想过早行关节置换，晚期还需要翻修手术。主要术式为两种：第一种是软骨保留手术，手术进行关节囊松解、滑膜切除、关节清理；第二种为软骨重建术，手术除了进行关节囊松解、滑膜切除、关节清理外，还要行软骨重塑或软骨移植。这些保留关节的手术，整体效果不确定，大多短期效果尚可，长期效果多不佳，仅可作为关节置换前的一个过渡。

第三个阶段的治疗就是肩关节置换术了。目前肩关节置换的方式和假体很多。主要包括：半肩关节表面置换、半肩关节置换、全肩关节置换以及反式全肩关节置换。

三、各种不同的肩关节假体置换技术

半肩关节置换术 (图 34-5) 应用于骨科领域已有 50 年历史，最早用于无法固定的粉碎的肱骨近端骨折病例。现在除了仍用于老年肩部骨折外，对于一些年龄较轻、盂侧退变不重的患者，也可以使用。但是近几年对于退变性疾患患者多已经开始使用半肩关节表面置换，因此其使用率有下降趋势。半肩关节置换术较全肩关节置换翻修率高，对疼痛的缓解率低，对于一些年轻、活动较多患者以及肥胖患者其失败率会相应增加。近年来，半肩关节置换术出现了较多的改良，可以同时给予表面的生物成形，如异体半月板移植或跟腱移植等，从而减少假体的磨损，延长假体的使用寿命。半肩关节置换的预后功能主要与原有的肩袖功能有关，且与重建后大小结节

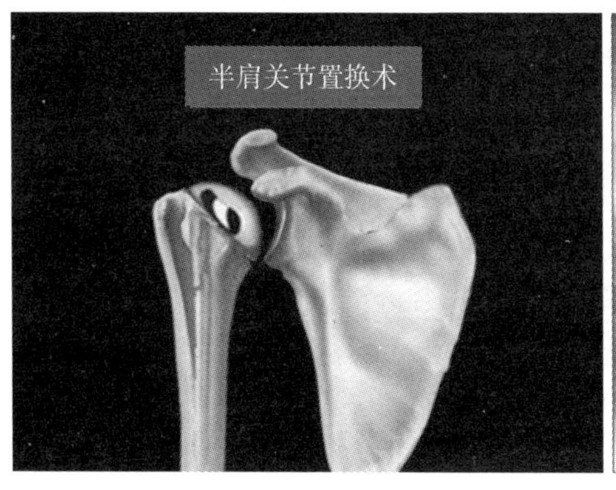

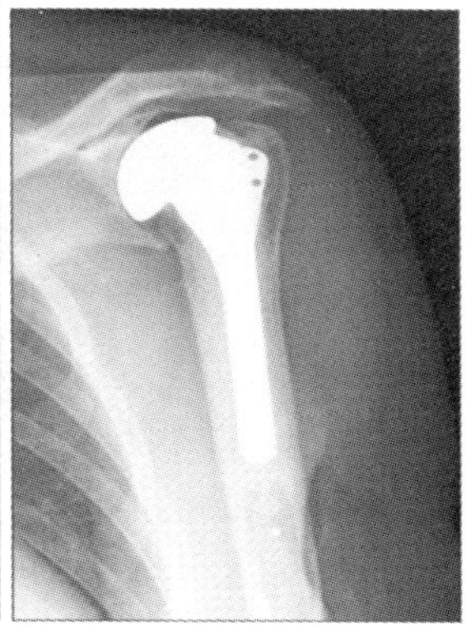

图 34-5　半肩关节置换的示意图与 X 线片对比

的愈合程度密切相关。如果术前即存在明显的肩袖功能缺失，则建议慎重使用半肩关节置换术。

半肩关节表面置换术是近5年来兴起的一项新的技术(图34-6)。其优点在于，最大限度地保留了肱骨近端的骨量，为后续的翻修手术提供良好的条件。但是由于截骨量较少，同样对适应证存在严格的要求，即患者不能存在骨质缺损且不能存在后外侧不稳定。如果患者同时行全肘关节置换，则为了避免假体柄周围的应力集中，可以尽量选择该类假体。该手术对技术要求较高，不建议低年资医师和肩关节置换不熟悉的医师进行。

全肩关节置换术(图34-7)，由于该类假体的术后功能依靠肩袖的完整，故有明确的适应证和禁忌证，即术前不可存在肩袖功能异常。全肩关节置换最主要的失败原因就是关节盂侧的无菌性松动，其原因主要是肩袖损伤后功能障碍、假体位置不良、局部骨量丢失以及不对称性磨损。因此，全肩关节置换的盂侧假体设计多种多样。但是，尚没有一种设计可以证明其长期随访的失败率明显低于其他假体。目前对于全肩关节置换的循证医学文章较多，得到的明确结论有如下几条：关节盂侧假体使用压配技术固定和螺钉技术固定，其松动率无明显差异；肱骨侧假体使用水泥柄或生物柄，失败率无明显差异；小结节截骨与肩胛下肌切除术式，对翻修率的影响没有明显差异；全肩关节置换术后易出现深静脉血栓，围术期应进行抗

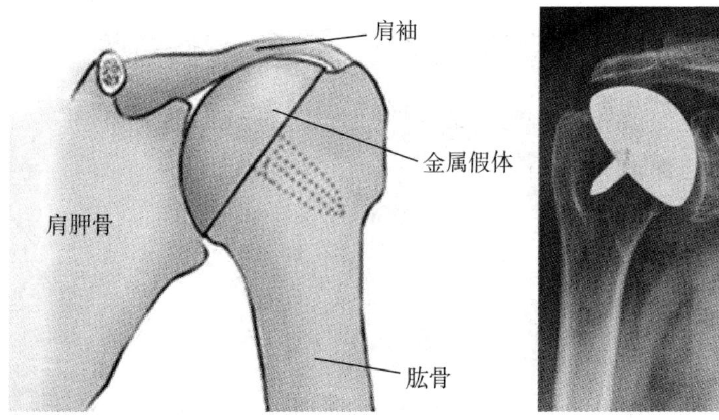

图 34-6 半肩关节表面置换的示意图与X线片对比

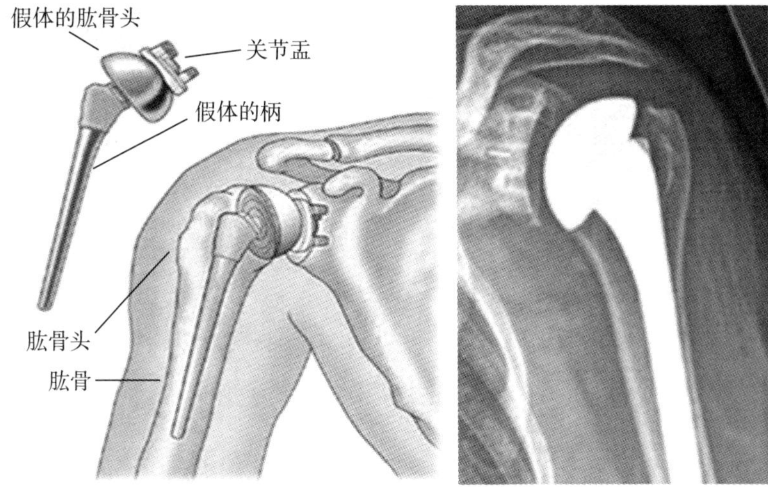

图 34-7　全肩关节表面置换的示意图与 X 线片对比

凝治疗；CT 导航技术可以改善假体植入位置的准确率，从而降低翻修率。

反式全肩关节置换术 (图 34-8)，此类假体为肩袖功能不全者设计，可以用于肩关节置换翻修手术。该类假体没有绝对的手术禁忌，相对禁忌为三角肌功能不全。反式全肩关节置换可以较好地缓解疼痛的症状，不存在假体对骨质磨损的问题，故脱位率低。该类假体最常见的并发症为术后假体不稳定，尤其是对一些本来骨质缺损较多的病例。在关节以及假体周围行结构性植骨可以使得关节线外移，减少不稳定，从而可以降低翻修率。

总　结

未来 10 年，将进入肩关节置换的翻修时代。翻修的原因主要分为以下几个方面：第一，软组织原因，多为术前肩袖功能异常所致；第二，骨性结构原因，多为术后持续骨量的丢失所致；第三，假体原因，多为假体位置不良，造成聚乙烯衬垫过度的磨损。目前最常用的翻修假体为反式全肩关节置换，由于目前翻修病例不多，

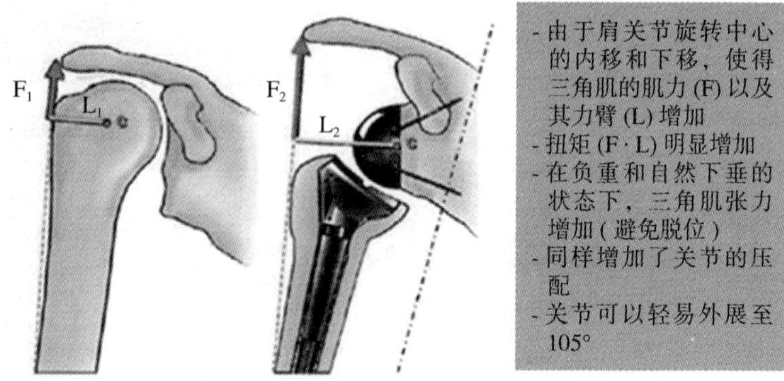

图 34-8 反式肩关节假体的生物力学特点

故尚缺乏大宗数据的报告。对于肩关节置换术后感染目前的处理原则同髋关节置换术后感染。

软组织平衡和肩胛下肌处理是肩关节置换手术的基础和成功关键。肩袖撕裂关节病骨质缺损多，处理比较困难，建议慎重选择手术方式。由于肩袖撕裂关节病发病率和手术例数的增加，肩关节置换的翻修时代将要到来。肩关节疾患仍应该以保留关节治疗为发展方向。如何延长假体的使用寿命、降低翻修率是目前的研究重点。现今得到的临床结果还需要高质量的循证医学证据支持。

（吕 扬）

参考文献

1. Yeh PC, Kharrazi FD. Post arthroscopic glenohumeral chondrolysis. J Am Acad Orthop Surg, 2012, 20(2):102-112.
2. Ramiro S, Radner H, van der Heijde DM, et al. Combination therapy for pain management in inflammatory arthritis:Cochrane systematic review. J Rheumatol Suppl, 2012, 90:47-55.
3. Gilmer BB, Comstock BA, Jette JL, et al. The prognosis for improvement in comfort and function after the ream-and-run arthroplasty for glenohumeral arthritis: An analysis of 176 consecutive cases. J Bone Joint Surg Am, 2012, 94(14):e102.
4. Levine WN, Fischer CR, Nguyen D, et al. Long-term follow-up of shoulder hemiarthroplasty for glenohumeral osteoarthritis. J Bone Joint Surg Am, 2012,

94(22):e1641-e1647.

5. Lapner PL, Sabri E, Rakhra K, et al. Heal ingrates and subscapularis fatty infiltration after lesser tuberosity osteotomy versus subscapularis peel for exposure during shoulder arthroplasty. J Shoulder Elbow Surg, 2013, 22(3):396-402.
6. Al-Hadithy N, Domos P, Sewell MD, et al. Cementless surface replacement arthroplasty of the shoulder for osteoarthritis: Results of fifty Mark Ⅲ Copeland prosthesis from an independent center with four-year mean follow-up. J Shoulder Elbow Surg, 2012, 21(12):1776-1781.
7. Lee BK, Vaishnav S, Rick Hatch GF Ⅲ, et al. Biologic resurfacing of the glenoid with meniscal allograft:Long-term results with minimum 2-year follow-up. J Shoulder Elbow Surg, 2013, 22(2):253-260.
8. Duquin TR, Jacobson JA, Sanchez-Sotelo J, et al. Unconstrained shoulder arthroplasty for treatment of proximal humeral nonunions. J Bone Joint Surg Am, 2012, 94(17):1610-1617.
9. Young AA, Walch G, Pape G, et al. Secondary rotator cuff dysfunction following total shoulderarthroplasty for primary glenohumeral osteoarthritis:Results of a multicenter study with more than five yearsof follow-up. J Bone Joint Surg Am, 2012, 94(8):685-693.
10. Favard L, Katz D, Colmar M, et al. Total shoulder arthroplasty—arthroplasty for glenohumeral arthropathies: Results and complications after a minimum follow-up of 8 years according to the type of arthroplasty and etiology. Orthop Traumatol Surg Res, 2012, 98(4, suppl):S41-S47.

第35章 髋与骨盆重建及关节置换术

引　言

髋与骨盆退行性改变主要由畸形(先天性或获得性)、外伤、骨坏死及关节炎造成。本章主要讨论髋与骨盆重建策略，并且也对于重建失败的处理及翻修进行回顾。

一、先天性及获得性畸形

(一)股骨髋臼撞击

股骨颈与髋臼缘的异常接触，称为股骨髋臼撞击(femoroacetabular impingement，FAI)。参与股骨髋臼撞击的骨性结构异常主要分为两种：凸轮型(cam)和钳夹型(pincer)，也可混合出现。

凸轮型主要为股骨颈干结合部位异常凸起畸形丧失球形形态，使得在髋关节屈曲及内旋时与髋臼缘产生接触。钳夹型常继发于外伤，或股骨头骨骺滑脱愈合后产生，主要病理改变为髋臼对于股骨头的过度包裹，髋臼缘是撞击产生的来源。混合型：同时发展，或继发于上述某一型。

1．评估

该病通常表现为以腹股沟为中心的、明确与活动相关的疼痛。通常髋关节被动屈曲＜105°，内旋＜15°，屈曲、内收、内旋髋关节可重现症状。

影像学检查方面，凸轮型通常在X线片上可观察到头-颈交界处典型病损表现，呈枪柄样畸形(pistol grip sign)，为股骨头外侧缘在股骨颈的基底部凸起。而钳夹型主要由于髋臼前侧缘过度包裹导致，表现为 LCE(lateral center-edge) 角 > 40°；髋臼指数 (acetabular index，AI) < 0°；交叉征 (crossover sign) 阳性 (髋臼前缘的投影在髋臼后缘的外侧或与之交叉，称为交叉征)；后壁征 (posterior wall sign) 阳性 (髋臼后缘的投影在股骨头中线以内)；髋臼过深 (coxa profunda)：髋臼窝与坐骨线相接触或交叉；髋臼内陷 (protrusio acetabulum)：股骨头覆盖坐骨棘。通常 MRI 或者 MRA 用于评估髋臼上唇及关节软骨的损伤情况，由于临床上无症状上唇撕裂常见，假阳性率高。

2．治疗

FAI 的治疗方式选择多样，需根据患者的症状严重程度、影像学表现、患者自身需求以及预期综合制订。

FAI 的保守治疗包括运动调整及非甾体抗炎药物治疗。

当非手术治疗无效时，考虑手术治疗。关节镜下手术主要包括骨成形术、盂唇损伤修整、盂唇分离、边缘修整及重建。一项对于盂唇损伤单纯修整对比盂唇重建的 3.5 年研究表明，两组患者改善均达到预期，但接受单纯修整的患者中，仅有 68% 的患者达到良好 - 优秀的水平，而在接受重建的患者中，这一数字为 92%。关节镜下盂唇重建主要受盂唇损伤的位置及残留组织的质量两方面的影响。

开放手术通常用于处理关节镜手术视野无法达到的区域的损伤。前侧入路可用于 FAI 的治疗，效果良好。但对于处于某些特殊位置的损伤，前入路手术亦难以处理，且神经系统并发症发生率高，故关节镜联合有限切开治疗效果良好。

目前推荐的治疗仍为开放手术，行人为关节脱位下的截骨矫形术、盂唇修补术。对于各种解剖畸形都能有效显露并进行处理，而且相比关节镜手术节省时间。对于该术式的中期评价显示，患者满意 - 非常满意率为 82%，且 83% 的患者关节功能正常或接近正常。3% 的患者再次接受关节置换手术。提示效果不佳的因素包括：高龄、女性、低体重以及残留软骨全层损伤。对于盂唇损伤严重的患者开放脱位下手术时还可用圆韧带对盂唇进行重建，效果良好。同时，该手术十分安全，334 例的多中心研究中无一例出现股骨头坏死及股骨颈骨折。

（二）髋关节发育不良

髋关节发育不良 (developmental dysplasia of the Hip，DDH) 的主要致病机制是骨成熟异常，最终导致髋臼对于股骨头覆盖不足。关节接触面积减小使得应力集中并增加，同时股骨头的异常活动会诱发盂唇损伤，加速骨关节炎的发展。

1. 评估

DDH 通常表现为与活动有关的腹股沟区疼痛，不同于 FAI 患者，DDH 患者通常无被动活动受限，但对于有盂唇损伤的患者，会有类似 FAI 的表现。对于严重的患者，会出现内收受限，并可能出现 Trendelenburg 步态。

影像学上，通常表现为股骨头外移、髋臼覆盖不全。X 线上表现为 LCE＜25°、AI 大于 10°，Shenton 线中断＞5 mm 特异性及敏感性高，同时应关注股骨头形态，对于治疗有指导作用。MRI 对于评估盂唇及软骨情况效果好，T2 像可见软骨信号中断及减低，增强 MRI 可诊断早期软骨损伤，软骨情况的评估对于 DDH 的保守治疗效果及预期意义重大

2. 治疗

(1) 非关节置换：对于骨骼发育成熟的 DDH 患者，主要由患者的年龄、疼痛程度、平时活动量及预期决定，同时应参考股骨头形态及软骨情况。若患者股骨头形态受损严重，软骨全层受损，则非关节置换治疗效果差。

Bernese 截骨 (periacetabular osteotomy, PAO)：对于 35 岁以下患者、股骨头形态良好、MR 或 X 线提示关节软骨完整的患者，最为适合接受 Bernese 髋臼周围截骨矫形术 (Bernese PAO)。对于 11 岁以下的患者，由于严重影响骨骼发育，严禁应用该术式治疗。Bernese PAO 主要通过外展增加髋臼覆盖，使髋关节中心内移，同时对于髋关节窝进行翻修。由于后柱保持完整，术后相对稳定，无需大量内固定，骨盆的维度无明显干扰，仍可进行经阴道顺产。

Bernese PAO 术式通过增大关节承重面积恢复正常髋关节力学，对于关节软骨完整的患者 (Tonnis 评分 0 或 1 分) 的，20 年有效率为 75%，但对于脱位更严重的患者，20 年有效率仅有 13%。

(2) 关节成形术：在 DDH 患者的关节成形术治疗中，由于力学结构的异常，需要特殊的手术技术。DDH 主要导致髋关节窝的前上及外上发育不良，在高脱位的患者中，通常难以判断真实的髋臼，建议在解剖生理位置重建髋臼。股骨段畸形通常表现为过度旋前、髋外翻及干骺端对合不良。对于髋关节高脱位或者 Crowe Ⅳ型发育不良的患者，术中需要调节股骨的长度以避免损伤坐骨神经。若股骨长度预期增加 3 ~ 4 cm，则需行粗隆下截骨，效果良好。

（三）创伤后关节病变

失败的股骨颈骨折、粗隆间骨折及髋臼骨折的翻修通常需要关节置换手术，此类患者常合并获得性 / 医源性畸形、内固定以及骨骼质量的下降，增加了手术难度。

1．评估

对于内固定失败的患者，需要通过查体及全面的试验室检查评估是否存在感染。实验室检查包括血常规、ESR、C 反应蛋白。还需要进行关节腔的超声以及超声引导下穿刺，标本需送常规检查及培养，以及涂片检查。术中应局部取标本，并送快速病理及培养，若病理提示急性炎症反应，则需终止关节置换手术，局部放置带抗生素的填充器并取出内固定，静脉应用抗生素。

同时需要评估患者的代谢以及营养情况，营养不良影响伤口愈合，并影响非骨水泥假体与骨的整合。对存在代谢疾病的患者进行控制可有效降低假体周围及假体远端骨折概率。

影像学评估对于手术方案的制订至关重要。断裂的内固定会使情况复杂化，需提前准备适合的内固定取出工具。应在新的假体周围制造应力阶梯，术前术者应对旧的内固定长度以及新的假体长度有详细了解。对于股骨的异常旋转、偏移以及骨缺损应进行充分评估以指导内植物选择。对于骨折未愈合的髋臼，若不依赖翻修内固定，常规假体难以作为有效的髋臼窝，需要提前计划并准备相关器械。

2．技术要点及预后

股骨颈骨折不愈合通常可通过半髋或全髋关节置换治疗。作者的观点是对于多数患者应接受全髋关节置换术，以减轻疼痛。若患者存在认知功能障碍或髋臼软骨完整，半髋关节置换是合适的选择。

对于存在失用性骨质疏松的患者，进行髋臼重建时应小心误入盆腔的风险，如果软骨存在剥离，则应使用带有螺钉孔的髋臼进行重建。对于股骨颈骨折不愈合的患者，脱位及感染风险高于单纯骨性关节炎的患者。对于粗隆间骨折不愈合的患者，由于粗隆间畸形愈合导致假体置入髓腔困难，THA 手术存在挑战，可使用高速锉对局部进行修整利于手术，并避免对局部造成过多破坏。

对于髋臼骨折翻修的患者，THA 可有效缓解疼痛并恢复功能，但对于断裂的内固定、骨缺损及游离骨折块的处理需做好充分的准备。在一个对 33 例患者的研究中，术后 10 ~ 16 年，患者无局部疼痛或仅有轻微疼痛，3 例由于骨溶解对髋臼窝进行了翻修更换 (2 例稳定，1 例松动)。值得注意的是，所有患者接受手术时，尚未出现高交联聚乙烯假体，有理由相信现在手术的远期预后会更加良好。

二、股骨头坏死

股骨头血供受损可使股骨头关节面塌陷，形态不对称，最终出现骨性关节炎。所有接受 THA 的患者中，股骨头坏死是第二大原因，占 29%。血供受损的原因通常包括外伤、皮质醇激素、酒精、镰状细胞贫血、艾滋病以及特发性原因等。

(一)评估

由于股骨头坏死早期影像学表现不明显，诊断需结合病史以及查体。患者通常表现为腹股沟深方或臀部疼痛，向下放射，或者仅有单独膝关节疼痛。主动或者被动的关节活动通常会诱发疼痛，会使得患者步态发生改变。需行髋关节 X 线进行评估，但早期不敏感，MRI 特异度和敏感度可达 98%。研究显示，股骨头受累小于 15% 时常无临床表现。

一旦股骨头坏死诊断成立，需对对侧进行评估以免漏诊，即使对侧也有受累，通常无明显临床症状，但若不处理，仍将进展。

（二）治疗选择及预后

治疗策略主要根据股骨头塌陷程度决定，在股骨头塌陷以前，可行保留股骨头的治疗，一旦塌陷，保留股骨头的手术效果将大打折扣。塌陷前的治疗包括保守治疗、钻孔减压、钻孔减压并植骨、带蒂骨瓣移植以及截骨术。

保守治疗包括减轻负重、双膦酸盐及高压氧治疗。

钻孔减压比保守治疗效果更佳，在 Ficat Ⅰ期患者中成功率 84%，Ⅱ期患者成功率 65%。145 例 Ficat Ⅰ期患者的研究结果，在平均 7 年的随访时间中，94% 的患者无需接受 THA，并指出自体骨髓填充可有助于提高手术成功率。

由于股骨头坏死通常累及股骨头的前上方，旋转截骨术可有助于坏死范围的减压，尽管短期效果良好，但远期效果仍然存疑。游离带血管骨瓣移植可用于塌陷前及塌陷后治疗，但对塌陷后的患者应用，5 年内仅有 65% 的患者免于翻修。这一手术的支持者则声称此术式是保留股骨头的最佳术式，并且对于相对年轻的患者，可以推迟接受髋关节置换的时间。

塌陷后，THA 为主要治疗手段，中期生存率优秀。THA 可有效改善症状，10 年生存率可达 98%。

其他方式包括半髋置换及表面置换，目前看全髋置换仍然远期生存率更好。

三、髋关节炎

（一）发病率及影响

在美国，关节炎是导致成年人残疾的最常见原因，根据报道，2005 年，高达 20% 以上的成年人患有该类疾病。2009 年，在美国所有接受住院治疗的疾病中，关节炎为第四大病因。2003 年，因关节炎所导致的支出高达 1280 亿美元。

（二）检查及评估

1. 病史及查体

该病发生早期无明显症状，最主要的临床表现为与活动相关的腹股沟或臀部疼痛。通常伴有长距离行走受限，穿脱鞋、上下车困难。部分患者伴有膝关节疼痛，通常由于闭孔神经分支的激惹。所有膝关节疼痛患者，均需对同侧髋关节进行影像学检查。患者还可有大粗隆的疼痛，同时伴有跛行。当关节软骨受累以及软骨下骨变性时，可出现患侧下肢短缩。病史较长的患者可出现外旋挛缩，查体时可有内旋受限并疼痛。

2. 影像学评估

主要包括髋关节正侧位及骨盆正位及双下肢全长片。主要表现包括关节间隙狭窄、骨囊肿形成、软骨下骨硬化、囊性变。

（三）治疗

非手术治疗包括减轻体重、活动调整、非甾体类抗炎药物、内收肌锻炼，若效果不佳或仍对患者生活质量有严重影响，可考虑手术，不推荐关节内注射药物治疗。

若非手术治疗无效，或病情严重影响生活质量，则可考虑接受手术治疗，手术前须经专科医师结合患者身体情况及对于活动功能的需求制订手术方案。

四、初次全髋关节置换术

（一）入路

当前，越来越多的医师选择前侧入路，临床数据及研究显示前入路对于髋关节周围肌肉损伤小，可降低术后脱位的风险。但有研究表明前入路手术时间及出血是后入路的近 2 倍。两种入路住院时间相同，但前入路患者早期并发症发生率更高。入路对于术后功能及步态无明显影响。

（二）股骨侧假体选择

骨水泥假体与非骨水泥假体：欧洲倾向于骨水泥假体，北美倾向非骨水泥假体，非骨水泥假体可降低手术时间，操作相对简单，且感染后无需移除骨水泥。

大部分非骨水泥假体为锥形或圆柱状，寿命无明显差别，近期新出现短髓内钉形式的扁楔形假体，优点是假体置入更容易，切口更小，术中假体并发症发生率低，9 年时生存率为 99.8%。组配式假体现在被用于初次手术或者翻修手术，相较非组配式假体能应对更复杂的临床情况，但也有特殊的并发症，如连接处疲劳断裂、磨损及腐蚀。

髋关节表面置换作为一种保留骨质的选择曾一度流行，有利于术后活动，但也有特殊的并发症，包括股骨颈骨折以及金属关节面磨损。但由于翻修率较高及金属离子问题，目前应用越来越少。

（三）关节界面选择

关节面磨损产生碎屑继发的骨溶解是假体松动的最主要原因，高交联聚乙烯的应用有助于减少这种情况的发生。硬对硬的界面，如陶瓷、钴铬合金也可作为备选，尤其对于年轻患者。但也存在自身相应的特殊问题。尽管陶 - 陶界面的 20 年随访证明关节面磨损导致的骨溶解几乎为 0，但是仍可能因为碎裂导致灾难性的后果。金属 - 金属可造成金属离子所导致的假性肿瘤、无菌性淋巴细胞脉管炎相关损伤。

对于年轻、活动要求高的患者陶 - 高交联聚乙烯不失为一种好的选择，尽可能降低磨损，也避免了碎裂及异响的问题。

五、关节置换失败

导致 THA 失败的原因很多，首要目标是查明失败原因，以便制订相应的翻修策略。关节置换失败的常见的原因包括：感染、松动、不稳定及假体周围骨折。

（一）临床评估

对于初次 THA 术后的相关临床症状，需要引起重视，如术后疼痛不缓解、伤口延迟愈合、术后需要延长使用抗生素、伤口持续存在渗出、长期负重受限、术后脱位、关节绞锁或异响等。同时应关注可能造成这些合并症的相关因素及生活习惯，如吸烟、糖尿病、应用皮质醇激素及凝血功能异常等。

查体时应关注步态、下肢长度、外展肌力量、关节活动度、局部压痛、包块，也应着重观察局部皮肤情况，观察有无窦道、伤口愈合不良或静脉淤滞。

影像学检查应观察假体位置、假体周围骨质情况，假体 - 骨质界面应着重观察有无松动迹象、假体移位情况。CT 有助于评估骨丢失及骨溶解的范围及严重程度。

实验室检查应完善血常规、红细胞沉降率、C- 反应蛋白，若炎性指标升高，需完善超声引导下关节腔穿刺，穿刺液中有核细胞计数 > 1700/μl，或中性粒细胞分类大于 65% 提示存在感染。

（二）假体周围感染

假体周围感染一经发现，需冲洗、清创、更换内衬、Ⅰ期翻修，亦可彻底清创、Ⅱ期翻修。翻修策略通常根据感染出现时间以及致病菌决定。急性感染行Ⅰ期冲洗 - 清创 - 更换假体的效果更好。在北美，慢性感染通常分期处理，93% 的患者术后中 - 远期无再次感染发生。

（三）不稳定

反复发作的关节不稳定是 THA 术后翻修的最常见原因，其发生的可能原因包括假体位置不佳、感染或外展肌力量差。翻修前需明确原因以指导治疗。

关于假体的位置，通常髋臼假体位置需外展 40°～45°，前倾 15°～20°，但是实际位置需根据股骨假体位置进行调整以达到最佳的稳定性。若患者存在骨盆异常，如接受过腰椎或腰骶融合，则易出现不稳定。

对于外展肌力量不足的患者，某些入路会对外展肌产生医源性损伤，大转子骨折亦可导致外展肌力量下降。若外展肌无法重建，可尝试使用限制型内衬以重建稳定性，需注意对髋臼进行额外固定。

（四）无菌性松动及骨溶解

对于髋臼侧骨缺损，若为局限性缺损，通常可通过打压植骨并更换更大的髋臼假体进行治疗。而对于节段性缺损，可通过更换更大的多孔髋臼进行翻修。若出现骨盆连续性中断，需根据骨盆稳定性、臼杯大小以及手术医师习惯进行相应处理。

若存在股骨侧骨缺损，需着重关注骨量相对完好的部分，以决定处理方式。在大多数情况，干骺端骨量受损较为严重，难以对于翻修假体产生良好的固定效果，需更换为加长的圆柱形或组配式锥形假体，将力量转移到股骨干。

（五）假体周围骨折

目前对于假体周围骨折，可采用温哥华分型，其中 B1 型为假体稳定性骨折，股骨假体无松动；B2 型为假体不稳定性骨折，假体松动，但无明显骨溶解；B3 型中，假体松动，伴骨溶解、骨质疏松等。假体稳定骨折可通过切开复位内固定术进行治疗。而假体不稳定性骨折则需进行翻修。

（六）金属 - 金属关节面失效

与其他关节的承重金属 - 金属关节面相同，髋关节金属 - 金属关节面的失效有着特殊的表现。最重要且特殊的失败原因为组织对金属的高敏反应、无菌性淋巴细胞脉管炎相关损伤。对于无症状、功能良好、影像学无异常的接受金属假体的患者，每年复查即可，应警惕有无功能受限或疼痛。应留取血清钴及铬水平作为基准参照。

若出现功能受损，并血清内金属离子水平升高，则需进一步治疗。金属离子升高 5 μg/L，则出现假性肿瘤的概率提高 4 倍。若出现疼痛，需完善超声或磁共振检查以明确有无假性肿瘤形成。若出现假性肿瘤，应尽快手术处理以免对骨质造成进一步影响。术中应彻底清除坏死组织及金属碎屑，并更换聚乙烯或陶瓷内衬，并应随时做好更换所有内固定的准备。术后继续监测血清金属离子浓度。

总 结

35 岁以下、股骨头形态完好、关节软骨完整的 DDH 患者适合接受 Bernese 截骨手术治疗 (髋臼周围截骨，PAO)。

股骨头坏死的患者中，THA 可有效缓解症状，并且 10 年生存率可达 98%。

髋关节术后翻修的最常见原因是反复发生的关节不稳定。

对于接受金属假体置换的患者，若出现疼痛，应行超声或 MR 检查，明确有无假性肿瘤，若无，则考虑择期手术；若有，则应尽快手术。

(夏 天)

参考文献

1. Werner CM, Copeland CE, Ruckstuhl T, et al. Radiographic markers of acetabular retroversion: Correlation of the cross-over sign, ischial spine sign and posterior wall sign. Acta Orthop Belg, 2010, 76(2):166-173.
2. Anderson LA, Kapron AL, Aoki SK, et al. Coxa profunda: Is the deep cetabulum overcovered? Clin Orthop Relat Res, 2012, 470(12):3375-3382.
3. Reurink G, Jansen SP, Bisselink JM, et al. Reliability and validity of diagnosing acetabular labral lesions with magnetic resonance arthrography. J Bone Joint Surg Am, 2012, 94(18):1643-1648.
4. Bedi A, Kelly BT, Khanduja V. Arthroscopic hip preservation surgery: Current concepts and perspective. J Bone Joint Surg Br, 2013, 95-B(1):10-19.
5. Larson CM, Giveans MR, Stone RM. Arthroscopic debridement versus refixation of the acetabular labrum associated with femoroacetabular impingement: Mean 3.5-year follow-up. Am J Sports Med, 2012, 40(5):1015-1021.
6. Clohisy JC, Zebala LP, Nepple JJ, et al. Combined hip arthroscopy and limited open osteochondroplasty for anterior femoroacetabular impingement. J Bone Joint Surg Am, 2010, 92(8):1697-1706.
7. Naal FD, Miozzari HH, Schär M, et al. Midterm results of surgical hip dislocation for the treatment of femoroacetabular impingement. Am J Sports Med, 2012, 40(7):1501-1510.
8. Walker JA, Pagnotto M, Trousdale RT, et al. Preliminary pain and function after labral reconstruction during femoroacetabular impingement surgery. Clin Orthop Relat Res, 2012, 470(12):3414-3420.

9. Sink EL, Beaulé PE, Sucato D, et al. Multicenter study of complications following surgical dislocation of the hip. J Bone Joint Surg Am, 2011, 93(12):1132-1136.
10. Rhee PC, Woodcock JA, Clohisy JC, et al. The Shenton line in the diagnosis of acetabular dysplasia in the skeletally mature patient. J Bone Joint Surg Am, 2011, 93(suppl 2):35-39.
11. Clohisy JC, Dobson MA, Robison JF, et al. Radiographic structural abnormalities associated with premature, natural hip-joint failure. J Bone Joint Surg Am, 2011, 93(suppl 2):3-9.
12. Mont MA, Zywiel MG, Marker DR, et al. The natural history of untreated asymptomatic osteonecrosis of the femoral head: A systematic literature review. J Bone Joint Surg Am, 2010, 92(12): 2165-2170.
13. Bergin PF, Doppelt JD, Kephart CJ, et al. Comparison of minimally invasive direct anterior versus posterior total hip arthroplasty based on inflammation and muscle damage markers. J Bone Joint Surg Am, 2011, 93(15): 1392-1398.

第 36 章
膝关节重建及置换术

引　言

膝关节疼痛是一种临床工作中十分常见的症状，多数人在一生的某个阶段都会出现膝关节疼痛。与之相关临床疾病的治疗已经成为骨关节外科工作的主要内容之一。目前对膝关节疼痛的治疗方法繁多，各种指南盛行，效果不一。要对这个问题有一个完整的认识，需要系统了解膝关节疼痛相关疾病的临床诊断、评估、手术方式的选择、方案设计、术后注意事项及并发症的处理原则。

一、临床评估

膝关节疼痛临床上十分常见。在询问病史时要明确患者是否有机械性疼痛症状，反复摔伤或不稳定，是否自儿童期就有膝关节不适。要获得满意的疗效就要了解疼痛和损伤的程度。

生活质量自查表是评估膝关节损伤和(或)关节炎对生活的影响及其后续治疗疗效的重要手段。这些自查表包括 Oxford Knee Score，Knee Society Score，Western Ontario and McMaster Universities Osteoarthritis Index (WOMAC)，Medical Outcomes Study 36-Item Short Form (SF-36)，Knee Injury and Osteoarthritis Outcome Score (KOOS)，European Quality of Life Questionnaire (EQ-5D)。另外还有在循证医学的基础上制定的治疗建议和指南为患者解答各种疑问，为膝关节疼痛、外伤及关节炎提供最有效的治疗。

二、查体

观察患者走进检查室时的步态就可以形成一个整体印象；包括

防痛步态(患肢站立相减少)、Trendelenburg 步态、跨越步态(足下垂，神经损害)或屈膝步态(与腘绳肌紧张或膝关节屈曲挛缩有关)。检查时需要完全暴露下肢。

术前膝关节局部软组织条件评估应包括手术瘢痕、有无皮肤破损或渗出。应详细检查关节活动范围，行韧带张力检查，关节触诊并对所有相邻关节(尤其是髋关节，因其病损可引起膝关节牵涉痛)进行评估。记录关节挛缩、伸肌迟滞、疼痛情况并进行双侧对比，这对于置换术后评估至关重要。

三、影像学评估

基于查体所见应进行一系列的膝关节退变的检查(前后位、45°负重位、侧位及 Merchant 位)。站立位是评估关节间隙退变和力线的最有效的方法。其他平片检查包括斜位片、全长片(机械轴)以及应力位片。如果前述检查未能给出一致的诊断可能还需附加检查。

MRI 对于关节内病损非常敏感，但经常被过度使用。MRI 有助于发现关节软骨、半月板、韧带的损伤及关节的肿瘤。此外，还可以尝试金属伪影消减像以探查金属植入物邻近的软组织损伤。这种检查涉及两种新近开发的 3D MRI 技术，它通过断层编码伪影校正或多变量可变谐振成像技术对内植物周围的金属伪影进行校正。

四、非手术治疗

在过去的几十年里，针对膝关节痛的各种治疗方式得到了极大发展，对于膝关节骨性关节炎(osteoarthritis，OA)首推各种非药物治疗。非坚强固定性支具可起到液压支撑的作用，目前已得到广泛应用。更加坚强的支具虽然有助于减轻膝关节内外侧的载荷，但目前仍缺乏强有力的数据支持，而且其长期效果及依从性近来正受到质疑。

氨基葡萄糖和硫酸软骨素等制剂通常具有良好的耐受性，并在临床上得到广泛应用，但其疗效各异，作用机制不明。其他治疗药物包括醋氨酚、口服或局部应用 NSAIDs 及曲马多。然而对 NSAIDs 所带来的心脏和肾功能损害及消化道溃疡等副作用的担忧限制了其长期应用。同样，醋氨酚长期用药也可能导致肝损害。研究显示关节内注射皮质类固醇耐受性好，且与关节冲洗具有相近的效果和安全性。透明质酸注射也是一种常见的治疗选择，它对于缓解膝关节 OA 的症状有一定效果，分子量最大的效果最好。另有实验报道富含血小板的血浆制剂对于缓解膝关节 OA 的疼痛症状有一定效果。对于疼痛严重、上述治疗效果欠佳而又不适于手术的患者，可选用阿片类、止痛药及度洛西汀来缓解疼痛。

五、保留关节的手术

（一）关节镜

2002 年有随机对照研究显示关节镜冲洗的优势甚微，自此关节镜一直是一种富于争议的治疗手段。近年来选择关节镜治疗膝关节 OA 变得越来越谨慎，病例数也呈下降趋势。由关节松动、半月板损伤及软骨瓣不稳而引起的机械症状可通过关节镜治疗，但其疗效有限，不应该作为膝关节 OA 的常规治疗选择。

（二）截骨术

膝关节外伤后，为避免关节成形术，或对于畸形大于 15° 者可选择胫骨近端或股骨远端截骨。术前应准备全套膝关节平片检查用于术前评估和模板制作。CT 对病例选择也有一定帮助。

为缓解症状，截骨术应仅限于伴有单间室退变和下肢力线角状畸形的年轻病例。还可以同时行植骨术。禁忌证包括三间室 OA、髌股关节 OA、炎性关节炎、膝关节活动度 (ROM) 小于 120° 、屈曲挛缩大于 5° 及年龄大于 60 岁者。

1. 股骨截骨

股骨远端外翻截骨 (内侧楔形闭合或外侧楔形开放) 适用于继发于内翻畸形愈合或外翻畸形者。如果没有股骨远端畸形愈合和后方韧带损伤或只是单纯内侧间室损害的情况下，内翻畸形可选择胫骨近端截骨术。

2. 胫骨截骨

年轻患者伴单发内侧间室退变性关节炎可选择内侧楔形开放

截骨或外侧楔形闭合胫骨截骨术。禁忌证包括屈曲挛缩、屈曲小于 90°、韧带不稳定、炎性关节炎。闭合截骨有三个潜在缺点：肢体短缩，手术暴露过于广泛，需要行腓骨截骨。内侧楔形开放截骨需要植骨，承重有限制，不融合率更高。两种截骨手术的效果均为良好至优良。如果术中过度矫正畸形则会增加后继全膝关节置换术 (total knee arthroplasty, TKA) 的难度 (暴露困难)。

六、关节置换术的选择

目前临床应用的膝关节置换术包括单间室膝关节置换术 (unicompartmental knee arthroplasty, UKA，内或外侧)、髌股关节置换术 (patellofemoral arthroplasty, PFA)、生物间室关节置换术或 TKA。TKA 假体的有效年限通常为 15 ~ 20 年。近来由于 UKA 导致的间室置换失败及使用寿命相对较短等问题，某些双间室置换术又被重新启用。关节置换术的选择应尽量推延，最好至少 60 岁以后。

(一) 单间室膝关节置换

当 OA 只累及一个间室时，可以只置换破坏的关节面。随着手术技术的进步和患者需求的不断增长，UKA 最近再次受到欢迎。但普遍认为 TKA 的长期效果优于 UKA，近期的报道 10 年假体存活率分别为 80.2% 和 98%。

如果病例选择严格，包括单发单关节疼痛及影像学退变证据，手术可以获得很高的成功率。公认的禁忌证包括炎性关节炎，广泛固定畸形，三间室、双间室病变，韧带松弛，前交叉韧带缺损 (近期提出)，及对侧间室半月板切除术后。经典的 UKA 手术指征包括：60 岁以上老年患者对手术要求不高，体重 160 kg 以下 (BMI＜35)，屈曲挛缩小于 10°，内翻畸形小于 10°，或外翻畸形小于 15° 者。

UKA 优于 TKA 之处在于骨丢失少，保留了韧带结构，恢复快，短期并发症少，高 ROM 及术后满意率高。相比胫骨截骨术，似乎没有出现低位髌骨的风险，使得后期手术更加简单。与高位胫骨截骨 (high tibial osteotomy，HTO) 相比，UKA 远期疗效更好。12 ~ 17 年随访研究显示 HTO 再手术率、伤口并发症及神经血管损伤发生率更高，而疼痛缓解率更低。HTO 术后行 UKA 疗效欠佳，翻修率高达 30%。

UKA 成功的关键在于最少的骨质切除、冠状面和矢状面力线的恢复以及确切的固定。目前的报道显示 UKA 术后功能恢复优于 TKA，且无论内或外侧，手术效果相近。随着 UKA 逐渐受到关注，其适应证也不断扩大，无症状的影像学髌股关节退变目前也已被包括其中。但髌骨外侧半脱位不容忽视，更适合 TKA 治疗。目前还有其他一些手术技术，包括导航手术，个性化定制截骨导板及机器人辅助手术，但均缺乏文献支持。

UKA 手术目前有活动和固定的承重装置可供选择，且两者均有中长期随访报道。离体实验显示在所有条件下 UKA 内侧固定承重型假体的磨损率均低于外侧活动承重型假体。92 年的随访研究显示这两型假体对膝关节功能的影响相近。17 年随访后期假体失败的原因包括活动型假体发生无菌性松动、脱位和关节炎进展；固定型假体发生磨损及关节炎进展。

UKA 翻修的常见原因包括：磨损 (12%)，松动 (45%)，假体下沉 (1.9%)，手术技术问题 (11.5%，髌骨撞击和脱位)，或无法解释的疼痛 (5.5%)。目前文献支持的 UKA 术后感染的征象包括：红细胞沉降率高于 27 mm/h，C 反应蛋白高于 14 mg/L，关节滑液白细胞计数高于 6200/μl，多核白细胞高于 60%。目前 UKA 先进的插入技术意味着 UKA 可以成功地转换成 TKA，对于 OA 患者来说转换后的成功率与 Ⅰ 期 TKA 置换相近。转换时仍需谨慎，必要时可借用 TKA 翻修技术。

（二）髌股关节成形术

髌股关节 OA 很常见，文献报道 50 岁以上人群中发生率高达 24%，女性更常见。已知的孤立的髌股关节 OA 的病因包括创伤、滑车畸形、髌骨倾斜及肥胖。对非手术治疗无效的患者，如不想行关节成形术，可选择软组织力线修复、自体软骨移植、关节镜及髌骨切除。当上述治疗无效时可考虑关节成形术，如 PFA 或 TKA。

PFA 失败最常见的原因是假体松动和 OA 进展累及胫腓骨关节。已有研究显示 OA 进展与高 BMI、髌骨高位 / 低位及术中胫腓关节关节面损伤有关。相比之下其他的早期设计的内植物假体生存率更高，10 年和 20 年生存率分别为 84% 和 69%。

（三）全膝关节置换术

TKA 是终末期关节退行性疾病的最终治疗选择，只适用于非手术治疗失败者。患者是否适用主要依据三点原则：(1) 病史、查体和影像学检查符合终末期 OA，并伴有疼痛及功能受限影响日常生活；(2) 非手术治疗无效；(3) 全身情况及精神状态能够耐受手术和术后恢复。

七、影响疗效的因素

文献显示 TKA 术后生存率优良，10 年高于 90%，15 年高于 80%，20 年高于 75%。影响 TKA 疗效的因素可分为患者相关因素和假体设计因素。患者相关因素包括年龄、性别、对疗效的期望值，以及最初诊断。55 岁以下患者 TKA 术后很可能需要再手术。但年轻患者不应视为绝对手术禁忌证，有术后 5 年和 10 年随访报导 55 岁以下患者也可获得满意的疗效。

女性患者虽然通常术前身体功能更差，但她们往往恢复更快，功能改善与男性患者相同。女性患者关节置换的长期存活率高于男性，但术后疼痛程度通常较重。

患者术前期望值可以影响 TKA 的效果。一项近期的研究显示患者对手术期望值的满足程度与手术满意度高度相关。针对患者对手术的期望值和对疼痛的恐惧采取措施有助于提高疗效。

（一）肥胖

对于肥胖患者而言，手术的顾虑主要包括手术步骤更加复杂以及由于解剖标记难以显露而导致假体对线欠佳。此外围术期风险也随之增加，包括伤口愈合情况、浅表组织感染以及内侧副韧带损伤。术前应向患者交代风险，尤其是感染风险，文献报道高达 4.66%。肥胖患者 TKA 临床疗效的报道并不一致。多数学者认为 TKA 术前应建议患者减轻体重。

(二)糖尿病

糖尿病患者行 TKA 术前应谨慎考虑手术风险。糖尿病本身可以影响免疫功能，导致中性粒细胞和单核细胞功能异常从而增加感染风险。此类患者术后早期发生伤口并发症及深部感染、尿路感染的风险增加，住院时间延长。有报道糖尿病患者的深部感染率为 3.4%～7%，而无糖尿病患者为 1% 左右。围术期血糖水平可能是预测并发症的重要指标。即使非糖尿病患者，术后第一天血糖超过 140 mg/dl 的患者感染风险增加 3 倍。长期随访显示相同年龄和 BMI 的患者中糖尿病患者 TKA 疗效不如非糖尿病患者。

(三)骨坏死

膝关节有时会出现骨坏死，通常见于长期使用皮质激素、酗酒、有镰状细胞贫血或接受过器官移植的年轻患者 (45 岁以下，男性多见)。继发骨坏死通常累及双侧股骨髁，近 80% 的患者可能双侧受累和 (或) 伴有其他关节受累。诊断通常依靠标准平片，MRI 有助于评估坏死范围。治疗首选非手术治疗，然后可考虑保留关节的减压手术、关节镜、截骨术及植骨术。自发性和关节镜术后膝关节骨坏死如果可以早期诊断并治疗，可采用相同的治疗方法且疗效肯定。

由于骨质差及继发疾病，此类患者行 TKA 更富挑战性。有报道显示对于坏死范围局限者，如果选择得当 UKA 可以获得良好疗效。对于坏死广泛者，在各种现代内植物及增强技术的帮助下，TKA 也能获得优良的效果。文献回顾显示骨坏死患者 TKA 成功率比原发 OA 患者低。

(四)血友病性关节炎

血友病是一种遗传性疾病，它可以通过反复关节内出血及慢性滑膜炎而引起关节退变。血友病患者行 TKA 术前应保持因子Ⅷ水平高于 60%，术后 2 周内维持在 30%～60% 之间。

与原发 OA 相比，血友病患者假体存活率及 ROM 都低。由于输血和伴发疾病，感染的威胁对于血友病患者长期存在。

（五）胫骨平台骨折后的 TKA

影响胫骨平台骨折患者的长期疗效最主要的因素是力学轴线。其他影响预后的因素包括半月板的完整性、韧带松弛及残余关节面的损害情况。创伤性关节炎保守治疗无效者可考虑 TKA。术前应除外感染。

关于外伤后急诊关节置换术的临床疗效报道不一，其并发症发生率高于择期 TKA。

八、术中要考虑到的问题

对于关节置换术而言，恢复机械力线、可靠的假体与骨之间的固定及良好的韧带平衡至关重要。精准的骨切割是关键，局限的暴露（微创）可能会影响精准度从而导致假体位置不良和难以保持软组织平衡。目前文献报道通过髓内、髓外以及各种定制的切割工具均可成功地获得精准切割。手术应着力重建正常的膝关节运动方式：即中度屈曲时内侧轴的运动和深度屈曲时双髁的后旋。

恢复韧带平衡的关键在于在屈伸活动时保持双侧胫股间隙高度的对称。丧失平衡将导致两侧胫股间隙不对称，ROM 异常，不稳定及关节僵硬。目前已出现计算机辅助的手术技术帮助平衡两侧间隙，早期疗效比较令人满意。

由于胫骨通常有 3° 的内翻，股骨旋转可以影响屈曲间隙，然而截骨面通常垂直于其长轴。因此，股骨髁后方截骨时应重建膝关节屈曲时的直角间隙。然而文献显示无论哪种截骨方法，其疗效相近。

（一）后交叉韧带的处理

TKA 术中有三种处理后交叉韧带 (PCL) 的选择：重建、牺牲和置换。每种选择均可产生良好的效果。虽然报道不统一，最近的文献回顾显示术后 15 年随访后交叉韧带保留的病例假体存活率高于后方固定的 TKA(90% 比 77%)。

PCL 保留术支持者提出保留 PCL 有利于恢复股骨的生理后旋，关节线的恢复，减少骨切除及改善韧带的本体感觉。相反，如果切除 PCL，则可能导致屈曲不稳定和关节屈曲时疼痛。

TKA 术中也可以置换 PCL，然而其效果并不肯定。

（二）固定

使用聚甲基丙烯酸甲酯骨水泥固定已成为 TKA 手术的金标准，无骨水泥的膝关节假体的市场不到 10%。目前的关注点在于对无骨水泥假体的孔径、强度及运动学研究。

随着人们对手术技术及工具的可靠性的日益关注，无骨水泥 TKA 重新引起注意。近期有研究报道双膝置换，一侧为无骨水泥假体另一侧为骨水泥假体的患者，两侧均获得良好疗效，并无差异。杂交型假体(股骨侧无骨水泥、胫骨侧骨水泥)疗效报道目前不统一。

（三）负重平台：活动还是固定

胫骨基板模块因为能够将应力更均匀地传导到胫骨近端而术中又能够提供良好的活动性而越来越受欢迎。此外，对于固定性假体当出现假体磨损时，其翻修术相对简单。但是额外添加的接触面增加了非关节面磨损及锁定机制失败的风险。现代的假体设计更加坚强，锁定机制更加可靠，并对胫骨基板进行了打磨。

目前已出现单块设计的 TKA 假体并包括了聚乙烯和多孔钽金属胫骨。75 岁以上患者 14 年随访结果显示 98% 以上假体存活率。然而假体失败及相对较短的随访时间仍然是此类假体的主要顾虑。

活动负重型假体是为解决后方磨损而研发的。此类设计可以增加接触面积，降低负重面积。活动和固定型 TKA 假体的长期随访效果相近。

（四）髌骨的处理

髌骨面的处理目前仍存在争议。膝前疼痛及髌骨关节并发症的发生与髌骨表面是否置换及如何处理无关。对于髌骨软骨应该保留多少目前也无定论。

TKA 术后膝前疼痛相当复杂，牵涉因素包括力线异常、假体异常旋转、软组织损伤、滑囊炎以及复杂的局部疼痛综合征。髌骨表面置换后只有 50% ~ 65% 的患者疼痛缓解到他们术前的期望值。并发症包括髌骨骨折、假体松动及骨坏死。

九、并发症

（一）感染

假体感染是灾难性的，预防是最好的治疗措施。术前预防措施包括皮下抗感染处理及术前金黄色葡萄球菌筛查。此外，手术开始后 1 小时内开始预防性应用抗生素并延续到术后 24 小时。

术后患者出现疼痛和(或)伤口渗液者，可参考 AAOS 提供的指南处理。感染的诊断通常依据病史、查体及实验室检查结果而定。

（二）静脉血栓

最近已有防止血栓的 AAOS 临床指南，建议患者术后早期活动，在不考虑出血风险的前提下可使用抗凝药加机械加压装置预防血栓。目前主要顾虑是预防血栓与出血之间的平衡。AAOS 已给出指导用药的原则。不能使用药物或机械运动防栓的患者可考虑下腔静脉放置滤网。

（三）韧带损伤

内侧副韧带对于关节功能至关重要，受到损伤后将加速假体磨损和失败。一旦损伤可选择更换限制性假体或直接修复 / 缝合损伤的韧带，术后支具固定 6 周。伸肌装置损伤是 TKA 最严重的并发症之一，可见于三个部位：四头肌腱、髌骨及髌韧带。损伤后直接修复效果不好，可在缝合的基础上加用经骨通道的自体或同种异体肌腱移植。术后常需延长固定时间，后期 ROM 受限。对于发现晚、慢性伸肌装置异常或先前手术修复失败者，可能需行同种异体肌腱重建术。

（四）关节纤维化

多为多因素所致，包括不正确的理疗和疼痛治疗、局部疼痛综合征、手术失误、感染、异位骨化及肌肉痉挛。患者术前 ROM 是最可靠的预测指标。早期可选用 MUA 加理疗。纤维化出现后期应用 MUA 有出现假体周围骨折的风险。其他治疗包括动态支具，疼痛治疗及翻修手术治疗。翻修术可较好改善 ROM，但并发症发生率高达 49%。

（五）神经血管损伤

TKA 术后神经损伤相对少见 (0.3% ~ 1.3%)。腓神经损伤最为常见，通常是牵拉伤。部分损伤通常预后较好。表现为术后即刻出现神经麻痹。此时可去除辅料，膝关节采取屈曲位以减少神经张力。对于功能不恢复的患者可采取神经减压手术，术后疗效肯定。

TKA 术后血管损伤虽不常见 (<0.25%) 但后果严重。一旦损伤多数情况下需要请求血管外科帮助或血管重建。

（六）假体周围骨折

TKA 术后假体周围骨折发生率在 0.3% ~ 2.5%，翻修术后可高达 30%。股骨髁上骨折最为常见，首次 TKA 术后发生率在 0.3% ~ 2.5%，翻修术后可达 38%。胫骨假体周围骨折相对少见，发生率为术中 0.1%，术后 0.4%，翻修术后发生率更高。髌骨假体周围骨折发生率为 0.68%，未行表面置换者发生率更高。翻修术后髌骨骨折发生率可增加 6 倍。此类骨折多发生于低能量损伤后，只有 10% 是由高能量损伤引起。

已知的诱发因素很多。代谢疾病如骨质疏松和类风湿关节炎最为常见。

TKA 术后假体周围骨折按解剖部位分类。目前已有可指导治疗的经典的分类方法，如 Mayo 分类系统。

假体周围骨折时，松动的内植物需要翻修。当股骨骨折而股骨内植物稳定时，可采用髓内钉或锁定钢板。

胫骨假体周围骨折少见，其治疗原则与股骨相同。

髌骨假体周围骨折的处理取决于伸肌装置的完整性。外科手术并发症发生率高，除非伸肌装置撕裂或髌骨假体松动，不建议使用。

（七）假体间骨折

全髋置换假体与 TKA 假体或 TKA 与 ORIF 近端假体之间发生

骨折极具挑战性。一般来说，固定装置应该较长并跨越两个假体以避免应力增加。

十、全膝关节置换翻修术

（一）TKA 术后疼痛的评估

病史及体格检查至关重要。影像学评估包括术前 X 线评估及术后的随访。虽然 TKA 术后疼痛的原因很多，应首先除外感染。

（二）术前计划

翻修术后并发症发生率可高达 25%。其中包括感染、伸肌装置功能异常、关节僵硬、无菌性假体松动、假体周围骨折、伤口并发症及不稳定。

术前应明确首次手术所选择的假体的种类、大小、限制程度及手术入路。计划如何处理切口、骨缺损及韧带稳定性问题至关重要。

维持和 (或) 恢复正常的关节线高度是翻修术能否成功的关键。可用的解剖标志包括外上髁 (距离关节线 2.5 cm)、内上髁 (距离关节线 3 cm) 及腓骨头 (位于关节线远端 1.5 ~ 2 cm)。

（三）部分翻修与全膝关节翻修

对于关节磨损和假体周围骨溶解者，单纯聚乙烯衬里置换同时植骨效果可靠。单纯髌骨翻修术效果欠佳且再手术率高。单纯胫骨或股骨翻修术同样效果不好。

（四）翻修术中髌骨的处理

髌骨骨质欠佳或骨坏死对 TKA 翻修术可产生不良影响。恢复髌骨厚度可改善伸肌装置的功能，是 TKA 翻修术的主要目的。对于因骨量和骨质不允许表面置换时，可考虑髌骨清理及保留切除的髌骨碎骨或髌骨切除术。由此可导致髌骨高度的丢失，而出现伸肌无力及滞后。

对于骨量充足的患者，首选标准表面置换恢复髌骨高度。当骨量不充足时有以下选择：(1) 多孔的钽金属髌骨假体，(2) 植骨或局部软组织覆盖，(3)bull-wing 截骨，(4) 同种异体伸肌装置移植。如果选择得当，上述方法均可获得良好效果。

（五）骨缺损的处理

翻修术后骨溶解、假体构件松动、骨水泥外溢和切除范围过于广泛均需要结构重建。局限性的骨缺损可选用金属构件增强、植骨、骨水泥。节段性缺损可选择大块同种异体骨移植。打压植骨伴或不伴用金属网可以将非局限性的骨缺损转换为局限性的骨缺损。更大的骨缺损可能需要选用同种异体假体复合体或大块假体重建。各种重建技术都有成功的报道，然而骨缺损越大，重建范围越大，围术期并发症及失败风险也越高。

总 结

膝关节疼痛和外伤是骨科常见病。正确的诊断对于选择适当的治疗方式至关重要。尽管保守治疗效果不一，但在选择手术之前仍应尽量尝试各种非手术治疗。早期应先考虑保膝治疗，特别是年轻患者，关节置换术原则上适用于至少 60 岁以上的患者。围术期治疗对于优化手术疗效、降低翻修率和并发症发生率至关重要。虽然预防措施不断改进，术后感染、静脉血栓形成及假体周围骨折仍时有发生。目前已有各种假体周围骨折的分类和治疗流程指南，其共同目的都是恢复运动、缓解疼痛及重建稳定。TKA 翻修术适用于假体出现松动、感染或活动异常时；目标是恢复关节解剖线，重建稳定性及膝关节的正常活动和力线。总而言之，按照如上的原则诊治，膝关节手术可以获得满意的疗效。

（党 礌）

参考文献

1. Chen CA, Chen W, Goodman SB, et al. New MR imaging methods for metallic implants in the knee: Artifact correction and clinical impact. J Magn Reson Imaging, 2011, 33(5):1121-1127.
2. Hochberg MC, Altman RD, April KT, et al. American College of Rheumatology 2012

recommendations for the use of nonpharmacologic and pharmacologic therapies in osteoarthritis of the hand, hip, and knee. Arthritis Care Res (Hoboken), 2012, 64(4):465-474.

3. Spaková T, Rosocha J, Lacko M, et al. Treatment of knee joint osteoarthritis with autologous platelet-rich plasma in comparison with hyaluronic acid. Am J Phys Med Rehabil, 2012, 91(5):411-417.
4. Rönn K, Reischl N, Gautier E, et al. Current surgical treatment of knee osteoarthritis. Arthritis, 2011, 2011(2011):454873.
5. Saragaglia D, Blaysat M, Imman D, et al. Outcome of opening wedge high tibial osteotomy augmented with a Biosorb® wedge and fixed with a plate and screws in 124 patients with a mean of ten years follow-up. Int Orthop, 2011, 35(8):1151-1156.
6. Spahn G, Hofmann GO, von Engelhardt LV, et al. The impact of a high tibial valgus osteotomy and unicondylarmedial arthroplasty on the treatment for knee osteoarthritis: A meta analysis. Knee Surg Sports Traumatol Arthrosc, 2013, 21(1):96-112.
7. Rees JL, Price AJ, Lynskey TG, et al. Medial unicompartmental arthroplasty after failed high tibial osteotomy. J Bone Joint Surg Br, 2001, 83(7):1034-1036.
8. Berend KR, Kolczun MC II, George JW Jr, et al. Lateral unicompartmental knee arthroplasty through a lateral parapatellar approach has high early survivorship. Clin Orthop Relat Res, 2012, 470(1):77-83.
9. Burton A, Williams S, Brockett CL, et al. In vitro comparison of fixed-and mobile meniscal-bearing unicondylar knee arthroplasties: Effect of design, kinematics, and condylar liftoff. J Arthroplasty, 2012, 27(8):1452-1459.
10. Keenan AC, Wood AM, Arthur CA, et al. Ten-year survival of cemented total knee replacement in patients aged less than 55 years. J Bone Joint Surg Br, 2012, 94(7):928-931.
11. Scott CE, Bugler KE, Clement ND, et al. Patient expectations of arthroplasty of the hip and knee. J Bone Joint Surg Br, 2012, 94-B(7):974-981.
12. Abdel MP, Morrey ME, Jensen MR, et al. Increased long-term survival of posterior cruciateretaining versus posterior cruciate-stabilizing total knee replacements. J Bone Joint Surg Am, 2011, 93(22):2072-2078.
13. Gioe TJ, Sinner P, Mehle S, et al. Excellent survival of all-polyethylene tibial components in a community joint registry. Clin Orthop Relat Res, 2007, 464:88-92.
14. Stuart MJ, Hanssen AD: Total knee arthroplasty: Periprosthetictibial fractures. Orthop Clin North Am, 1999, 30(2):279-286.
15. Sheth NP, Pedowitz DI, Lonner JH. Periprosthetic patellar fractures. J Bone Joint Surg Am, 2007, 89(10):2285-2296.

第37章 膝髋关节置换术中摩擦界面的材料

引 言

关节置换术是从关节成形术发展而来的，最初的目的是使关节重新恢复活动功能，为了避免修整后的关节面之间重新发生融合，学者们想到要在关节两端之间置入某种材料。于是，最早的关节成形在1840年出现了，当时纽约的一名叫JM Carnochan的口腔科医师将一块橡木片放入了一位受关节强直困扰的患者的颞下颌关节里。术后关节果然可以活动了，但很快因为橡木片被排出而失败，这一手术应该说是人工假体置换术的开端。自此之后，各式各样的材料登上了人类关节内置物的舞台，这其中包括人类的皮肤、筋膜、肌肉，金箔、象牙、橡胶、玻璃甚至猪的膀胱，一代又一代的医生和患者为此付出了努力。最终，学者们总结出了人工关节间隔材料应该具备的基本要求：首先要有生物相容性，在体内不会引起人体的不良反应，无毒性、无热源、无致癌、无过敏、不破坏周围组织；其次它要具备一定的机械特性，应该能维持一定的形态，耐摩擦，耐腐蚀。

直至1962年，英国的SJ Charnley教授提出了人工关节的低摩擦理论，他参与设计出了金属股骨头和超高分子量聚乙烯髋臼假体的组合，用骨水泥进行固定，创建了低摩擦的人工关节置换术。这一创举得到了异常优秀的结果，至今，Charnley人工关节仍是衡量其他髋关节置换的金标准，他本人也被一致认为是现代人工关节之父。

从此，人工关节的生物力学研究迅速发展，开创了人工关节置换的新纪元。医生和生物力学还有材料学工程师相互合作，各种类型的人工关节相继出现。学者们不断寻找着、制作着那些更适合人体，在体内待的时间更久，功能更好的材料，他们也把研究的重点部分，起名为“摩擦界面”。

本章从关节假体摩擦界面的磨损理论入手，通过聚乙烯、陶瓷以及金属材料的特性和优缺点的介绍，阐述了目前膝髋关节摩擦界面假体的最新理念和进展。

一、假体的磨损

目前人工关节假体的生存期已经有了明显的延长，近期研究的重点就是如何改善摩擦界面的磨损问题。总体来说，假体材料的磨损可以归纳为四种形式。第一种是两个摩擦界面之间的直接磨损；第二种是一个摩擦界面和另一个非摩擦界面之间的磨损；第三种是三体磨损，它会导致界面的划伤，并加速第一种磨损；第四种是两个非摩擦界面之间的磨损。

摩擦界面表面的特性对磨损有很大影响，在过去的 20 年中，关于这一方面的研发也占据了人工关节领域研究的绝大部分。学者们总结出了三大影响假体磨损的变量，即假体的设计 (材料，形状，加工)、假体的存在环境 (骨结构，负重，活动水平) 和假体的使用环境 (假体位置，手术技术，三体介入)。在此基础上，经过大量的研究发现，为了避免磨损，良好的摩擦界面应该具备以下要求：具有最低的摩擦系数、保持最低的接触应力、产生最少的磨损颗粒以及同时满足关节的功能和稳定。

二、超高分子量聚乙烯

聚乙烯是通过催化聚合反应将 CH_2 单位线性连接而形成的，依据分子量的不同和支链的不同，聚乙烯可以分为很多种类。其中，每摩尔分子量在 200 万 ～600 万之间，完全是线性结构，不存在支链的聚乙烯，被称作超高分子量聚乙烯。这种超高分子量聚乙烯的融化温度为 125° ～138°，拉伸弹性模量是 0.8～1.6 Gpa，抗拉强度达 39～48 Mpa，结晶度是 39%～75%。正是由于这样极大的分子量，使之拥有了化学惰性、坚韧性和耐磨性。

有研究显示，超高分子量聚乙烯在使用前 5 年的磨损率是每年 0.18 mm，5 年之后的磨损率是每年 0.1 mm。在 20 世纪 70 年代至

90 年代，其是人工关节摩擦界面的金标准。到目前为止，它也是全膝关节置换术中唯一可选择的摩擦界面，在全髋关节置换术中也广泛应用，并取得了良好的长期随访结果。然而，即使再完美匹配的髋关节置换手术，每天也会产生数以百万计的微观聚乙烯颗粒，从而造成骨溶解。有研究发现，膝关节置换术后 5 ~ 15 年时，骨溶解的发生率是 5% ~ 20%。因此，超高分子量聚乙烯也势必面临着改进。

首先，为了使聚乙烯更加耐磨，学者们研发出了高交联的超高分子量聚乙烯。这种聚乙烯是通过辐射使超高分子量聚乙烯的分子高度交联，这样可以减少聚乙烯的磨损，增强了它对腐蚀的抵抗性。与传统的超高分子量聚乙烯相比，其磨损率降低了 40% ~ 80%。但因为高度交联，其弹性模量也随之增大，更容易出现边缘断裂。其次，在聚乙烯的制作过程中，学者们也发现直接一次性的压模成型要比聚乙烯棒材切割更好，后者在腐蚀、脱层以及背侧磨损的程度更加明显。第三，聚乙烯材料的灭菌及储存也影响了其磨损特性。学者们发现，聚乙烯不能使用高温高压消毒，这会导致材料的降解并发生永久变形，而环氧乙烷消毒穿透力差，消毒灭菌可能不完全，故也不适用于聚乙烯，目前基本都使用 γ 射线对聚乙烯材料进行消毒，然而在 γ 射线辐射灭菌过程中，C-H 键断裂，氢原子会快速地扩散出去，留下含有一个不饱和电子的碳原子，成为自由基，在空气中，碳自由基会氧化，最终形成 COOH，引起 C-C 键断裂，导致分子量降低，降低了材料的强度。所以，目前普遍建议要在惰性气体中进行 γ 射线消毒。此外，聚乙烯在存贮期也会产生氧化，虽然十分缓慢，但在储存时间达到 5 年之后，材料的延展性就会显著丧失。因此，在使用时，也要注意尽量缩短超高分子量聚乙烯的“货架时间”。最后，为了彻底解决聚乙烯的种种弊端，学者们对相对应的摩擦界面进行了改进，由此诞生了新的摩擦界面——陶瓷。

三、陶瓷

陶瓷是一种无机物，主要成分是氧化铝，它化学稳定，生物相容性高，具有高耐磨性、高耐腐蚀性、高强度和高硬度的特点。相比较于金属对聚乙烯，其具备优越的润滑性，表面更光滑，磨损颗粒也更小。有研究显示，陶瓷对陶瓷界面的 THA 中，10 年的随访生存率达到了 98%。

但是，欧洲早期使用的生存率并不好，10 年的随访中有 16% ~ 25% 的失败率。在这些失败的病例中，最常出现的就是陶瓷碎裂。通过大量的病例随访发现，陶瓷股骨头的碎裂比率是 1/2000 ~ 1/3000，陶瓷内衬的碎裂比率是 1/6000 ~ 1/8000，尽管碎裂比率看似不高，但陶瓷假体一旦在体内出现碎裂将十分棘手，翻修时必须把碎片全部取出，并进行彻底的滑膜切除。也因为这个原因，在关节面匹配度不高的膝关节置换中，陶瓷假体一直使用受限。除此以外，陶瓷界面的问题还包括陶瓷碎屑的产生和关节异响。当陶瓷假体在放入和加压时，如果力量过大，会使内衬周边出现碎屑，形成三体磨损，如果将陶瓷包裹金属壳可以减少碎屑的发生，但又会出现撞击。关节异响的发生率是 0.45% ~ 7%，具体发生的原因还不十分清楚，学者们推测和股骨头与衬垫之间的微间隙有关，尤其是髋臼位置异常或有撞击存在时，一旦出现异响，患者的满意度会明显降低。

为了解决上述问题，医学、工程学和材料学家们近期做了很多努力，在陶瓷界面的改进上有了很大的进步。首先是加入了新的材料，在原有的氧化铝陶瓷中加入了氧化锆，氧化锆的加入使陶瓷具有更好的抗裂能力，并能分散应力，在既具备更好的断裂韧性和强度的条件下，保留了陶瓷前身的表面硬度。之后，又加入了氧化锆铌合金，使假体界面兼具了陶瓷外层的低磨损和金属内核的强度，实验室研究显示，其磨损率下降了 85%。其次，在假体摩擦界面的配伍上，学者们也有了新的认识。近几年，陶瓷匹配超高分子量聚乙烯的配伍方式已经被广泛使用，其和陶瓷对陶瓷相比，股骨头碎裂的风险低，和陶瓷对金属相比，又减少了三体磨损，非常适用于年轻人。而陶瓷与金属的配伍方式也有其特色，它与金属对金属的界面相比，磨损仅为其 1%，也减少了金属颗粒的产生，局部软组织副作用有所缓解，血液中的金属水平也大幅度下降了。由此可见，陶瓷的使用慢慢成为了趋势，但还需要长期的研究不断改进其特性。

四、金属

人工关节中所使用的金属，主要指钴铬钼合金，和其他材料相比它在物理学特性上最硬、最坚强，也最耐疲劳。它的磨损率非常低，达到 0.005 mm/year，因为具有如此低的磨损率，在 THA 中便可以使用更薄的内衬和更大的股骨头，这一特点就可以使人工关节的活动范围更大，也更具稳定性和润滑性。

然而，金属对金属界面的使用也存在着巨大的争议。首先，它虽然磨损率低，但磨损颗粒数量却不少，且磨损颗粒较聚乙烯颗粒小很多，可以达到纳米级 (10 ~ 120 nm，平均 40 nm)。其次，如果假体位置不良，金属对金属的磨损会明显增加。最后，基于上述的磨损以及磨损下来的纳米级颗粒，患者血清金属水平会有明显的升高，金属颗粒可以积累在别的器官，还可以通过胎盘，尽管目前尚无致癌致畸的报道，但金属磨损颗粒所引起局部软组织反应却是显而易见的，从小的液体渗出到大范围的破坏性病变，全世界都陆续进行了报道。因此，在世界范围内，金属对金属界面假体的使用正在逐渐减少。

总 结

目前在关节外科领域可选择的摩擦界面包括聚乙烯、陶瓷和金属，各个材料各有特点，陶瓷更耐磨，生物相容性好，但有碎裂风险，金属磨损率最低，但有金属离子相关并发症。关节假体之间的磨损不可避免，根据患者情况选择恰当的摩擦界面是关节置换成功的关键之一。

（李 杨）

参考文献

1. Burston B J , Yates P J, Hook S , et al. Cemented polished tapered stems in patients less than 50 years of age: A minimum 10-year follow-up. The Journal of Arthroplasty, 2010, 25(5):692-699.
2. Small S R , Berend M E , Howard L A , et al. Acetabular cup stiffness and implant

orientation change acetabular loading patterns. The Journal of Arthroplasty, 2013, 28(2):359-367.

3. Voleti P B, Baldwin K D, Lee G C. Metal-on-Metal vs Conventional Total Hip Arthroplasty:A systematic review and meta-analysis of randomized controlled trials. Journal of Arthroplasty, 2012, 27(10):1844-1849.
4. Johanson P E, Digas G, PhD, et al. Highly crosslinked polyethylene does not reduce aseptic loosening in cemented THA 10-year findings of a randomized study. Clinical Orthopaedics & Related Research, 2012, 470(11):3083-3093.
5. Goldvasser D, Noz M E, Maguire G Q, et al. A New technique for measuring wear in total hip arthroplasty using computed tomography. The Journal of Arthroplasty, 2012, 27(9):1636-1640.e1.
6. Waewsawangwong W, Goodman S B. Unexpected failure of highly cross-linked polyethylene acetabular liner. The Journal of Arthroplasty, 2012, 27(2):323: e1-4.
7. Ingrid Milošev, Simon Kovač, Rihard Trebše, et al. Comparison of ten-year survivorship of hip prostheses with use of conventional polyethylene, metal-on-metal, or ceramic-on-ceramic bearings. Journal of Bone & Joint Surgery American Volume, 2012, 94(19):1756-63.
8. Cai P, Hu Y, Xie J. Large-diameter delta ceramic-on-ceramic versus common-sized ceramic-on-polyethylene bearings in THA. Orthopedics, 2012, 35(9):e1307-e1313.
9. Bosker B H, Ettema H B, Boomsma M F, et al. High incidence of pseudotumour formation after large-diameter metal-on-metal total hip replacement: a prospective cohort stud. Journal of Bone & Joint Surgery British Volume, 2012, 94(6):755.
10. Fabi D, Levine B, Paprosky W, et al. Metal-on-metal total hip arthroplasty: causes and high incidence of early failure. Orthopedics, 2012, 35(7):1009-1016.

第十部分

运动系统疾病

第38章 神经系统疾病

引　言

神经系统疾病的概念涵盖范围很大，涉及多种病理学机制和疾病的诊断。在骨科的日常诊断中，会遇到很多需要与神经系统疾病相鉴别的情况。但是，由于神经系统疾病很多临床表现极其类似，因此给鉴别诊断增加了很多的困难与挑战。详尽的病史询问、仔细的体格检查，并结合必要的影像学、电生理学及实验室化验的辅助，对最终明确诊断有很大的帮助。神经系统疾病的治疗需根据具体疾病的特点而遵循不同的原则。例如肌萎缩性侧索硬化症，由于该疾病是进展性的，因此治疗以对症和保留现存功能为主；对于像腕管综合征这类的外周神经卡压性疾病，则可能需要通过手术彻底解除致病诱因。我们将通过对神经系统的解剖入手，并回顾复习神经系统疾病的常见诊治原则，希望为骨科工作中对此类疾病的认识和鉴别提供良好的参考学习价值。

一、神经系统解剖

（一）神经系统的基本组成

神经系统由中枢神经系统和外周神经系统组成。前者包括大脑、脊髓，主要功能是生成、传递、接收和整合神经信号，控制机体功能。后者的主要功能是向中枢神经系统上传并接收中枢神经系统信号。

（二）神经系统基本功能单位

神经系统的基本功能单位是神经元。根据神经元的功能可以分为运动神经元和感觉神经元：运动神经元来自于中枢神经系统，支配骨骼肌及内脏平滑肌；感觉神经元来源于内源性和外源性神经末梢，向中枢神经系统传递信号。神经元由树突、胞体和轴突三个基本结构构成，功能各异：树突主司从其他神经元轴突或外周神经末梢接收信号，继而在胞体处理这些接收到的信号，最终通过轴突将信号通过化学或电突触传递给其他神经元或靶器官。

（三）脊髓

脊髓由白质和灰质两部分组成，白质主要是由髓鞘轴突构成，有感觉和运动传导束；灰质主要由神经元胞体和无髓鞘中间神经元构成。脊髓的功能主要体现在对人体运动和感觉功能的控制上。运动功能通过自大脑至脊髓的下行性传导通路完成调控，由上运动神经元经过脊髓的前角或腹侧向下运动神经元传递，构成皮质脊髓侧束和皮质脊髓前束。感觉则可进一步分为本体觉、振动觉和痛温觉。感觉功能的传导通路为自外周向中枢方向。本体觉和振动觉经脊髓背侧后索上传，上行至脑干中间神经元发生交叉；痛温觉通过脊髓丘脑束，经脊髓的前外侧上行，至头端上行 1～2 个髓节后中间神经元发生交叉至对侧。

二、神经损伤及修复机制

神经损伤及修复依据损伤程度可分为神经麻痹、轴突中断和神经中断三种类型。神经麻痹是短暂性功能丧失，局部髓鞘损伤，但轴突完整，恢复较快；轴突中断指轴突损伤，但连接支持结构完整（瓦勒变性），恢复较慢，约 1 mm/d；神经中断则意味着彻底的功能丧失，即使外科手术修补，功能可能恢复不完全。

三、电生理诊断学基础知识

一般在神经损伤 3 周内，针对脊髓前角细胞、神经根、臂丛、外周神经、神经肌接头及肌肉，常用肌电图和神经传导速度等方法进行诊断。常用的电生理诊断方法包括：神经传导速度、肌电图等。前者既可检查感觉神经也可检查运动神经。主要指标包括延长期、传导速度、波幅等；后者的原理系如果轴突损伤，可在肌电图上有膜稳定性异常表现，例如纤颤电位和高尖波形等。

例如一位患者诊断为肘管综合征，尺神经受累。如果神经损伤当天行电生理检查，无论轴突损伤还是传导抑制，检查结果均不能检出。但在尺神经损伤 3 周内，多数损伤远端肌电探针可探及纤颤电位；同时神经传导速度检查可见远端波幅降低。此外，还需注意在 3 周内不能仅凭借一次检查结果做出临床诊断结论，有条件应进行复测。

四、常见神经系统疾病

（一）外压性神经疾病

压迫可发生于神经根或外周神经；既可表现为感觉障碍，也可表现为运动障碍，受压远端出现皮节或肌节支配区异常。通过体格检查和(或)电生理检查可有助于诊断。典型疾病如腕管综合征致正中神经卡压。

（二）遗传性神经疾病

1．Charcot-Marie-Tooth 病

Charcot-Marie-Tooth 病又称为遗传性运动感觉神经病 (hereditary motor and sensory neuropathy, HMSN)，分为两型：1 型病理基础为脱髓鞘病变，神经传导速度减慢；2 型病理基础为轴突变性，神经传导速度接近正常。运动障碍多为首发表现且呈进行性发展，感觉受累变化较多。目前尚没有能够治愈 Charcot-Marie-Tooth 病的治疗方法，常通过使用下肢支具来最大限度地维持下肢功能。

2．肌萎缩性侧索硬化症

肌萎缩性侧索硬化症 (amyotrophic lateral sclerosis, ALS) 是以快速、进行性发展的上、下肢运动神经元变性为特点的神经病变。症状出现 3 ~ 5 年内进展累及呼吸机，导致呼吸衰竭而死亡。好发年龄为 50 ~ 60 岁，男性多于女性。约 10% 的 ALS 患者有家族遗传史，这其中 20% 的患者发生 *SOD1* 基因突变。ALS 早期诊断非常困难，其起病特点就是上、下肢运动神经元受累，并无感觉障碍。肌电图

和神经传导速度等电生理检查有助于 ALS 的诊断，在舌肌等表现为纤颤电位和异常的高尖波形。

（三）感染性神经疾病

最常见的是急性感染性脱髓鞘神经病，即吉兰-巴雷综合征。常因 T 淋巴细胞攻击施万细胞导致。最有效的治疗方法为静脉注射免疫球蛋白，老年患者且快速进展为肌无力者预后较差。亦可存在慢性感染性脱髓鞘神经病变，其病程发展缓慢，至少 2 个月，且易反复发作。同样系自身免疫导致。

（四）系统性神经疾病

本病由系统性疾病引发，如糖尿病周围神经损害、尿毒症性神经病、甲状腺功能减退导致的腕管综合征等。

总 结

神经系统疾病的基础知识、基本检查手段和常见疾病的特征及处理方法是骨科医生必须掌握的内容，对日常疾病的诊断与鉴别诊断大有裨益。应掌握常见神经系统疾病的诊疗原则：对于外压性神经病变确定致压部位非常重要，尽早外科手术解除神经压迫；系统性外周神经病变需及时明确和治疗原发疾病；对 Charcot-Marie-Tooth 病等遗传性神经病变，因没有治愈手段，因此支具等外固定维持肢体功能是主要治疗目的。

（周非非）

参考文献

1. Rinholm JE, Bergersen LH. Neuroscience: The wrap that feeds neurons. Nature, 2012, 487(7408):435-436.
2. Lee SK, Wolfe SW. Peripheral nerve injury and repair. J Am Acad Orthop Surg, 2000; 8(4):243-252.
3. Keith MW, Masear V, Chung KC, et al. American Academy of Orthopaedic Surgeons clinical practice guideline on the treatment of carpal tunnel syndrome. J Bone Joint Surg Am, 2010, 92(1):218-219.

4. Kodama M, Sasao Y, Tochikura M, et al. Premotor potential study in carpal tunnel syndrome. Muscle Nerve, 2012, 46(6):879-884.
5. Saporta AS, Sottile SL, Miller LJ, et al. Charcot-Marie-Tooth disease subtypes and genetic testing strategies. Ann Neurol, 2011, 69(1):22-33.
6. Al-Chalabi A, Jones A, Troakes C, et al. The genetics and neuropathology of amyotrophic lateral sclerosis. Acta Neuropathol, 2012, 124(3):339-352.
7. Rodrigues LC, Lockwood DN. Leprosy now: Epidemiology, progress, challenges, and research gaps. Lancet Infect Dis, 2011, 11(6):464-470.
8. Uncini A, Kuwabara S. Electrodiagnostic criteria for Guillain-Barré syndrome: A critical revision and the need for an update. Clin Neurophysiol, 2012, 123(8):1487-1495.
9. Atwa HS, Chaudhry V, Katzberg H, et al. Evidence-based guideline: Intravenous immunoglobulin in the treatment of neuromuscular disorders: Report of the Therapeutics and Technology Assessment Subcommittee of the American Academy of Neurology. Neurology, 2012, 78(13):1009-1015.
10. obile-Orazio E, Gallia F, Tuccillo F, et al. Chronic inflammatory demyelinating polyradiculoneuropathy and multifocal motor neuropathy: Treatment update. Curr Opin Neurol, 2010, 23(5):519-523.

第39章
肌肉疾患

引　言

肌肉疾患已经为大家所熟知，其中很多疾患现已可以治愈。随着诊断学方法的进展，使得我们可以发现一些新的肌肉疾患，并加深对原有的疾患的认识，从而更好地为患者服务。

一、肌肉（骨骼肌）的结构与功能

骨骼肌是受到人体神经支配、可以自由控制的肌肉组织。通过神经 - 肌肉接头来接受神经传递来的信号，从而行使相应的生理功能。其主要由三种纤维构成：Ⅰ型、ⅡA型和ⅡB型。

二、常见的肌肉系统疾患

（一）炎症性肌肉病

1. 皮肌炎　是一种自身免疫性疾病，多见于EB病毒感染所致，也可见于螺旋体感染或者莱姆病，病因还可以为使用他汀类药物造成的横纹肌溶解，也可以是肿瘤引起的副肿瘤综合征。临床表现为Gottron改变，即四肢关节伸面结节性脱屑性红斑和扁平丘疹，有时伴有甲周皮肤红肿和毛细血管扩张。肌肉力量下降是对称的，且多见于近心端。可以是单块肌肉受累，也可以严重为肢体完全瘫痪。可以伴有失语、肌肉疼痛以及出现肺的间质性改变。

2. 多发性肌炎　病因可以为继发于莱姆病或者弓形虫感染或者一些其他少见病原体的感染。疾病存在基因易感性，也有自身免疫疾病的成分参与，肌肉细胞表面的MHC-I的表达增加，黏附CD8细胞毒性T细胞，从而杀死肌肉细胞。临床表现为，肩关节以及髋关节周围的肌肉力量下降伴有肌肉萎缩，肌肉疼痛，足下垂，指端硬化(图40-1)，常合并恶性肿瘤，如肺癌、胰腺癌以及卵巢癌等。

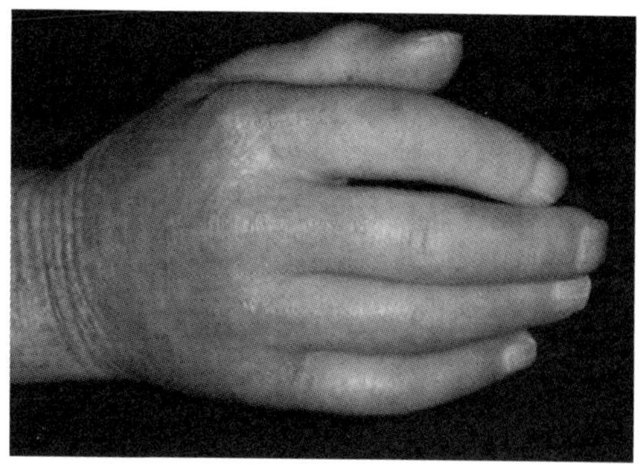

图 40-1　指端硬化的临床照片

3. 包涵体性肌炎　是一种在扳机事件(多为病毒感染或者自身免疫反应)后出现的炎症性免疫反应，在肌肉纤维中出现病理性蛋白质(淀粉样-β 蛋白、磷酸化的 Tau 蛋白等)的过量积累。临床表现为进行性加重的肌肉力量下降，经常摔倒，足下垂，手部活动能力下降伴失语。

(二)肌肉营养不良

1. 假性肥大性肌肉营养不良　本病为 Xp-21 基因缺乏造成的相应抗肌肉萎缩蛋白质缺乏，为伴 X 遗传病，偶尔有基因突变致病的报告。临床表现为进行性加重的肢体近端的肌力下降，Gower 征阳性，10 岁左右需要辅助走路，12 岁左右需要轮椅辅助，小腿肌肉和三角肌可以出现假性肥大，失用的肌肉组织被脂肪组织和结缔组织替代。

2. 良性假肥大性肌肉营养不良　抗肌肉萎缩蛋白的相应基因突变，可以产生部分功能正常的抗肌肉萎缩蛋白，临床症状较轻，患者可以长期存活。

3. 先天性肌肉营养不良　本病为常染色体隐性遗传，编码 LARGE、fukutin 以及 fukutin 相关蛋白的基因突变。临床表现为肌肉力量的下降，缓慢进展的关节变形以及严重的颅脑畸形，如小头畸形、脑积水等。

4. Emery-Dreifuss 肌肉营养不良　EMD、LMNA、SYNE1、SYNE2、FHL1 等蛋白的编码基因突变，缺少内核膜上的一种叫做

emerlin 的跨膜蛋白。临床表现为关节挛缩，如颈部、肘关节和踝关节，进行性的四肢肌肉萎缩和无力，常合并严重的心脏疾患。

5. 远端型肌肉营养不良　编码 DYSF 蛋白的基因在 2p13.3-p13.1 处突变，临床症状缓慢进展且多起病较晚 (20 ~ 60 岁起病)，多累及手部、前臂以及下肢的肌肉。

6. 面肩胛型肌肉营养不良　常染色体显性遗传病，D4Z4 编码基因缺失。临床表现为青少年起病，面部以及肩部的肌肉无力。

7. 肢节型肌肉营养不良　多种方式遗传，常染色体显性、常染色体隐性、X 伴性，上下肢带肌受累多见，缓慢进展，因该病死亡少见。

(三) 重症肌无力和肌无力综合征

为一种自身免疫性疾病，病因分为两种：(1) 抗体攻击神经肌肉接头的乙酰胆碱受体，目前研究发现和胸腺有关。(2) 抗体攻击肌肉特异性蛋白激酶，减少神经 - 肌肉接头的形成。可以继发于一些其他的自身免疫病 (类风湿、狼疮)。临床症状为无力、复视、失语等，美国分为Ⅴ型。

(四) 神经源性肌肉病

1. 格林巴利综合征　急性炎症性脱髓鞘样神经病，可以继发于流感病毒、巨细胞病毒以及支原体感染。临床表现为对称性的下肢无力，进展性上行，可伴或者不伴感觉下降，可以同时累及呼吸肌和面肌。

2. 腓骨肌萎缩症　临床表现为多先累及足部，下肢可以出现失用性萎缩或出现扁平足、爪形足，在疾病终末期才会出现上肢以及手部的肌肉无力、神经性疼痛、痉挛性肌肉收缩、触觉消失以及出现多发的骨骼畸形。

(五) 先天性结构性肌肉病

1. Bethlem 肌肉病　常染色体显性遗传，编码Ⅵ型胶原的三个基因中的一个突变造成。临床表现为起病较早，进展缓慢，下肢近端肌肉无力，行走困难，Gowers 征阳性，手指、脚趾挛缩。

2. 肌管性肌病　多种遗传方式，X 隐性遗传，位于 Xq28 上的控制 MTM1 的基因突变；常染色体隐性遗传型为编码 BIN1 的基因突变；常染色体显性遗传，为 19 号染色体上的 DNM2 基因突变。临床表现为新生儿肌张力下降伴生长缓慢，无法行走，呼吸肌无力，发育明显畸形：漏斗胸，脊柱侧凸，长脸，长指，高发迹。预后不良，患者一般无法活到 50 岁。

3. 线粒体肌病　线粒体小体出现。主要分为 6 个亚型。临床表现多样，可以多块、多种肌肉受累，新生儿肌肉张力低，且发育迟缓，早期出现脊柱侧凸且进展迅速。

4. ZASP 相关性肌纤维肌肉病　常染色体显性遗传，10 号染色体上的 ZASP 基因突变。下肢前后群的肌肉皆可以受累。

（六）肌强直性疾患 / 通道病 / 代谢性肌肉病

本病多为染色体变异造成，发病率低。

（七）纤维肌痛症

本病发病率 2% ~ 4%，几乎都为女性。全身广泛的疼痛伴有精神异常，以及其他神经系统症状。目前研究学说较多，机制尚不清楚。

（八）横纹肌溶解症

病因多种多样，包括：挤压综合征，过度后伸（癫痫发作），血液来源（栓塞），代谢病，感染，炎症性疾患，毒品，体温变化，易感基因等。

（九）副肿瘤综合征

本病为自身免疫病。病因为抗体攻击突触前膜的 Ca^{2+} 通道。大部分合并肿瘤或者其他一些自身免疫疾病。症状上，多累及四肢肌肉，少累及延髓控制的肌肉。

三、常用于肌肉疾患的客观检查

生化酶学（血、尿、脑脊液），EMG，肌肉活检，基因检测，二代基因测序。

总 结

肌肉组织疾患是一大类疾病的总称，其病种多，病因复杂，临床表现也多种多样。而肌肉组织疾患诊断起来也相对复杂，需要详细询问病史，反复体格检查，并灵活地使用客观检查，才能获得准确的诊断并成功治疗。

（吕 扬）

参考文献

1. Galpin AJ, Raue U, Jemiolo B, et al. Human skeletal muscle fiber type specific protein content. Anal Biochem, 2012, 425(2):175-182.
2. Dalakas MC, Hohlfeld R. Polymyositis and dermatomyositis.Lancet, 2003, 362(9388):971-982.
3. Mimori T, Nakashima R, Hosono Y. Interstitial lung disease in myositis: Clinical subsets, biomarkers, and treatment. Curr Rheumatol Rep, 2012, 14(3):264-274.
4. Masuda T, Motomura M, Utsugisawa K, et al. Antibodies against the main immunogenic region of the acetylcholinereceptor correlate with disease severity in myastheniagravis. J Neurol Neurosurg Psychiatry, 2012, 83(9):935-940.
5. Wu X, Tuzun E, Li J, et al. Ocular and generalized myastheniagravis induced by human acetylcholine receptor. Muscle Nerve, 2012, 45(2):209-216.
6. Mossberg N, Nordin M, Movitz C, et al. The recurrent Guillain-Barré syndrome: A long-term population-basedstudy. Acta Neurol Scand, 2012, 126(3):154-161.
7. Ulzi G, Lecchi M, Sansone V, et al. Myotonia congenita:Novel mutations in CLCN1 gene and functionalcharacterizations in Italian patients. J Neurol Sci, 2012, 318 (1-2):65-71.
8. Yoshinaga H, Sakoda S, Good J-M, et al. A novel mutation in SCN4A causes severe myotonia and school age-onset paralytic episodes. J Neurol Sci, 2012, 315(1-2):15-19.
9. Parekh R, Care DA, Tainter CR. Rhabdomyolysis: Advancesin diagnosis and treatment. Emerg Med Pract, 2012, 14(3):1-15.
10. Laing NG. Genetics of neuromuscular disorders. Crit Rev Clin Lab Sci, 2012, 49(2):33-48.

第40章 下肢软组织缺损的修复策略

引 言

对于骨科医生来说，保护创伤患者软组织及骨骼血运是十分重要的，但很多时候，我们更关注骨折的解剖复位或者内固定的相关理论，而忽略术中切口暴露过大、骨膜剥离严重、软组织覆盖不良等问题的影响，因此常造成骨坏死、延迟愈合或骨不连、感染等并发症。事实上无论对于闭合或者开放骨折，对软组织的充分评估、正确的手术时机、适宜的诊疗计划以及恰当的手术技术对于创伤预后都有着十分重要的意义。

一、软组织损伤的评估

对于创伤患者，伤口、软组织缺损及伴发损伤的检查应紧密结合详细病史、临床体检、实验室和影像学检查等，才能快速准确地作出诊断，这有助于医生更加全面有效地评估伤情，是作出正确决策和制订术前计划所必需的。有一些软组织损伤分级系统已经在临床上应用，如 Gustilo–Anderson 分级、AO 软组织分级、Hanover 骨折量表和国际红十字会战伤分级等。

简而言之，软组织损伤评估应至少包括病史以及如下要素：

- 患者基本情况（如：年龄、性别、基础疾病及药物服用史、是否吸烟嗜酒等）
- 损伤机制及能量
- 损伤时间及性质（如：挤压伤、脱套伤、火器伤等）
- 周围组织结构损伤情况（如：血管、神经、肌肉、肌腱、关节等）
- 伤口污染及异物情况

对软组织损伤的评估应在适度室温内进行，对损伤严重特别是多发骨折患者，建议在麻醉下进行。评估的对象包括皮肤（含皮下组织）、肌肉、肌腱、神经、血管、骨骼等。评估应从浅表到深层、两侧对比，通过检查肤色、毛细血管再充盈、肿胀及皮温来评估皮肤灌注情况。

肌肉血供可以通过4“C”原则来评估：颜色(Color)、在机械性/电刺激下的收缩能力(Contractility)、连续性(Consistency)、肌肉出血能力(Capacity of bleed)。

血管的临床检查需包括触诊血管搏动，通过手指阻断可能损伤血管的近端血流。需要注意的是，由于侧支循环对于损伤血管的逆向灌注，较远端的动脉搏动并不能确保血管完整性。

对于肌腱的临床检查应包括肢体主动、被动活动，必要时应适当扩大切口以充分探查。

具有以下临床表现，则提示神经损伤，需引起重视：

- 肢体肿胀引起的强烈疼痛及感觉减退（如：骨筋膜室综合征）
- 肢体麻木
- 肢体功能缺失（如：足下垂—腓总神经，垂腕—桡神经，爪形手—尺神经，猿手—正中神经等）
- 周围神经反射消失或减弱
- 两点辨别力丧失（即分辨两个尖锐物体近距离触碰皮肤的能力）

二、治疗策略

（一）清创原则

开放性创伤清创术最常用的方法是用手术刀锐性清创，目的是获得大体清洁的伤口从而有利于软组织修复。清创时应积极探查并仔细切除失活坏死的组织及异物，同时避免对组织造成过度损伤。相关研究表明，外科清创是影响预后的重要因素，如对清创效果存疑或初次清创不彻底，应在48～72 h内对伤口进行二次甚至多次清创。进行锐性清创时需注意避免过度牵拉或钳夹软组织，经常更换手术刀片以确保切缘齐整。清创术应由外向内进行，坏死皮肤应当切除，伤口内失活的肌肉应彻底切除直至切缘有鲜红出血，并且轻夹时会有肌肉收缩出现。主要的血管、神经、肌腱应当尽量保留并修复。伤口内异物必须仔细清除，包括松动或无软组织附着的碎骨块，对于大块骨皮质可以保留以利于支撑或维持骨骼力线。对于贯通伤，则应适当扩大切口以充分探查、充分评估受损的组织。

伤口冲洗的时机应当越早越好，冲洗液容量应当充足，相关文献报道开放性伤口的推荐冲洗量应为 7 ~ 15 L。使用机械或物理方法冲洗可以清除坏死组织和异物，有效减少细菌数量，从而降低伤口污染或感染的等级。

（二）伤口闭合原则

伤口愈合分为三个阶段：炎性期、增殖期、塑性及成熟期。如伤口可一期闭合，将会缩短炎性期和增殖期，显著减轻疼痛、降低新陈代谢，从而提高治疗效果并改善预后。

清创术完成后，外科医师就需根据受伤时限、受损组织能否进行无张力缝合以及污染程度来决定是否立即闭合伤口，这取决于对一期关闭伤口成功率的判断，如果一期闭合伤口失败，将会比延期或二期闭合伤口带来更多损伤及更差的预后。

一期闭合伤口的绝对及相对禁忌证：

绝对禁忌证：

- 大范围软组织缺损
- 伤口污染严重
- 关闭伤口张力过大
- 贯通伤、火器伤、电击伤、热烧伤等

相对禁忌证：

- 开放性伤口超过 12 小时
- 动物咬伤（除颌面部）
- 骨筋膜室综合征切开减压伤口

除绝对及相对禁忌证外，能否一期闭合伤口还应综合考虑患者的基础情况，包括：

- 现病史及受伤机制
- 糖尿病等基础疾病
- 免疫及凝血功能

- 营养状况

未清创伤口感染概率随时间推移而增高，大部分外科医师赞同6～8 h 内进行清创，有些认为 12 h 内也可接受。

对于骨筋膜室综合征切开减压术后或创伤后显著肿胀伤口，一期闭合或许不是明智选择，虽然有时可通过弹性减张缝线来固定，可以实现拉近伤口皮缘、促进消肿的效果。如果一期闭合无法实现，则需对伤口进行清创、敞开，等待肉芽组织生长及再上皮化来实现二期伤口闭合，下列方法有助于加快实现这一过程：

- 伤口负压吸引治疗
- 抬高患肢以消除肿胀
- 应用动静脉脉冲系统等

（三）伤口管理策略

皮肤作为身体屏障，对于防止感染及维持内环境稳定有十分重要的意义。当皮肤软组织出现破损，就需要敷料实现以下用途：

- 保持伤口清洁、湿润
- 防止伤口污染
- 缓释抗生素
- 促进愈合

相关研究显示，理想的敷料应将湿润的环境限制在伤口内部，并保持邻近皮肤的干燥，因为去除过多组织渗出液的湿润伤口环境有利于伤口愈合。

1．伤口负压治疗

伤口负压治疗 (negative-pressure wound therapy，NPWT) 广泛应用于治疗创伤骨科无法闭合的开放性伤口以及术后开裂的伤口，其有利于保持渗出性伤口干燥并刺激肉芽组织生长，有助于避免感染并覆盖开放伤口，NPWT 通过至少以下三个机制发挥治疗作用：

- 负压下对软组织的机械牵拉作用，促进细胞因子、生长因子等分泌，帮助伤口愈合
- 促进血管再生及血液循环重建
- 减轻软组织水肿

NPWT 适应证：

- 慢性伤口、伤口并发症、伤口开裂
- 伴有较大软组织缺损的开放性骨折
- 延期缝合伤口、准备行植皮或皮瓣手术的开放性伤口
- 骨筋膜室综合征切开减压后伤口处理
- 缝合后的高风险伤口 (如：跟骨骨折内固定术后伤口)

NPWT 禁忌证：

- 有活动性出血的伤口
- 有主要血管暴露的伤口
- 服用抗凝药或凝血功能异常患者

经验表明，NPWT 无论作为外科治疗 (如：开放性骨折内固定) 前的过渡步骤，还是作为感染伤口的治疗手段，其效果都较理想，可显著提高伤口愈合速度及愈合率。

2. 局部抗生素治疗

(1) 不可吸收抗生素珠链治疗：不可吸收抗生素珠链常用聚甲基丙烯酸甲酯 (PMMA) 与适当抗生素制成，置入开放或感染伤口内，以闭合或以半透膜覆盖伤口，即：珠袋技术 (Bead-Pouch)，这一技术在有严重污染的骨缺损区域，可提供局部高浓度抗生素。抗生素的释放速度取决于珠链的形状、大小等因素，如将抗生素释放速度作为主要考虑因素，可使用体积较小的抗生素珠链。

应用于珠链的抗生素需符合以下要求：

- 水溶性
- 广谱及较好的耐受性
- 热稳定性
- 低浓度杀菌
- 有粉剂型

最常用的为万古霉素或妥布霉素。一般可将 2.0 g 万古霉素或 2.4 g 妥布霉素粉剂加入 40 g 骨水泥制备。需注意的是，抗生素珠链技术在抗生素过敏或严重肾功能损害患者应谨慎应用。

(2) 可吸收抗生素珠链治疗：近年来硫酸钙颗粒、冻干人纤维蛋白、聚羟基乙酸、聚乳酸等众多物质应用于生物降解系统，其中

硫酸钙颗粒是迄今为止运用最广泛的生物降解材料，动物实验数据表明其有希望成为抗生素的生物降解载体。

（四）皮肤移植

皮肤移植适用于任何创面较大、无法直接缝合的软组织缺损，或用于防止创面自发的伤口挛缩。通常来说，任何有肉芽组织形成的创面或缺损都可用皮肤移植术治疗。然而对于无法有效形成肉芽组织的伤口(如：有骨、软骨、肌腱、金属内植物或尼龙网暴露)，则不适合进行皮肤移植，这种情况需要移植有自体血供的组织(如：皮瓣)进行外科修补。

皮肤移植需考虑患者整体及伤口局部情况，需将伤口部位、大小以及术后外观及功能恢复等纳入术前计划及考量。

1. 中厚植皮

中厚植皮 (split thickness skin graft，STSG) 由包括基底膜在内的表皮及一定厚度的真皮组成，通常用于较大伤口覆盖、软组织缺损表面重新修复、肌肉皮瓣的覆盖或皮瓣供体部位的闭合等。中厚植皮的缺点在于皮肤容易受到排异、皮肤愈合时有挛缩的倾向，同时与周围正常皮肤存在色泽或触感差异，因此在应用于覆盖大面积脱套伤或烧伤等大面积伤口时中厚植皮可能会造成“面具样外观”，且在取皮处伤痛往往大于植皮处。

中厚植皮的禁忌证包括：

- 挛缩会对功能造成不良影响的伤口
- 经常受到摩擦的部位
- 对美观要求高的伤口

2. 全厚植皮

全厚植皮 (full thickness skin graft，FTSG) 包括表皮和全部真皮，主要来源于足够松弛、可确保取皮后可直接闭合部位的皮肤。移植皮肤的真皮层越厚，术后移植皮肤越类似于正常皮肤，这是由于较厚的真皮层具有更丰富的胶原蛋白、更广泛的真皮血管丛以及更多的表皮附件。但全厚植皮应用范围没有中厚植皮广泛，因为全厚植皮的应用限制于面积较小、清洁且血供良好的伤口。

全厚植皮适应证：

- 邻近软组织缺乏或滑移度较差的部位
- 面部（如：鼻尖、眼睑、前额、耳部等）
- 手指、足趾
- 关节部位皮肤
- 对美观要求高的伤口

全厚植皮禁忌证：

- 大面积软组织缺损（大于 2 cm）
- 植皮处血供较差或污染

移植皮肤在伤口部位需要敷料包扎从而实现压迫固定，达到减少死腔、血肿、剪切移动以及固定移植皮肤的目的。皮片固定的时间一般为 3 ~ 7 d，在术后 14 h 内需特别关注移植皮肤的情况以降低失败风险。

（五）下肢软组织缺损的修复策略

损伤部位	肌肉	肌腱	骨骼	
			浅表/小伤口	深在/大伤口
大腿	中厚植皮	真皮替代基质+中厚植皮	股二头肌旋转皮瓣 伤口负压治疗 中厚植皮	血管化游离肌瓣 中厚植皮
膝	中厚植皮	真皮替代基质+中厚植皮	腓肠肌内侧/外侧头瓣 中厚植皮	血管化游离肌瓣 中厚植皮 股前外侧皮瓣
小腿近端	中厚植皮	真皮替代基质+中厚植皮	腓肠肌内侧/外侧头瓣 中厚植皮	腓肠肌内侧/外侧头瓣 中厚植皮
小腿中段	中厚植皮	腓肠筋膜旋转皮瓣	比目鱼肌旋转皮瓣 中厚植皮	血管化游离肌瓣 中厚植皮 股前外侧皮瓣
小腿远端	中厚植皮	腓肠筋膜旋转皮瓣	腓肠筋膜旋转皮瓣	血管化游离肌瓣 中厚植皮 股前外侧皮瓣
足踝	中厚植皮/全厚植皮	真皮替代基质+中厚植皮	腓肠筋膜旋转皮瓣	血管化游离肌瓣 中厚植皮 股前外侧皮瓣

三、并发症

（一）创伤相关并发症

- 骨筋膜室综合征
- 横纹肌溶解症
- 神经损伤

（二）清创相关并发症

- 浅表感染
- 深部感染
- 气性坏疽
- 扩大清创后组织功能障碍

（三）皮肤移植并发症

- 移植失败
- 移植物挛缩
- 皮肤感觉异常
- 移植部位或供皮区色素沉着

（四）皮瓣相关并发症

- 皮瓣部分或完全坏死
- 伤口开裂
- 持续淋巴水肿
- 皮瓣外观与周围组织不匹配
- 术后粘连及瘢痕挛缩

总 结

下肢的开放性创伤对外科技术提出严峻挑战。要求外科医师在合适的时机选择适宜的治疗策略，从而提高患者治疗效果的同时避免并发症的发生。这些治疗策略涵盖了延期闭合、皮肤移植乃至新型生物降解材料的应用，但清创术及软组织覆盖仍是其中最重要的部分。

（冯　辉）

参考文献

1. Pollak AN.Use of negative pressure wound therapy with reticulated open cell foam for lower extremity trauma. J Orthop Trauma, 2008, 22(10, suppl): S142-S145.
2. Labler L, Rancan M, Mica L,et al. Vacuum-assisted closure therapy increases local interleukin-8 and vascular endothelial growth factor levels in traumatic wounds. J Trauma, 2009, 66(3):749-757.
3. Friedrich JB, Katolik LI, et al. Reconstruction of soft-tissue injury associated with lower extremity fracture. J Am Acad Orthop Surg, 2011, 19(2):81-90.
4. Stannard JP, Gabriel A, Lehner B. Use of negative pressure wound therapy over clean, closed surgical incisions.Int Wound J, 2012, 9(suppl 1):32-39.
5. Reddix RN Jr, Leng XI, Woodall J, et al. The effect of incisional negative pressure therapy on wound complications after acetabular fracture surgery. J Surg Orthop Adv, 2010, 19(2):91-97.
6. Stinner DJ, Hsu JR, Wenke JC. Negative pressure wound therapy reduces the effectiveness of traditional local antibiotic depot in a large complex musculoskeletal wound animal model. J Orthop Trauma, 2012, 26(9):512-518.
7. Large TM, Douglas G, Erickson G, et al. Effect of negative pressure wound therapy on the elution of antibiotics from polymethylmethacrylate beads in a porcinesimulated open femur fracture model. J OrthopTrauma 2012, 26(9):506-511.
8. Steiert AE, Gohritz A, Schreiber TC, et al. Delayed flap coverage of open extremity fracture safter previous vacuum-assisted closure (VAC) therapy:Worse or worth? J Plast Reconstr Aesthet Surg, 2009, 62(5):675-683.
9. Hou Z, Irgit K, Strohecker KA, et al. Delayed flap reconstruction with vacuum-assisted closure management of the open IIIB tibial fracture. J Trauma, 2011, 71(6):1705-1708.
10. Pollak AN, Jones AL, Castillo RC, et al. The relationship between time to surgical debridement and incidence of infection after open high-energy lower extremity trauma. J Bone Joint Surg Am, 2010, 92(1):7-15.
11. Veber M, Vaz G, Braye F, et al. Anatomical study of the medial gastrocnemius muscle flap: A quantitative assessment of the arc of rotation. Plast Reconstr Surg, 2011, 128(1):181-187.
12. Demirtas Y, Kelahmetoglu O, Cifci M, et al. Comparison of free anterolateralthigh flaps and free muscle-musculocutaneous flaps in soft tissue reconstruction of lower extremity. Microsurgery, 2010, 30(1):24-31.
13. Chim H, Sontich JK, Kaufman BR. Free tissue transfer with distraction osteogenesis is effective for limb salvageof the infected traumatized lower extremity. Plast Reconstr Surg, 2011, 127(6):2364-2372.
14. Shores JT, Hiersche M, Gabriel A, et al. Tendon coverage using an artificial skin substitute. J Plast Reconstr Aesthet Surg, 2012, 65(11):1544-1550.
15. Orthopaedic Knowledge Update 11, American Academy of Orthopaedic Surgeons, 2014.

第41章
肩关节不稳和肩袖损伤

引　言

肩关节是最容易脱位的关节，对于肩关节不稳的患者进行诊断和治疗，是骨科医生广泛面临的问题。肩关节也是最常出现疼痛的关节之一，很多引起疼痛的原因由肩袖疾病引起，由此也引发了众多的临床问题。本章从肩关节的解剖入手，通过阐述肩关节不稳和肩袖损伤的生物力学、分型、治疗策略等，对这两种肩关节最常见的疾患进行深入的探讨，同时也介绍了最新的生物学治疗方法。

一、解剖

肩关节的稳定性是静态和动态稳定结构相互作用的结果。静态约束结构包括关节盂和肱骨的骨软骨解剖组织，包括盂唇和关节囊、盂肱韧带和喙肱韧带。动态约束结构包括肩袖以及肱二头肌的长头腱。

静态的稳定主要由盂肱关节、盂唇和肩关节韧带的完整性维护。盂肱关节是一个球窝结构，由两个曲率半径不匹配的关节面所组成。这种相对非约束的关系也是肩关节的特点，使得肩关节可以获得非常大的活动范围。有纤维软骨存在的盂唇，加深了关节盂窝的深度，提供了额外的稳定性。同时盂唇还是盂肱关节囊、盂肱韧带以及肱二头肌长头腱的附着点。它也减小了关节盂的曲率半径，使后者更接近肱骨头的曲率。盂肱韧带呈分散型的加厚关节囊，在不同程度的活动中紧张或松弛。

肩关节的动态稳定结构包括肩袖、肩胛骨附属的稳定结构和肱二头肌长头腱。在动态和静态稳定结构之间以神经连接形式存在的本体感受反馈，为肩关节提供了进一步的稳定。对上述任意一个稳定结构的破坏或微小的功能障碍，都将导致肩关节的不稳和疼痛。

二、肩关节不稳

（一）生物力学

外伤性的前方不稳定，通常发生于上臂在外展和外旋位承受极大暴力的时候。这样的姿势会拉伤或撕裂前下方的盂肱韧带。伴随着脱位，前方的盂唇、关节囊 (韧带)，甚至有时关节盂的前缘都会遭到破坏。关节囊在肱骨的止点也可能会被撕脱；这种现象被称为盂肱韧带的肱骨撕脱 (humeral avulsion of the glenohumeral ligament，HAGL)。

肩关节后脱位发生在上臂前屈、内收的位置。容易发生破坏的结构是后方关节囊复合体和关节盂的后缘。

对于韧带反复施加的非最大应力可以造成关节活动范围的病理性增加。这种非创伤性的不稳定，经常与多关节的广泛性松弛或不稳定有关。有时，也会出现肩胛骨机械力学的功能失调。对于这类患者，本体感受也经常是不正常的。

如果肩关节前方不稳定的患者合并肱骨或关节盂的骨缺损，那么将会增加关节镜下不稳定修复手术的失败率。慢性的复发性不稳定将会导致关节盂前方出现骨磨损改变，在重建时可能会需要骨性结构的加强。而急性损伤时，缺损掉落的骨质通常很容易被识别，在手术中就可以进行修补。

肩袖通过在水平面和冠状面上所分别提供的应力组合为肩关节提供了动态的稳定性。当损失了冠状位的应力组合时，将引起肱骨头的向上移位，但这并不一定会导致严重的功能丧失。而水平面的应力组合是由肩胛下肌、冈下肌和小圆肌组成的，其提供了肩关节前后方的稳定性，当这一结构受损时，会造成肱骨头向着肩袖受损部位的病理性位移增加或半脱位，并且导致肩关节外展功能的丧失。

肱二头肌长头腱被认为在肩关节外展、屈曲和旋转时提供了一个动态稳定应力。但是近期的研究发现，肱二头肌逐渐被认为是一个肩关节疼痛的来源，这也导致了肱二头肌肌腱切除和肌腱固定手术率的增加，而且这些操作最后都成功了，甚至那些年轻的患者也不例外，因此，对于肱二头肌长头腱在肩关节的稳定性上是否发挥着重要作用，也产生了争论。

（二）分型及治疗

不稳定的分型可以基于发病时间、不稳定的方向和病因几种。不稳定可以发生在一个平面上，也可以是在多个方向上。它可以源于一次急性的外伤，也可以是反复的微小创伤所引起的病理改变。

1. 前方不稳定

肩关节脱位最常见的方向就是前方。肩关节前方的脱位可以造成关节盂唇的损伤(Bankart 损伤)，关节盂前缘的损伤(骨性 Bankart 损伤)，盂肱韧带的撕裂或牵拉损伤，或者是 HAGL。肩关节脱位的时候还会额外损伤到肩关节周围的软组织、软骨、肱骨头、肩袖以及关节盂。对于盂唇撕裂和软骨损伤，关节造影的磁共振显像是最灵敏的放射学检查方法。有越来越多的肩关节半脱位和脱位的病例都发现存在盂唇或软骨的损伤。

(1) 治疗：在确诊肩关节脱位之后，就要尝试进行闭合式的关节复位。通常，应该在急诊处置室在有监测的情况下给予止痛药和镇静药。关节腔内注射利多卡因也是一种非常有效的止痛措施。在复位的方法上，最近的研究发现，轻柔牵引操作下的 Milch 法要比 Stimson 法更容易复位成功，其第一次尝试的成功率达到了 82%，而后者只有 28%。至于经典的 Hippocratic 法，此方法是最早的复位方法，实际上目前国外已较少使用，因为存在较高风险的臂丛神经牵拉损伤。

Milch 复位法：

- 1938 年首先被提出。
- 其原理在于重复损伤的过程。
- 患者可以选择仰卧位或坐位，医生站在患侧。医生将手放在患肩上方，用拇指维持肱骨头稳定，同时将患肢外展。当患肢完全外展之后，轻柔地纵向牵引，然后用拇指将肱骨头向关节盂推挤。
- 该方法也可以进行改良，将患肢外旋使大结节向后倾斜从而使肱骨头最小的地方通过关节盂。文献报道的成功率在 70% ～100%。

Stimson 复位法：

- 1900 年首先被提出。
- 患者俯卧在担架上，患肢悬在床边，捆绑重物进行牵引，一般从 5 磅 (2.27 kg) 开始。
- 也可以将患肘屈曲 90° 以放松肱二头肌肌腱，医生也可以轻柔地摇晃患肢。通常在 15 ~ 20 分钟之内可以获得复位。
- 该方法的优势在于相对易于复位和避免大力的牵拉。

无论是复位前还是复位后，都要注意进行神经血管的检查，如果存在任何神经损伤，都要详细记录。如果闭合式复位的尝试失败了，就应安排患者进入手术室，在全身麻醉下再次进行闭合复位，或者是切开复位。在复位之后，要使用吊带来固定患者的肩关节。近期的研究显示，中立位或内旋位固定的效果，与外旋位固定的效果是一样的。

(2) 自然病程：对于年轻活跃患者的急性、创伤性肩关节前方不稳定的治疗是存在争议的。传统的非手术治疗方案，例如理疗或是延长吊带固定的时间，并没有改变再次脱位的发生率。有研究显示，非手术治疗后再次脱位的概率高达 92%。对于那些在受伤时还合并了大块骨缺损的患者，脱位复发的风险还会更高。多次的反复脱位还会加重关节内的病理改变，并导致大量的骨丢失。尽管再次脱位的概率很高，但其风险会随着年龄增大而逐渐降低。

对于年龄小于 22 岁的第一次发生肩关节脱位的患者，由于出现复发性不稳定的概率很高，最新的一些研究建议应该对这些患者进行手术治疗 (关节镜或开放手术)。随机的前瞻性数据显示，那些初次脱位的患者，在接受了关节镜下 Bankart 修复术之后可以降低 82% 的复发性不稳定出现的风险。手术理念在过去的 10 年中不断发展，现在超过 68% 的医生会对 16 ~ 25 岁第一次发生脱位的年轻患者进行手术治疗。

肩关节不稳的患者会发展为肩关节骨性关节炎。骨性关节炎的进展和术前脱位以及半脱位的次数有关。男性患者，以及存在关节盂骨缺损的患者，发生骨性关节炎的风险更高。

(3) 关节镜与开放修复：肩关节前方的不稳定既可以通过关节

镜，也可以通过开放手术来治疗。许多研究都报道了开放性手术的优秀结果，术后不稳定复发的概率仅约5%。第一代关节镜修复技术(门型钉或平头钉)的结果要逊色一些，术后不稳定复发的风险在15%～33%。然而随着缝合铆钉的出现以及关节镜修复技术的进步，手术成功率达到了90%～96%。一项近期的研究显示，大约有90%的医生倾向于使用关节镜修复来作为第一治疗选择。一项RCT研究对比了开放性手术和关节镜手术对于复发性肩关节前方不稳定的治疗结果，发现两组具有相似的预后评分以及复发概率。

2．后方不稳定

肩关节的后脱位不像前脱位那样常见，且经常容易被漏诊。损伤的力学机制包括作用于肩关节前方的外伤，癫痫发作，触电，或是在上臂屈曲内收时的间接应力。对于这种脱位经常会漏诊。为了避免发生漏诊，腋肩位X线片是必不可少的检查。有时，如果X线平片无法明确判断，那么就需要进行CT扫描。

(1)急性和复发性的后脱位：后脱位一旦得到复位，通常就是自我稳定的。在短期的外旋位固定之后，就建议开始进行理疗。有大约17%的患者会在脱位后的第一年内发展成复发性脱位。年龄小于40岁的患者，伴有癫痫疾病的患者，以及合并大块肱骨头骨缺损的患者，发展成复发性脱位的概率是最高的。

(2)手术治疗：手术治疗适用于那些出现了复发性后方不稳定的患者，或是上臂向后负重时(例如足球运动员或是举重运动员的某些动作)存在复发性疼痛的患者。术中修复的部位应该包括被撕裂的后方盂唇和(或)局部骨缺损，松弛冗长的关节囊，以及被撕裂的韧带。无论是开放手术还是关节镜手术都可以成功完成这一操作。

3．慢性后方不稳定

在后脱位持续了数周之后(未复位)，肱骨头和关节盂后方的骨质就会出现侵蚀和破坏。如果脱位未经治疗，那么此时闭合复位就很难成功，很可能需要切开修复。术前使用CT扫描有助于预知手术中需要处理的骨缺损。为了增加稳定性，肩胛下肌或肱骨小结节可以被转移到反Hill-Sachs损伤的区域，也可以进行骨软骨移植、部分肱骨头置换术或肱骨头置换术。而关节盂缺损的重建，可以使用髂骨顶取骨植骨来进行。

人工肱骨头置换术的指征是：肩关节的慢性脱位伴有显著的骨性关节炎临床症状、肱骨头塌陷坏死，或是超过 50% 的肱骨头损害。

4. 多向不稳定

多向不稳定 (multidirectional instability, MDI) 用来描述发生在一个以上平面的有症状的不稳定。存在 MDI 的患者常常还会表现出其他关节的症状，例如广泛的韧带松弛。在出现症状之前，患者通常并没发生过急性的创伤，也没出现过真正的脱位。MDI 可以继发于肩胛骨 - 肱骨机械性能失调、遗传性过度松弛症 (Ehlers-Danlos 综合征) 以及肩袖功能障碍。

在诊断时，对比健侧未受影响的肩关节，有助于确定不稳定的存在，并明确患侧在各个平面上增加的活动度。通常在不稳定方向上的前向或后向不稳试验都是阳性的。负重和位移试验也经常都是阳性的。下方不稳定时，通常在上臂中立位和外旋位会表现出“沟回”征阳性，这也是其特点。肩关节的 MR 造影常可见扩展的关节囊和正常的盂唇。

(1) 非手术治疗：非手术治疗是 MDI 的主要治疗方法，包括改善活动，避免从事那些会加重不稳的运动等。非手术治疗的效果并不一致，成功率最高可达 80%。

(2) 手术治疗：开放性关节囊移位术是 MDI 的一种成功治疗方法，有报道其成功率高达 88%。而关节镜下关节囊移位术也能达到理想的效果，成功率在 85% ~ 88%。一项近期的回顾性随访显示，对患有症状性 MDI 的运动员进行关节镜下关节囊移位术具有很好的效果，91% 的患者术后可以恢复肩关节的全范围运动，98% 的患者具备了正常的肌肉力量，同时有 86% 的患者回归到了他们之前的运动之中。

三、肩袖损伤

肩袖疾病包括了许多常见的引起肩关节疼痛的原因。从单纯的肌腱炎症到全层撕裂，经常伴随着盂肱关节的退行性改变，肩袖疾病引发了众多的临床问题，包括究竟是非手术还是手术治疗，何时进行修补，怎么进行修补，以及如何处理那些影响修补的不可逆的病理改变。此外，有关加快肌腱愈合的生物学方法也逐渐成为了一个重要的研究领域。虽然市场上有关这一技术的可用产品越来越多，但它们对于预后的影响实际还并不清楚。

(一)自然病程

了解了肩袖疾病的自然病程以及撕裂进展的可能性，将会影响医师临床决策的制订。解决了这些问题，就可以为非手术治疗和手术治疗的适应证提供一个基本的规划，并确定最佳的治疗时机。

肌肉是用来承载负荷的，肌肉的生物学健康依赖于它的机械力学环境。非负重的肌肉会逐渐萎缩，堆积脂肪，并发生纤维化的改变。这一现象和肩袖撕裂的关系密切，因为很多撕裂要么是没有症状，要么是进行了非手术治疗，以至于在一段时间之内残留了一部分肌肉处于非负重状态而出现了脂肪样变。有研究显示，冈上肌的脂肪样变与患者的年龄、撕裂的大小以及发生症状到明确诊断之间的时间长短呈明显的正相关性。出现症状之后的 3 年可以看到中度脂肪样变，而在 5 年时就可以观察到严重的脂肪样变。冈下肌的脂肪堆积也与上述因素有关，中度改变出现在症状产生后的 2.5 年，严重改变出现在症状产生后的 4 年。因此，对于年龄小于 60 岁的患者，或者是尚处于工作年龄的患者，如果存在有症状的撕裂，那么在上述不可逆的变化导致撕裂无法挽回之前，是值得考虑进行早期修复手术的。

(二)生物力学

肩袖的作用，是在肩关节的活动中，保持肱骨头一直位于关节盂内。肩袖的肌肉发自于肩胛骨，汇聚并镶嵌于肱骨结节，为肱骨头提供了一个指向关节盂中心的向量，而同时三角肌提供了一个指向上方的向量。对于一个功能异常或力量不足的肩袖，肱骨头会被拉向上方。在早期，这种情况主要发生在肌肉活动的时候，还是一种动态改变，而在后期，就会出现肱骨头固定性地向近端移位。

理论上讲，肩袖修补的目的是为了恢复肌肉的功能。然而修补术很可能可以缓解撕裂所导致的疼痛，但对于力量的恢复并不可靠。

有一项研究试图去评估肩袖修补后的机械力学结果。研究中，对 21 例接受了修补术的患者进行了长达 2 年的随访评估，并与对照组进行了比较。尽管疼痛的恢复和满意度的评分都很好，但这些修复后的肩关节却比对照组的肩关节力量更弱；X 线片上也显示出，这一组患者的肱骨头的位置要更靠上。可见，很有必要进一步研究如何才能提高肌肉力量，强化力学性能。

（三）非手术治疗

肩袖撕裂的非手术治疗包括止痛药物，物理治疗及康复，改善运动，以及类固醇注射。尽管非手术治疗肯定可以在短期内控制疼痛并改善功能，但对于撕裂的加重和发展成慢性的不可逆损伤，没有保护作用。最近有一些研究对肩袖撕裂接受非手术治疗后的结构和功能进行了评估，一致地发现有不同比例的患者出现了撕裂尺寸的进展。所以，对于接受非手术治疗的肩袖撕裂患者，密切的临床观察和随访非常重要，尤其是对于年轻患者。

（四）手术治疗

肩袖修复手术，从既往的报道来看，结果甚至是远期结果一直是非常好的。关于开放性、微创开放性以及关节镜下修复手术的报道，都显示了极佳的疼痛缓解、功能改善和患者的满意。

在过去的几年中，大量有关肩袖的研究，都把注意力集中到了肌腱的愈合，以及肌腱愈合与功能预后的关系上。与肌腱愈合有关的因素，既有患者相关的，也有医师相关的，都开始浮现出来，并持续保持着争议。一些医生开始进行双行 (double-row) 修复，使用额外的铆钉和固定装置以增强修复后的生物力学强度。尽管如此，肌腱愈合和预后之间的关系是存在争议的，许多研究表示，并没有发现他们二者之间存在相关性，同时患者本身的生物学特征依然重要，被认为可能是影响愈合的最重要因素。

关于单行修复和双行修复的争论是近期研究的最前沿。一项循证医学 I 级的前瞻性随机对照研究，对这两种术式进行了比较，评价了解剖学结果和 WORF(Western Ontario Rotator Cuff) 以及 ASES 评分的差异。研究发现，小的撕裂和双行修复具有更好的愈合率。

单行修复的愈合率是67%，而双行修复的愈合率则达到了78%。然而，在功能和生活质量的评分上，两组之间并没有差异。

肌腱愈合或是不愈合的时间过程，同样是近期研究的一个焦点。有一项研究发现，在5年的时间内，愈合过程实际在增加。在这段时期内，每隔一段时间就使用超声进行检查，发现肩袖接触的百分比在逐渐增大。然而，这一发现只是个特例。大多数的研究记录了随着时间延长，肩袖的缺损在逐渐扩大。另外，大多数研究还发现了在修复术后早期的高失败率。在其中一项研究中，对95个患者随访了11年。总的失败率是33%。在失败的患者中，有74%的失败发生在最初的3个月内，11%的失败发生在3～6个月期间，14%的失败发生在2～5年时，而这部分失败都是和运动或创伤事件相关的。总的来说，临床结果随着时间推移会逐渐保持稳定。在一项对于22个患者的稍小型的研究中，发现总的失败率是41%，在9例失败的患者中有7例发生在最初3个月里。综上，这些研究都强调了修复术后即刻的结构性或生物性加强的潜在重要性。

（五）肩袖修复术的生物学加强

尽管修复手术的技术在不断进步，但肩袖修复术后的失败率，尤其是在老年患者，撕裂较大肌腱已回缩的患者中，仍然高得无法接受。肌腱的愈合是一个修复的过程，而不是一个再生的过程。肌腱愈合所产生的瘢痕，其结构特性只有正常肌腱的1/3～1/2。而其黏弹性只有正常的1/10，这就说明了愈合后的组织结构比较差，各组织特性都不如正常的肌腱。这一发现引发了生物学加强的兴起。目前临床上出现了各种用于加强的移植产品，例如细胞外基质补片、猪的真皮、人类真皮、富血小板纤维蛋白基质等等，但几乎没有证据证实他们的有效性。由于这些肩袖修补的生物学加强物存在着巨大的商机，所以其究竟是未来的趋势，还是目前短暂的商业行为，还需要大量且长期的临床随访来证实。

总　结

肩关节疾患是骨科医生最常面对的问题之一，其中又以肩关节不稳和肩袖损伤最为多见。急性肩关节脱位一旦确诊，就要尝试进行闭合式关节复位，要注意无论是复位前还是复位后都进行神经血管的检查。复发性脱位可以进行开放或是关节镜的手术治疗，随着技术的进展，术后不稳定复发的概率已经可以控制在 5%。肩袖损伤后的修复手术治疗仍是目前最广为接受的方案，无论是开放性还是微创性的手术，都显示出了极好的术后效果。至于各种新兴的生物学加强产品，仍需长期的临床研究来证实它们的效果。

（李　杨）

参考文献

1. Itoi E. The effect of a glenoid defect on antero inferior stability of the shoulder after Bankart repair. A cadaveric study. J Bone Joint Surg, 2000, 82(1):35-46.
2. Amar E, Maman E, Khashan M, et al. Milch versus Stimson technique for nonsedated reduction of anterior shoulder dislocation: a prospective randomized trial and analysis of factors affecting success. Journal of Shoulder and Elbow Surgery. 2012, 21(11):1443-1449.
3. Liavaag S, Brox J. I, Pripp A. H, et al. Immobilization in external rotation alter primary shoulder dislocation did not reduce the risk of recurrence: A randomized controlled trial. Journal of Bone & Joint Surgery-american Volume, 2011, 93(10):897-904.
4. Robinson C M, Shur N, Sharpe T , et al. Injuries associated with traumatic anterior glenohumeral sislocations. Journal of Bone & Joint Surgery American Volume, 2012, 94(1):18.
5. Malhotra A, Freudmann M S, Hay S M. Management of traumatic anterior shoulder dislocation in the 17-to 25-year age group: a dramatic evolution of practice. Journal of Shoulder and Elbow Surgery, 2012, 21(4):0-553.
6. Bartl C, Schumann K, Paul J, et al. Arthroscopic capsulolabral revision repair for recurrent anterior shoulder instability. The American Journal of Sports Medicine, 2011, 39(3):511-518.
7. Schmid S L, Farshad M, Catanzaro S, et al. The latarjet procedure for the treatment of recurrence of anterior instability of the shoulder after operative repair. The Journal of Bone and Joint Surgery, 2012, 94(11):e75.
8. Griesser M J, Harris J D, Mccoy B W, et al. Complications and re-operations after Bristow-Latarjet shoulder stabilization: a systematic review. Journal of Shoulder and Elbow Surgery, 2013, 22(2):286-292.
9. Melis B, Defranco M J, Chuinard C, et al. Natural history of fatty infiltration and atrophy of the supraspinatus muscle in rotator cuff tears. Clinical Orthopaedics & Related Research®, 2010, 468(6):1498-1505.
10. Kim H M, Dahiya N, Teefey S A, et al. Location and initiation of degenerative rotator cuff tears: An analysis of three hundred and sixty shoulders. JBJS, 2010, 92(5):1088-

1096.

11. Bodin J, Ha C, Manac' H A P L, et al. Risk factors for incidence of rotator cuff syndrome in a large working population. Scandinavian Journal of Work, Environment & Health, 2012, 38(5):436-446.
12. Fucentese S F, Von Roll A L, Pfirrmann C W A, et al. Evolution of nonoperatively treated symptomatic isolated full-thickness supraspinatus tears. The Journal of Bone and Joint Surgery (American), 2012, 94(9):801-808.
13. Lapner P L C, Sabri E, Rakhra K, et al. A Multicenter randomized controlled trial comparing single-row with double-row fixation in arthroscopic rotator cuff repair. Journal of Bone & Joint Surgery American Volume, 2012, 94(14):1249.
14. Park J Y, Lhee S H, Choi J H, et al. Comparison of the clinical outcomes of single-and double-row repairs in rotator cuff tears. The American Journal of Sports Medicine, 2008, 36(7):1310-1316.
15. Bruno T, Erik S, Jacob B, et al. Early structural and functional outcomes for arthroscopic double-row transosseous-equivalent rotator cuff repair. Am J Sports Med, 2011, 26(6):e1-e2.

第 42 章
运动员的肩肘疾患

引　言

肩关节和肘关节是运动中比较容易损伤的部位，特别是从事投掷等上肢运动项目的运动员，但每一种特定的损伤机制和治疗方法各不相同，需要仔细辨别，根据情况选择合理的治疗方法。

肩关节损伤包括：肩关节不稳定、肩袖损伤、肩关节盂唇损伤、肩锁关节损伤以及肩胛上神经损伤等。在肘关节部分，包括：肘关节内侧副韧带损伤、肱骨外上髁炎、剥脱性骨软骨炎以及肱二头肌肌腱损伤等。

一、肩关节

肩关节的稳定分别由其静态与动态稳定结构保证。静态稳定结构包括肩关节囊及韧带，而动态稳定结构包括肩袖、肱二头肌肌腱以及肩胛骨附属稳定结构。

由于肩关节特殊的解剖结构，使得肩袖及肩关节盂唇损伤的风险极高。对于从事有高于头顶投掷动作的运动员而言，肩关节更会由于反复的微小创伤而导致损伤。投掷动作可以被分为 5 个时相，它们是：起始段、早期摆动、晚期摆动、加速和减速投掷段。在从早期摆动到晚期摆动的阶段，肩关节处于极度外展和外旋的位置，这会让关节囊和后上肩袖有很高的损伤风险。这种极度外展、外旋对于投掷发力是必需的，这种快速投掷所产生的作用力会对肩关节及其韧带产生异常增大的载荷，导致损伤的可能。

（一）肩关节不稳定

对于投掷类运动员中发生肩关节不稳定的比例，至今仍说法不一。这类疾患中，前方关节囊损伤多由于反复微创伤带来的牵拉所致。对于后方关节囊挛缩，几乎很少需要手术介入，多是采取保守治疗的方法。而对于那些反复发作、疼痛顽固的患者，并且在标准的康复治疗后没有效果时，则会考虑手术的方法。手术的目的是直接修复病变的结构，比如撕裂的盂唇等。

（二）肩袖损伤

在外展、外旋的投掷运动过程中，由于内在的撞击，会导致肩袖出现损伤。这一病理过程会导致肩袖或者肩关节盂唇撕裂。通过查体可以明确诊断，检查者让患者肩关节外展并做外旋、后伸动作，此时产生疼痛即可表明该损伤的存在。

（三）肩关节盂唇撕裂

肩关节上方盂唇同肱二头肌肌腱长头有直接的连接，因此对于肩关节而言，肱二头肌肌腱长头是其稳定结构中的一个重要组成部分，而在上方盂唇发生损伤时，也同时需要考虑肱二头肌肌腱的情况。

肩关节盂唇撕裂被分为很多亚型，其中最重要的判断为撕裂是否影响到上方盂唇以及肱二头肌肌腱的稳定性。即使是有经验的运动医学医生借助关节镜，也很难非常准确地判断肩关节盂唇的撕裂。虽然目前的治疗有了长足的进步，但是对于接受盂唇撕裂修复的运动员能否重返赛场，仍有很多不确定因素。大约超过一半的运动员可以经过保守治疗获得理想的疗效。肱二头肌肌腱固定术被认为是修复肩关节盂唇撕裂的一种选择，但由于缺乏新数据的支持，因此该方法的价值仍存在争议。

（四）肩锁关节损伤

肩锁关节分离更常见于创伤，而非从事投掷的运动员。但是，反复的肩关节载荷却会使肩锁关节出现退变。这其中，远端锁骨骨溶解是一种特殊的病症（多见于举重运动员），这会导致前上方肩关节的疼痛。治疗包括非甾体抗炎药使用、休息、肩袖力量训练以及间断注射激素。当这些保守治疗失败时，可以考虑肩关节镜或者切开清理手术。

（五）肩胛上神经损伤

对于年轻运动员（如：排球、棒球、网球或游泳运动员），肩胛上神经损伤是一种可能的病症。两种情况可以导致本病的出现，一是肩关节盂唇撕裂时出现的囊肿压迫，另一是冈下肌肥大产生的压迫，后者相对少见，偶尔在排球运动员中发现。保守治疗多可获得良好结果，对于较大的囊肿，可以采取穿刺抽吸的方法，或者在修复盂唇损伤时一并处理。切开处理囊肿的方法已很少使用。

（六）肱盂关节内旋受限

当运动员投掷侧肩关节较非投掷侧出现至少 20° 的内旋受限时，即可诊断本症。一些骨结构的潜在改变可能参与到本病的发病过程，但更多的因素来自于软组织。拉伸训练是非常有效的保守治疗方法。尽管如此，治疗运动员的肱盂关节内旋受限仍十分具有挑战性，因此有效的保守治疗还应该包括：运动方式改变，抗炎药物应用，局部激素治疗，以及对后方关节囊的合理拉伸动作。对于反复产生症状的运动员，才会考虑手术治疗，但必须让患者知晓这种方法不确定的术后疗效。

二、肘关节

对于从事投掷动作的运动员，由于反复承受巨大的外翻应力，会导致肘关节内侧副韧带损伤。在投掷加速相时，肘关节会承受巨大的外翻力。在肘关节维持稳定的三根韧带中，前斜韧带是最主要和最强韧的。值得注意的是，尺骨鹰嘴对于肘关节的稳定也尤为重要，而不适当地切除该结构，会让肘关节内侧副韧带处于极高的损伤风险中。同样的，无力、不稳定的上肢运动弧也会让肘关节内侧副韧带损伤风险增高，研究显示患有肩关节肱盂关节内旋受限的患者，其肘关节内侧副韧带损伤发生率也随之上升。

（一）肘关节内侧副韧带损伤

对于肘关节内侧副韧带损伤的患者，投掷加速阶段肘关节内侧的疼痛是其典型表现。查体可以直接触诊到疼痛、断裂的内侧副韧带，施加外翻应力有助于诊断，即在屈肘 70° ~120° 出现肘关节的内侧不稳定和疼痛。传统磁共振检查可以明确韧带损伤的情况，动态超声可以帮助判断内侧副韧带松弛的情况。保守治疗包括休息制动、力量训练以及投掷姿势改变，同时需要强调对整个上肢投掷运动弧的协调性纠正。富血小板血清是目前治疗肘关节内侧副韧带损伤的新方法，但现有研究仍不能支持其广泛开展。手术治疗指征包括：保守治疗失败，或患者对于康复治疗依从度不够。手术一般是针对损伤的内侧副韧带进行重建。

（二）肱骨外上髁炎

此病可见于 50% 以上的网球运动员和几乎所有的高尔夫球运动员身上，是患者求医最常见的原因之一。临床表现为肱骨外上髁的疼痛，这种疼痛可以在被动屈曲腕关节时缓解，而背伸腕关节时可产生抵抗。休息、使用非甾体药物及支具保护是常用的保守疗法，理疗或局部激素注射也可以考虑。对于保守治疗 6 个月以上无效或日常生活明显受到影响的患者，可以考虑手术治疗，其有效率在 85% 左右。

（三）远端肱二头肌肌腱撕裂

对于吸烟或使用类固醇激素的中年男性，在运动时会产生此类损伤。患者会突然感到肘关节的弹响，之后发现局部肿胀和瘀斑。查体可以发现肌腱断裂后挛缩膨隆的肱二头肌。仅对一般状况极差无法耐受手术的患者考虑保守治疗，目前有多种术式对断裂的肌腱进行重建。

（四）剥脱性骨软骨炎

由于桡骨小头遭受反复异常的应力以及其自身血供较差的特点，使得本病产生具有了相应的病理基础。典型剥脱性骨软骨炎的临床表现为肘关节外侧的疼痛伴活动受限，可存在绞锁症状。临床中较为实用的分型包括：1 型，骨软骨结构完整，可以采用制动休息治疗；2 型，骨软骨部分分离，此时，肘关节镜清理值得考虑，对于分离部分可以考虑重新固定，但疗效不确切；3 型，骨软骨完全分离，手术清理及桡骨小头置换是该类型的治疗选择。

（五）外翻后伸过载

外翻力矩联合减速压力，会对尺骨鹰嘴及其后内侧的结构产生巨大载荷。久而久之，剪切力和压应力会导致慢性磨损和骨赘的产生。在 78% 有此类损伤的运动员中，肘关节后内侧撞击是一个常见的病因。

总　结

从事投掷项目的运动员，由于存在反复产生的劳损或外伤，往往会导致肩肘关节的损伤。肘关节内侧副韧带损伤后的外科重建在运动员中多可获得良好的结果。肩关节和肘关节损伤每一种特定的损伤机制和治疗方法各不相同，需要仔细辨别，根据具体情况选择合理的治疗方法。

（赵衍斌）

参考文献

1. Neri BR, ElAttrache NS, Owsley KC, et al. Outcome of type II superior labral anterior posterior repairs in elite overhead athletes: Effect of concomitant partial-thickness rotator cuff tears. Am J Sports Med, 2011, 39(1):114-120.
2. Edwards SL, Lee JA, Bell JE, et al. Nonoperative treatment of superior labrum anterior posterior tears: Improvements in pain, function, and quality of life. Am J Sports Med, 2010, 38(7):1456-1461.
3. Kibler WB, Sciascia A, Thomas SJ. Glenohumeral internal rotation deficit: Pathogenesis and response to acute throwing. Sports Med Arthrosc, 2012, 20(1): 34-38.
4. Aldridge R, Stephen Guffey J, Whitehead MT, et al. The effects of a daily stretching protocol on passive lenohumeral internal rotation in overhead throwing collegiate athletes. Int J Sports Phys Ther, 2012, 7(4):365-371.
5. Wilk KE, Macrina LC, Fleisig GS, et al. Correlation of glenohumeral internal rotation deficit and total rotational motion to shoulder injuries in professional baseball pitchers. Am J Sports Med, 2011, 39(2):329-335.
6. Carofino BC, Bishop AT, Spinner RJ, et al. Nerve injuries resulting from arthroscopic treatment of lateral epicondylitis: Report of 2 cases. J Hand Surg Am, 2012,

37(6):1208-1210.

7. Gosens T, Peerbooms JC, van Laar W, et al. Ongoing positive effect of platelet-rich plasma versus corticosteroid injection in lateral epicondylitis: A double-blind randomized controlled trial with 2-year follow-up. Am J Sports Med, 2011, 39(6):1200-1208.
8. Mazzocca AD, Burton KJ, Romeo AA, et al. Biomechanical evaluation of 4 techniques of distal biceps brachii tendon repair. Am J Sports Med, 2007, 35(2): 252-258.
9. Sasaki J, Takahara M, Ogino T, et al. Ultrasonographic assessment of the ulnar collateral ligament and medial elbow laxity in college baseball players. J Bone Joint Surg Am, 2002, 84(4):525-531.
10. Reddy AS, Kvitne RS, Yocum LA, et al. Arthroscopy of the elbow: A long-term clinical review. Arthroscopy, 2000, 16(6):588-594.